普通高等教育中医药类"十三五"规划教材

全国普通高等教育中医药类精编教材

U0188383

组织学与胚胎学

（第 3 版）

（供中医类、中西医临床医学等专业用）

主　编

黄晓芹

副主编

刘向国　李　涛　江　澍
赵英侠　刘　霞　王　琦

主　审

祝彼得

上海科学技术出版社

图书在版编目(CIP)数据

组织学与胚胎学 / 黄晓芹主编. —3 版. —上海：
上海科学技术出版社,2018.1 (2023.2 重印)
普通高等教育中医药类"十三五"规划教材　全国普
通高等教育中医药类精编教材
ISBN 978 - 7 - 5478 - 3667 - 5

Ⅰ.①组… Ⅱ.①黄… Ⅲ.①人体组织学－高等学校
－教材②人体胚胎学－高等学校－教材　Ⅳ.①R32

中国版本图书馆 CIP 数据核字(2017)第 188358 号

组织学与胚胎学(第 3 版)
主编　黄晓芹

上海世纪出版(集团)有限公司
上海科学技术出版社　出版、发行
(上海市闵行区号景路 159 弄 A 座 9F—10F)
邮政编码 201101　www.sstp.cn
浙江新华印刷技术有限公司印刷
开本 787×1092　1/16　印张 14.5
字数 300 千字
2006 年 8 月第 1 版
2018 年 1 月第 3 版　2023 年 2 月第 19 次印刷
ISBN 978 - 7 - 5478 - 3667 - 5/R·1415
定价：42.00 元

普通高等教育中医药类"十三五"规划教材
全国普通高等教育中医药类精编教材

普通高等教育中医药类"十三五"规划教材
全国普通高等教育中医药类精编教材

前言

新中国高等中医药教育开创至今历六十年。一甲子朝花夕拾,六十年砥砺前行,实现了长足发展,不仅健全了中医药高等教育体系,创新了中医药高等教育模式,也培养了一大批中医药人才,履行了人才培养、科技创新、社会服务、文化传承的职能和使命。高等中医药院校的教材作为中医药知识传播的重要载体,也伴随着中医药高等教育改革发展的进程,从少到多,从粗到精,一纲多本,形式多样,始终发挥着至关重要的作用。

上海科学技术出版社于1964年受国家卫生部委托出版全国中医院校试用教材迄今,肩负了半个多世纪的中医院校教材建设和出版的重任,产生了一大批学术深厚、内涵丰富、文辞隽永、具有重要影响力的优秀教材。尤其是1985年出版的全国统编高等医学院校中医教材(第五版),至今仍被誉为中医教材之经典而蜚声海内外。

2006年,上海科学技术出版社在全国中医药高等教育学会教学管理研究会的精心指导下,在全国各中医药院校的积极参与下,组织出版了供中医药院校本科生使用的"全国普通高等教育中医药类精编教材"(以下简称"精编教材"),并于2011年进行了修订和完善。这套教材融汇了历版优秀教材之精华,遵循"三基""五性""三特定"的教材编写原则,同时高度契合国家执业医师考核制度改革和国家创新型人才培养战略的要求,在组织策划、编写和出版过程中,反复论证,层层把关,使"精编教材"在内容编写、版式设计和质量控制等方面均达到了预期的要求,凸显了"精炼、创新、适用"的编写初衷,获得了全国中医药院校师生的一致好评。

2016年8月,党中央、国务院召开了新世纪以来第一次全国卫生与健康大会,印发实施《"健康中国2030"规划纲要》,并颁布了《中医药法》和《〈中国的中医药〉白皮书》,把发展中医药事业作为打造健康中国的重要内容。实施创新驱动发展、文化强国、"走出去"战略以及"一带一路"倡议,推动经济转型升级,都需要中医药发挥资源优势和核心作用。面对新时期中医药"创造性转化,创新性发展"的总体要求,中医药高等教育必须牢牢把握经济社会发展的大势,更加主动地服务和融入国家发展战略。为此,精编教材的编写将继续秉持"为院校提供服务、为行业打造精品"的工作要旨,在全国中医院校中广泛征求意见,多方听取要求,全面汲取经验,经过近一年的精心准备工作,在"十三五"开局之年启动了第三版的修订工作。

本次修订和完善将在保持"精编教材"原有特色和优势的基础上,进一步突出"经典、精炼、新颖、实用"的特点,并将贯彻习近平总书记在全国卫生与健康大会、全国高校思想政治工作会议等系列讲话精神,以及《国家中长期教育改革和发展规划纲要(2010—2020)》《中医药发展战略规划纲要(2016—2030年)》和《关于医教协同深化中医药教育改革与发展的指导意见》等文件要求,坚持高等教育立德树人这一根本任务,立足中医药教育改革发展要求,遵循我国中医药事业发展规律和中医药教育规律,深化中医药特色的人文素养和思想情操教育,从而达到以文化人、以文育人的效果。

同时,全国中医药高等教育学会教学管理研究会和上海科学技术出版社将不断深化高等中医药教材研究,在新版精编教材的编写组织中,努力将教材的编写出版工作与中医药发展的现实目标及未来方向紧密联系在一起,促进中医药人才培养与"健康中国"战略紧密结合起来,实现全程育人、全方位育人,不断完善高等中医药教材体系和丰富教材品种,创新、拓展相关课程教材,以更好地适应"十三五"时期及今后高等中医药院校的教学实践要求,从而进一步地提高我国高等中医药人才的培养能力,为建设健康中国贡献力量!

教材的编写出版需要在实践检验中不断完善,诚恳地希望广大中医药院校师生和读者在教学实践或使用中对本套教材提出宝贵意见,以敦促我们不断提高。

全国中医药高等教育学会常务理事、教学管理研究会理事长

胡鸿毅

2016年12月

为及时反映学科进展并适应医学教育和课程教学形式的发展变化需求，全国 21 所高等医学院校从事组织学与胚胎学教学工作的同仁，在第 2 版全国普通高等教育中医药类精编教材《组织学与胚胎学》基础上，协力修订、编撰了本教材及配套 PPT 课件。

本教材除沿袭第 2 版教材的特色与优势外，还力求彰显"精炼"的特色并回归形态学科和面向中医药类教材的三个基本定位。

一是精炼："精编"的核心是"精炼"，在修订编撰中不以简单的内容删减体现"精编"，而更注重"精炼"，如纲领性内容适当增加，相关内容适当整合；表达方式力求言简意赅，文字与表格、总述与分述、不同章节等不重复表述相同内容；相关知识链接点到为止，学科界限清楚，不越俎代庖，为教师授课预留发挥空间。全书总字数虽为一般本科教材的 2/3 左右，但本学科基本、重要知识点全部涵盖。

二是形态学科教材：插图是形态学科教材中必不可少的重要内容，是学生理解和掌握抽象知识的基本媒介。我们遵循典型、清晰、图文相符的基本原则及能用镜下图就不用模式图的择优原则，对第 2 版教材中不够清晰、不够典型、图文不符、标注有误的插图进行更换或修改，并新增部分反映基本概念和基本结构的插图，删除了与其他学科完全重复的部分插图。全书修改或新增加的插图超过 2/3，部分章节所有插图全部更换。通过对插图的精选细作，体现了形态学科教材图文并茂的特色优势。

三是面向中医类教材：在学科基本知识框架确立的情况下，本定位主要通过"导学"部分体现，如将舌质、舌苔的结构基础明确为掌握的内容，与传统中医学理论相呼应；将双胎、多胎、联胎的形成原因明确为熟悉的内容，将预产期推算从了解调整为熟悉等，有助于引导学生获取临床工作及生活相关的现代科学知识。

另外，我们在教材编写修订中，还适当引入和借鉴了相关领域一些公认的研究进展，以期为学生今后的工作和科学研究提供帮助。

本次教材的编写单位由第 2 版的 18 个扩大为 21 个，大批年富力强的教学骨干参

编
写
说
明

加了本次编写工作,他们对专业知识、教学环节及现代教学辅助手段和学生特点非常熟悉。在编写过程中,大家开诚布公、互相帮助、资源共享,为编写出一本利于教与学的实用教材付出了辛劳和才智。第1、第2版主编祝彼得教授担任本版教材主审,使本次教材编写的质量得到保证。本书的编撰还得到上海科学技术出版社的大力支持。在此,谨向主审祝彼得教授、各位辛勤付出的编者和所在的单位、上海科学技术出版社致以最诚挚的谢意!

虽然我们倾力付出、几易其稿、认真审校,但由于主编水平有限,虽诚惶诚恐、不敢懈怠,仍难免存在缺陷和纰漏。敬请各位同行专家和师生批评指正、不吝赐教。在此先行致谢!

《组织学与胚胎学》编委会

2017 年 10 月

第一章 绪 论

导学

1. 掌握：组织学与胚胎学的研究内容；细胞、组织、器官和系统的概念；一般光学显微镜技术的观察对象及染色方法。
2. 熟悉：实质性器官和中空性器官的结构共性；组织学与胚胎学的学习方法。
3. 了解：组织学与胚胎学的其他研究技术及方法；组织学与胚胎学在医学中的地位和作用。

第一节 组织学与胚胎学的研究内容

组织学（histology）和胚胎学（embryology）是相互联系的两门独立学科，我国的医学教育中习惯地将其列为一门课程。组织学属于解剖学的范畴，又称显微解剖学（microscopic anatomy），是研究正常机体微细结构及其相关功能的科学，胚胎学是研究人体发生、发育及其机制的一门科学。

组织学的研究内容包括细胞、基本组织、器官与系统。

细胞（cell）是生物体形态结构和功能活动的基本单位。人体由200多种细胞组成，由于承担的功能不同而形态各异。

组织（tissue）由形态和功能相似的细胞群和细胞间质（intercellular substance）有机结合而成。细胞间质亦称细胞外基质（extracelluar matrix）。按照胚层来源、细胞与细胞间质的形态及功能等可将组织归纳性地分为上皮组织、结缔组织、肌组织、神经组织四种基本组织。

器官（organ）由四种基本组织按不同数量和不同方式组合而成，具有特定的形态和功能。人体的器官按照其形态结构的不同，大致可以分为中空性器官和实质性器官两种。中空性器官，如心血管、消化管、呼吸道、排尿管道等，其管壁结构可根据位置、组织构成等分为不同层次，其中消化管壁可分为黏膜、黏膜下层、肌层和外膜四层，其余管道一般可分为三层。实质性器官，如肝、胰腺、胸腺、脾、肺、肾等，其结构一般包括被膜、实质和间质三部分。被膜包裹器官表面，由结缔组织或结缔组织与上皮组织共同构成；间质一般由结缔组织、血管、神经、淋巴管等构成；实质由各器官具有特异性功能的细胞和结构构成，是各器官完成特异性生理功能的基础。

系统（system）是形态各异、结构连续、功能相关的器官按照一定的顺序有机组合而成，能够完成特定的生理功能，如消化系统、呼吸系统等。

胚胎学的研究内容包括两性生殖细胞的发生、受精、胚胎发育、胚胎与母体的关系、先天畸形等。胚胎学的研究为人类优生优育提供了理论依据。

组织学与胚胎学是重要的医学基础课程，与生理学、病理学、内科学、妇产科学、儿科学、组织工程学等其他基础医学和临床医学课程有着密切的联系。随着生命科学研究不断深入，组织学内容不断充实、更新和扩展，组织学与当代生命科学各学科理论上相互渗透，技术上相互引用促进，关系日益密切。医学研究中的一些重大课题，如细胞遗传与突变、增殖与分化、凋亡与衰老的调控等，均与组织学有密切的联系。因此，医学生通过对组织学与胚胎学理论知识的学习及组织切片的观察，系统掌握正常人体的微细结构及人体发生机制，可为学习其他基础和临床学科及以后的科学研究，奠定良好的形态学基础。

（黄晓芹）

第二节　组织学与胚胎学的研究方法

组织学与胚胎学研究的是微细结构，常用一些小的长度单位，如微米（μm）和纳米（nm）。

一、一般光学显微镜技术

应用普通光学显微镜（light microscope，LM，简称光镜）观察机体微细结构是组织学与胚胎学最常用的研究方法。光镜可将观察的物象放大到 1 000～1 500 倍，分辨率可达 0.2 μm。光镜下所见结构称光镜结构。用显微镜观察前要将需观察的材料制成很薄的样本并进行染色，制作方法包括切片法和非切片法。

1. 切片法　石蜡切片术（paraffin sectioning）是最常用的技术，其基本程序如下：取材、固定、脱水、透明、包埋、切片（厚度 5～8 μm）、染色、封片。最常用的染色法是苏木精-伊红染色法（hematoxylin-eosin staining），简称 HE 染色法，又称普通染色。苏木精为碱性染料，主要使胞核内的染色质与胞质内的核糖体着紫蓝色，组织结构与碱性染料亲和力强的现象称嗜碱性（basophilia）；伊红为酸性染料，可使细胞质和胶原纤维等着粉红色，与酸性染料亲和力强的现象称嗜酸性（acidophila）。对碱性和酸性染料亲和力均不强的结构，称中性（neutrophil）（图 1-1）。除 HE 染色法外，还有许多特殊染色方法，如银染法，即用硝酸银染色，组织结构呈棕黑色（图 1-2）。组织结构直接使硝酸盐还原显色称亲银性（argentaffin）；添加还原剂使硝酸银还原显色称嗜银性（argyrophilia）。有些结构染色后所呈现的颜色与所用染料的颜色不同，如甲苯胺蓝染色肥大细胞时，其颗粒显示为紫红色，称为异染性。

除石蜡切片法外，尚有冷冻切片法，即应用液氮、低温制冷装置和恒冷切片机等将组织迅速冷冻并切片，常用于不稳定活性物质的研究和快速病理诊断。

2. 非切片法　血液和脑脊液等液体样本，可直接在载玻片上涂片，干燥后再进行固定和染色，称涂片法；疏松结缔组织和肠系膜等软组织，可在载玻片上铺开展平，制成薄片，待干燥后进行固定和染色，称铺片法；骨和牙等坚硬组织可直接磨成薄片进行染色观察，称磨片法。

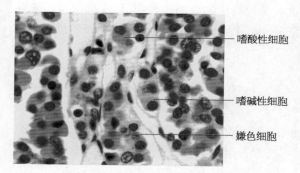

图 1-1 HE 染色(腺垂体远侧部,高倍)

嗜酸性细胞
嗜碱性细胞
嫌色细胞

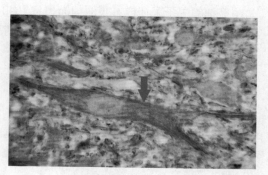

图 1-2 硝酸银染色(脊髓运动神经元,高倍)

二、几种特殊的光学显微镜

1. 荧光显微镜(fluorescence microscope) 一般采用高压汞灯和弧光灯作为光源,激发生物样本中的荧光物质,产生各种荧光。利用荧光显微镜可研究荧光物质或带有荧光标记的物质在组织细胞中的分布,以达到对特定物质进行定性、定位和定量观察的目的。

2. 倒置显微镜(inverted microscope) 光源和聚光器在显微镜载物台的上方,从而增大了载物台放置样本的高度。主要用于观察体外培养的活细胞,可对细胞生长情况进行连续拍摄。

3. 相差显微镜(phase contrast microscope) 可将活细胞内各种结构对光的不同折射转换为光密度差异(明暗差),从而使镜下结构反差明显,呈现清晰的影像。在实际应用中还可将相差显微镜和倒置显微镜制成倒置相差显微镜,用于研究体外培养活细胞的形态结构及分裂、增殖、运动等变化过程。

此外,还有用来研究核酸分布和定量的紫外光显微镜(ultraviolet microscope),以及能重建细胞三维结构、进行体视学定量分析的激光扫描共聚焦显微镜(laser scanning confocal microscope,LSCM)等。

三、电子显微镜技术

电子显微镜技术(electron microscope,EM)简称电镜技术,是以电子束代替可见光,以电磁透镜代替光学透镜,最后将物像投射到荧光屏上进行观察。在电镜下可以观察到的结构,称超微结构。目前常用的电镜有透射电镜和扫描电镜。

1. 透射电镜(transmission electron microscope,TEM) 透射电镜的分辨率为 0.1 nm,放大倍数为几万到几十万倍。用透射电镜观察的样本必须制备成超薄切片(通常厚为 50~80 nm)。其制备过程主要包括戊二醛和锇酸固定、脱水、环氧树脂包埋、超薄切片机切片、电子染色等。电子束投射到样本时,可随组织构成成分的密度不同而发生相应的电子散射,如电子束投射到质量大的结构时,电子被散射的多,因此投射到荧光屏上的电子少而呈暗像,称电子密度高(electron dense);反之,则称电子密度低(electron lucent)。

2. 扫描电镜(scanning electron microscope,SEM) 扫描电镜

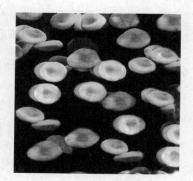

图 1-3 扫描电镜图(红细胞)

是用极细的电子束在样本表面扫描,将产生的二次电子用特制的探测器收集,形成电信号运送到显像管,在荧光屏上显示图像。其分辨率一般为 $5\sim7~\mu m$,主要用于观察组织和细胞的表面形态和立体结构(图 1-3)。

四、其他常用的研究技术

(一) 组织化学和细胞化学术

组织化学(histochemistry)和细胞化学(cytochemistry)是应用化学反应原理和技术,检测组织或细胞内某种物质的存在与否以及分布状态的一种方法。若与显微分光光度计或图像分析仪合用,则可获得定量信息。

1. 一般组织细胞化学术　其原理是在切片上加入能与组织细胞中某种待检物质发生化学反应的试剂,其最终产物或为有色沉淀物,可用光镜观察;或为重金属沉淀,可用电镜观察。常见待检物质如下。

(1) 糖类:显示细胞、组织内的多糖或蛋白聚糖的常用方法是过碘酸希夫反应(periodic acid Schiff reaction,PAS 反应)。PAS 反应阳性产物为紫红色。

(2) 酶类:为证明细胞或组织中某种酶的活性,先在切片孵育液中加入特异性底物,底物经酶分解,形成初级反应产物;该产物再与相应的捕捉剂结合,形成显微镜下可见的终产物。如用透射电镜观察反应终产物,即为电镜细胞化学。

(3) 脂类:样本用甲醛固定,冷冻切片,油红 O、尼罗蓝或苏丹类脂溶性染料染色,这是常用的显示脂肪和类脂的方法。也可用锇酸固定兼染色,脂类呈黑色。

(4) 核酸:福尔根反应(Feulgen reaction)是显示 DNA 的传统方法,切片经稀盐酸处理后,使 DNA 水解,打开脱氧核糖核酸和嘌呤碱之间的连接键,暴露出醛基,再用 Schiff 试剂处理,使 DNA 显紫红色。甲基绿-派诺宁染色,可使 DNA 和 RNA 分别呈蓝绿色和红色。

2. 免疫组织化学(immunohistochemistry)与免疫细胞化学术(immunocytochemistry)　利用抗原抗体特异性结合的特点,对细胞和组织中某些多肽和蛋白质等大分子进行定位、定量的技术。其基本原理是将组织中待测的多肽或蛋白质作为抗原,将与待测抗原相对应的抗体用显微镜下可见的标记物进行标记,通过抗体与抗原特异性结合,从而显示待测的抗原。常用标记物有荧光素(如异硫氰酸荧光素)、酶(如辣根过氧化物酶)等。

3. 原位杂交术(in situ hybridization)　又称核酸分子杂交组织化学术,是检测 RNA 或 DNA 序列片段的主要方法。其基本原理是应用含有特定序列、经过标记的 DNA 或 RNA 片段作为核酸探针,与组织切片或细胞内待测核酸(RNA 或 DNA)片段进行杂交,从而获知待测核酸的有无及相对量。常用标记物有放射性核素、地高辛、荧光素等。

(二) 组织和细胞化学定量术

1. 显微分光光度术(microspectrophotometry)　是以物质分子对光波的选择性吸收为基础,应用显微分光光度计测定细胞内某种物质的光密度值(OD 值),从而对细胞内化学成分进行定量分析的一门技术。如测定细胞内蛋白质、核酸、酶、脂类、糖等的含量。

2. 流式细胞术(flow cytometry)　是进行细胞定量和分类研究的新技术。能迅速地对单个细胞及其群体的某种化学物质含量与种类作出分析,并可分选该类细胞,具有速度快、精确度高、灵敏度大等特点。广泛地应用于细胞生物学、免疫学、血液学、肿瘤学等领域的科学研究和临床诊治。

3. 显微图像分析系统(microscope image analysis system)　其主要由四部分组成：图像采集装置、显微镜、计算机和数据分析软件。它是应用数学、统计学等原理，对被观察切片所提供的平面图像进行处理，从而获得组织和细胞内成分的数量、体积、直径以及表面积等参数。此外，还可将平面图像中获得的某种结构成分的二维信息通过计算机转换成三维数据，从而得以了解该结构成分的立体图像，亦称体视学(stereology)。

(三) 放射自显影术

放射自显影术(autoradiography, ARG)是通过活细胞对放射性物质的特异性摄入，以显示该细胞的功能状态或该放射性物质在组织或细胞内的代谢过程。将放射性核素或放射性核素标记的物质注入动物体内，经过一定时间后取材、制备切片，并在其上面涂以感光材料，如感光乳胶，置暗处，细胞内放射性核素产生的射线能使乳胶感光。经显影、定影处理，可在光镜或电镜下观察，从而获知被检物质在组织或细胞内的分布、相对含量及代谢转归。

(四) 体外培养技术

体外培养技术包括组织培养(tissue culture)和细胞培养(cell culture)技术，是指从机体取得的活组织或活细胞在体外一定环境条件下进行培养并进行实验的技术。培养液要具有适合细胞生存的必需条件，包括细胞所需的各种营养物质、一定温度、适宜的 O_2 与 CO_2 浓度、pH 等条件。体外培养常用的容器有培养瓶、培养皿、培养板等。在倒置相差显微镜下可直接观察细胞的增殖、分化、运动、吞噬等动态变化，并可用显微录像或显微摄影真实地记录下活细胞的连续变化过程。应用此技术可研究各种因素对活细胞的影响，获得单纯体内实验难以达到的效果。

组织工程(tissue engineering)是用细胞培养术在体外模拟构建机体组织或器官的技术。目前正在研究构建的组织器官主要有皮肤、软骨、骨、肌腱、骨骼肌、血管及角膜等；其中以组织工程皮肤的研究较为成功，并已应用于临床治疗烧伤、皮肤静脉性溃疡等疾病。

(五) 细胞融合术

细胞融合术(cell fusion)是指两个或两个以上的细胞结合，形成一个细胞的过程。正常人体内也有此种现象，如两性生殖细胞结合形成受精卵，多个巨噬细胞融合成多核巨细胞等。体外用人工的方法使两种不同的细胞融合，可形成一种新型的杂交细胞。常用的细胞融合诱导剂为仙台病毒和聚乙烯二醇。杂交细胞有较强的生命力和增殖能力，如将受抗原刺激后的小鼠脾淋巴细胞分离出来，与小鼠骨髓瘤细胞融合，筛选出的杂交瘤细胞既有长期存活和快速增殖的特性，又能大量产生免疫球蛋白，成为制备单克隆抗体的细胞株。

（黄晓芹）

第三节　组织学与胚胎学的学习方法

各个学科研究范围和研究内容的不同，决定了各自学科不同的研究方法和学习方法，并由此带来不同学科个性化的思维方式。理解学科特点,掌握思维方式和学习方法,是扎实并灵活地掌握相关学科知识的便捷手段。组织学与胚胎学是一门形态学科,其研究的是形态及其相关功能,在学习中需要注意并利用以下几点。

1. 理论与实际相结合 形态结构的掌握,百闻不如一见,因此形态学科的学习,理论与实践相辅相成,密不可分。在教材描述性理论的指导下,看懂教材的插图;重视实验课,仔细观察并比较分析记录相关切片;利用所观察到的图像去理解记忆相关理论,均是学好组织学与胚胎学的必要而有效的手段。

2. 形态与功能相结合 组织学研究的是机体的微细结构及其相关功能,一定的形态总是为一定的功能服务;一定的功能活动,必须具备一定的形态学基础。因此,形态与功能结合,有助于知识的灵活掌握。例如,合成蛋白质功能旺盛的细胞,胞质内核糖体较丰富,核糖体含有核酸成分,故HE染色胞质多为嗜碱性,呈蓝色;肌肉收缩需要耗能,因此肌细胞内具有较多的线粒体;巨噬细胞具有吞噬功能,因此细胞内有较多的溶酶体、吞噬体、吞饮小泡等。

3. 平面与立体相结合 立体的细胞、组织或器官,随着切面部位和角度的变化,所呈现的形态结构也不尽相同。例如,单一切片内并非神经元所有的突起均能看到;次级卵泡的有些切面看不到初级卵母细胞;肠道纵、横切面的内外层肌纤维断面不一致等。因此,在学习过程中,应积极培养自己的空间思维能力,努力将看到的平面和局部的二维图像还原为实物的三维结构,以便更好地理解机体的结构。

4. 共性与特性相结合 学习组织学和胚胎学,应善于比较分析,努力掌握其共性和特性。如人体内脏器官数量很多、结构各异,但一般只要了解其为中空性或实质性器官,即可推出该器官的大概结构框架,再结合功能的不同推断出框架各个部分的特征性的结构,对该器官结构便会有一个基本而灵活的掌握。

5. 发生、发展与进化相结合 人体各器官的形态结构是在漫长的由低级向高级、由简单向复杂的进化过程中逐步形成的。这些组织结构一直处于新陈代谢、发育分化的动态变化之中。在人体胚胎的发育过程中,不但展现了个体发育从简单到复杂的演变,也同时反映出生物进化的过程,即种系发生的重演。如胚胎早期尿囊和脊索的出现和消失、卵黄囊的演变以及前肾、中肾和后肾的演变等。

总之,正确掌握学习方法可以提高学习效率,牢固掌握知识,并能将所学到的医学基础理论灵活运用到其他各学科中。

(黄晓芹)

第二章 上 皮 组 织

上皮组织（epithelial tissue）简称上皮，由排列密集的上皮细胞与极少量的细胞间质组成。上皮细胞具有明显的极性（polarity），即细胞的不同面在结构和功能上具有显著差异。上皮细胞朝向体表或中空性器官内表面的一面称游离面，常分化出一些特殊结构，以适应器官功能的需要；与游离面相对的朝向深部与结缔组织相连的一面称基底面，基底面通过基膜与结缔组织相连；细胞之间的连接面称侧面。上皮组织内大多无血管，其营养来自结缔组织中的血管。上皮组织中有丰富的游离神经末梢，能感受多种刺激。

根据上皮组织的功能，可将其分为被覆上皮、腺上皮、感觉上皮、生殖上皮和肌上皮等。

第一节 被 覆 上 皮

被覆上皮（covering epithelium）覆盖于体表，或衬贴在体内各种管、腔、囊状器官的内表面。按上皮细胞的层数，分为单层上皮和复层上皮；根据单层上皮或复层上皮浅层细胞垂直切面的形状分为扁平、立方、柱状等多种类型（表 2-1）。

表 2-1 被覆上皮的类型、主要分布及功能

细胞层数	上 皮 类 型	主 要 分 布	功 能
单层上皮	单层扁平上皮	内皮：心、血管和淋巴管的腔面	利于物质交换和血液、淋巴流动
		间皮：胸膜、腹膜和心包膜的表面	利于内脏器官活动
		其他：肺泡和肾小囊壁层等	气体交换和保护等
	单层立方上皮	肾小管、甲状腺滤泡上皮等	吸收、分泌
	单层柱状上皮	胃、肠、胆囊、子宫等腔面	吸收、分泌
	假复层纤毛柱状上皮	呼吸管道等腔面	保护

续 表

细胞层数	上皮类型	主要分布	功能
复层上皮	复层扁平上皮	非角化：口腔、食管和阴道等 角化：皮肤表皮	保护
	复层柱状上皮	眼睑结膜、男性尿道等	保护
	变移上皮	肾盏、肾盂、输尿管和膀胱等	保护、有利于器官舒缩

一、单层扁平上皮

单层扁平上皮(simple squamous epithelium)又称单层鳞状上皮，由一层扁平细胞构成。从上皮细胞表面观察，细胞呈不规则形，核椭圆，位于细胞中央；细胞边缘呈锯齿状，相邻细胞彼此嵌合。从垂直切面观察，细胞很薄，只有含核的部分稍厚(图 2-1、图 2-2)。分布于心、血管和淋巴管腔面的单层扁平上皮称内皮(endothelium)。分布于胸膜、腹膜和心包膜表面的单层扁平上皮称间皮(mesothelium)。内皮、间皮为血液、淋巴液的流动和内脏器官的相对运动提供润滑的表面，但薄而易受损。单层扁平上皮还分布在肾小囊壁层、肺泡壁等处。

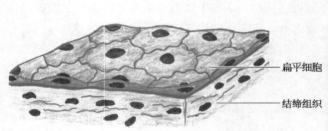

扁平细胞

结缔组织

图 2-1　单层扁平上皮模式图(成都中医药大学图)

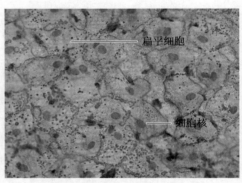

扁平细胞

细胞核

图 2-2　单层扁平上皮表面观(肠系膜，镀银染色，苏木精复染，贵阳中医学院刘霞图)

二、单层立方上皮

单层立方上皮(simple cuboidal epithelium)由一层立方形的细胞组成。从上皮细胞表面观察，细胞呈六边形或多边形；而在垂直切面上，细胞呈立方形，核圆形，位于中央(图 2-3、图 2-4)。该上皮分布于肾小管和甲状腺滤泡，分别具有重吸收和分泌作用。

三、单层柱状上皮

单层柱状上皮(simple columnar epithelium)由一层棱柱状细胞组成。表面观察细胞为六边形或多边形；而垂直切面上，细胞为柱状，核椭圆形，多位于细胞基底部，其长轴与细胞长轴一致。该上皮分布于胃、肠、子宫、输卵管和胆囊等腔面，具有分泌和吸收功能。分布于肠壁的单层柱状上皮，在柱状细胞之间有许多散在的杯状细胞(goblet cell)，细胞侧面形态上宽下窄似高脚酒杯状，基底部细长抵达基膜，核呈三角形，染色深，近细胞基底部。细胞顶端胞质内充满黏原颗粒(mucinogen granule)(图 2-5、图 2-6)。

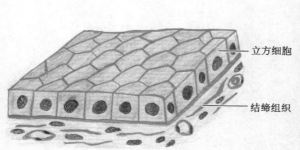

图2-3　单层立方上皮模式图(成都中医药大学图)

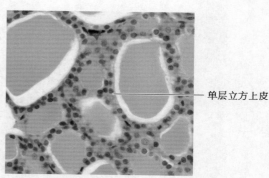

图2-4　单层立方上皮光镜图(甲状腺,HE染色,高倍)

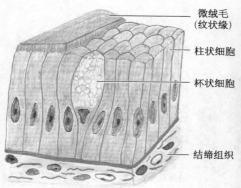

图2-5　单层柱状上皮模式图
(成都中医药大学图)

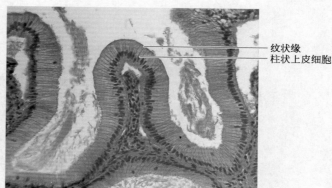

图2-6　单层柱状上皮光镜图(胆囊,HE染色,高倍)

四、假复层纤毛柱状上皮

假复层纤毛柱状上皮(pseudostratified ciliated columnar epithelium)由形态不同、高低不等的细胞组成。其中柱状细胞最多,其游离面有大量纤毛。除柱状细胞外,还有梭形细胞、锥体形细胞和杯状细胞等。在垂直切面上观察,由于细胞高低不等,核的位置参差不齐,貌似复层,但所有细胞基底面均附于基膜上,实为单层(图2-7、图2-8)。此类上皮主要分布于呼吸管道,具有分泌和排出尘粒的作用。

五、复层扁平上皮

复层扁平上皮(stratified squamous epithelium)又称复层鳞状上皮,由多层细胞组成。从上皮的垂直切面观察,基底层由一层矮柱状细胞组成,为上皮中的干细胞,具有增殖分化能力;中间数层细胞为多边形;浅表数层上皮细胞为扁平鳞片状并出现退化、脱落现象。此类上皮与深层结缔组织的连接凹凸不平,可增加两者的连接面积(图2-9、图2-10)。分布于皮肤表皮的复层扁平上皮,浅层上皮细胞已无核,含有大量干硬的角蛋白,称角化的复层扁平上皮;分布于口腔、食管和阴道腔面的复层扁平上皮的浅层细胞是有核的活细胞,含角蛋白较少,称非角化的复层扁平上皮。复

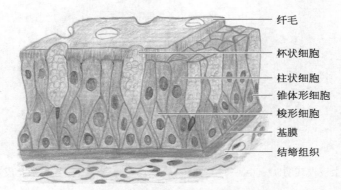

纤毛
杯状细胞
柱状细胞
锥体形细胞
梭形细胞
基膜
结缔组织

图2-7　假复层纤毛柱状上皮模式图(成都中医药大学图)

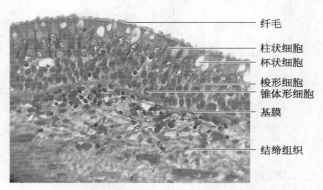

纤毛
柱状细胞
杯状细胞
梭形细胞
锥体形细胞
基膜
结缔组织

图2-8　假复层纤毛柱状上皮光镜图(气管,
HE染色,高倍,成都中医药大学图)

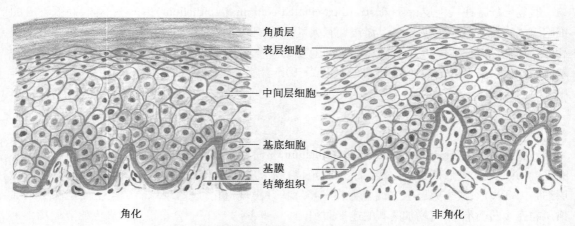

角质层
表层细胞
中间层细胞
基底细胞
基膜
结缔组织

角化　　　　　　　　　　　　　　　　非角化

图2-9　复层扁平上皮模式图(成都中医药大学图)

层扁平上皮较厚,具有耐摩擦,防止病原微生物及异物入侵的作用。

六、变移上皮

变移上皮(transitional epithelium)分布于肾盏、肾盂、输尿管、膀胱等腔面,其特点是细胞形态和层数随器官功能状态不同而变化。如膀胱空虚时,上皮变厚,细胞层数增多,表层细胞呈大立方形;膀胱充盈时,上皮变薄,细胞层数减少,表层细胞多呈扁平形。此类上皮的部分表层细胞较大,有1~2个胞核,可覆盖其深层的几个细胞,称盖细胞;中间几层呈多边形;基底细胞为立方形。表层细胞游离面的胞质浓缩成壳层,可防止尿液侵蚀(图2-11、图2-12)。

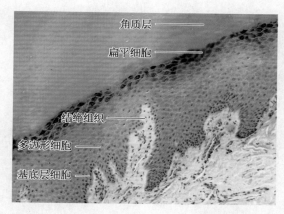

图2-10　复层扁平上皮光镜图(皮肤,HE 染色,高倍)

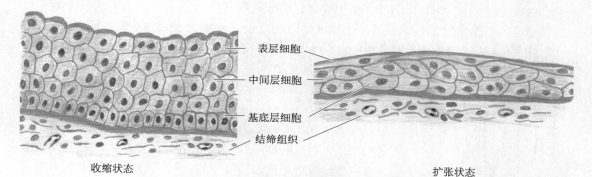

收缩状态　　　　　　　　　　　　　扩张状态

图2-11　变移上皮模式图(成都中医药大学图)

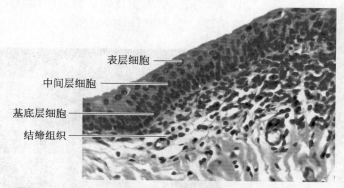

图2-12　变移上皮光镜图(HE 染色,高倍,贵阳中医学院刘霞图)

七、复层柱状上皮

复层柱状上皮(stratified columnar epithelium)可见于眼睑结膜、男性尿道等处。

(王　琦)

第二节 | 上皮细胞的特殊结构

上皮细胞为适应功能的需要,在细胞的各个面常形成各种特殊结构,这些特殊结构也可见于其他组织的细胞之间。

一、上皮细胞的游离面

1. **微绒毛**(microvillus) 微绒毛是细胞游离面伸出的细指状突起。直径 $0.1\sim0.3\ \mu m$,长度因细胞种类或细胞生理状态而有所差别。光镜下,微绒毛仅为嗜酸性折光性较强的纹状缘或刷状缘(图 2-6);电镜下,微绒毛表面为胞膜,内为胞质,其中轴含有许多纵行微丝,微丝自微绒毛的顶部下行到达微绒毛根部(图 2-13)。微绒毛的形成使细胞的表面积显著增大,有利于细胞的吸收功能。

微绒毛的胞膜外面常覆盖一层较厚的细胞衣(cell coat)。细胞衣是构成胞膜的糖蛋白和糖脂向外伸出的糖链部分及表面吸附的消化酶等物质,具有黏着、消化吸收等作用,并与细胞表面抗原性、细胞识别等有关。

2. **纤毛**(cilium) 纤毛是上皮细胞游离面伸出的较长突起,长 $5\sim10\ \mu m$,直径 $0.2\ \mu m$ 光镜下可见(图 2-8)。电镜下,纤毛中央有两条单独的微管,周围有 9 组二联微管(即 9+2 结构,图 2-14),根部有一个致密颗粒称基体(basal body),其结构与中心粒基本相同,具有产生微管的功能。微管可以相互滑动,致使纤毛具有节律性定向摆动的能力。众多纤毛的协调摆动同风吹麦浪状,将上皮表面黏附的颗粒及其黏液定向推送,完成清除异物或物质运输的功能。

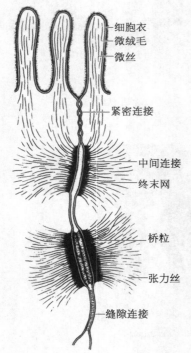

图 2-13 单层柱状上皮的微绒毛与
细胞连接超微结构模式图

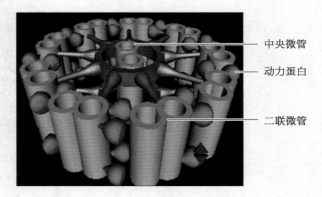

图 2-14 纤毛立体结构超微模式图

二、上皮细胞的侧面

上皮细胞的侧面是细胞的相邻面,除细胞凹凸不平、互相嵌合及含钙黏蛋白(cadherin)起黏着作用外,上皮细胞相邻面还形成特殊的细胞连接(cell junction),以加强联系。

1. 紧密连接(tight junction)　又称闭锁小带(zonula occludens),位于上皮细胞侧面的顶端,呈箍状环绕细胞。两相邻细胞的胞膜外层呈间断融合,融合处无细胞间隙,非融合处有极窄的间隙存在。此结构不仅起到机械性连接作用,又将相邻上皮细胞近游离面的细胞间隙封闭,既防止大分子物质进入细胞间隙,又阻止组织液的流失(图2-13)。

2. 中间连接(intermediate junction)　又称黏着小带(zonula adherens),位于紧密连接下方,相邻细胞之间有15~20 nm的间隙,其内含有电子密度较低的丝状物质,连接相邻胞膜,膜的胞质面有薄层致密物质和微丝附着(图2-13)。这种连接除了具有支持、保持细胞形状外,也有传递细胞收缩力的作用。

3. 桥粒(desmosome)　又称黏着斑(macula adherens),位于中间连接的深部,呈大小不等椭圆形斑。电镜下,细胞间隙宽20~30 nm,内有低电子密度的丝状物,间隙中央有一条与胞膜相平行而致密的中间线,由丝状物交织而成。两侧胞膜内侧有较厚的致密物质构成的附着板,胞质中有许多直径10 nm的张力丝附着于板上,并折成袢状返回胞质中,起固定和支持作用。桥粒是一种很牢固的连接方式,多见于易受机械性刺激或摩擦较多的皮肤、食管等(图2-13)。

4. 缝隙连接(gap junction)　又称通讯连接(communication junction),位于桥粒的深部,此种连接广泛存在于细胞之间。电镜下,细胞间隙仅约3 nm,内有许多间隔大致相等的连接点。在连接点处两相邻细胞膜中的镶嵌蛋白相互结合,蛋白颗粒呈柱状,称连接小体(connexon),每个连接小体直径7~9 nm,由6个亚单位环绕而成,中央有直径约2 nm的管腔。两相邻细胞胞膜上的蛋白颗粒彼此相接,管腔也相通,成为细胞间直接交通的管道(图2-13、图2-15)。某些小分子物质和离子以此进行相邻细胞间流通,传递化学信息。

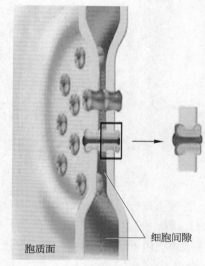

胞质面　　　细胞间隙

图2-15　缝隙连接模式图

以上四种细胞连接,两种或两种以上同时存在时,称连接复合体(junctional complex)。

三、上皮细胞的基底面

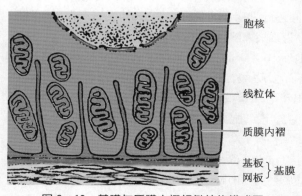

胞核

线粒体

质膜内褶

基板 } 基膜
网板 }

图2-16　基膜与质膜内褶超微结构模式图

1. 基膜(basement membrane)　是上皮细胞基底面与深部结缔组织之间的一层薄膜。基膜厚度不一,只有假复层纤毛柱状上皮和复层扁平上皮的基膜较厚。光镜下,HE染色呈粉红色均质状(图2-8)。电镜下,基膜由基板和网板组成(图2-16)。基板(basal lamina)厚50~100 nm,由上皮细胞分泌,可分为两层,紧贴上皮细胞的电子密度低的为透明层,其下面电子密度高的为致密层。构成基板的主要化学成分有层黏连蛋白、Ⅳ型胶原蛋白和硫酸肝素蛋白聚糖等。网板

(reticular lamina)由成纤维细胞分泌产生,主要由基质与网状纤维构成。基膜是一种半透膜,可选择性地使某些物质透过,同时具有支持、连接和固着作用。基膜还能引导上皮细胞移动,影响细胞的增殖和分化。

2. 质膜内褶(plasma membrane infolding)　是上皮细胞基底面的胞膜折向胞质形成的许多内褶,内褶与细胞基底面垂直,内褶间含有大量与其平行的线粒体(图2-16)。质膜内褶扩大了细胞基底面的表面积,有利于水和电解质等物质的迅速转运,线粒体为其提供能量。

3. 半桥粒(hemidesmosome)　位于上皮细胞基底面与基膜接触处。其结构为桥粒的一半,附着板及张力丝只见于上皮细胞膜内侧,其作用为加强上皮细胞与基膜的连接。

（王　琦）

第三节　腺上皮和腺

一、腺上皮

腺上皮(glandular epithelium)是以分泌功能为主的上皮。以腺上皮为主构成的器官称腺(gland)。分泌物经导管排至体表或器官腔内的腺,称外分泌腺(exocrine gland)。分泌物释放入血液或淋巴液而无导管的腺,称内分泌腺(endocrine gland)。

二、外分泌腺

外分泌腺可分为单细胞腺和多细胞腺。杯状细胞属单细胞腺;人体大部分外分泌腺为多细胞腺,由分泌部和导管两部分组成。分泌部的形状为管状、泡状或管泡状。根据导管有无分支,外分泌腺又分为单腺和复腺(图2-17)。

（一）分泌部

分泌部(secretory portion)多由一层腺细胞组成。泡状或管泡状的分泌部又称腺泡(acinus)。在腺泡中央有腔,周围有基膜,基膜与腺细胞之间还可见扁平的肌上皮细胞,其收缩有助于腺细胞分泌物的排出。根据分泌物性质不同,一般可分为浆液性腺、黏液性腺和混合性腺。

1. 浆液性腺(serous gland)　由浆液性细胞(serous cell)组成,又称蛋白质分泌细胞。细胞呈锥体形;核圆,位于细胞基底部;胞质顶部含许多嗜酸性的分泌颗粒,称酶原颗粒(zymogen granule),基底部胞质呈强嗜碱性(图2-18)。电镜下,细胞基底部为密集的粗面内质网,核上方有较发达的高尔基复合体和电子密度高的分泌颗粒。该细胞分泌物稀薄,含有丰富的酶类,具有消化作用。

2. 黏液性腺(mucous gland)　由黏液性细胞(mucous cell)组成,又称糖蛋白分泌细胞。细胞呈锥体形;核扁圆形,位于细胞基底部;核周的胞质呈弱嗜碱性,其中大部分胞质内充满黏原颗粒。HE染色,因颗粒被溶解而呈泡沫状或空泡状(图2-18)。电镜下,细胞基底部有粗面内质网和游

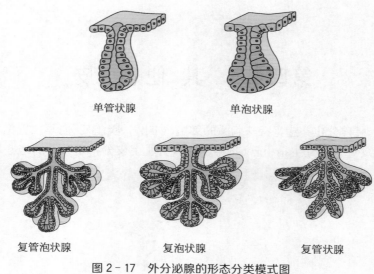

单管状腺　　　　　单泡状腺

复管泡状腺　　　　复泡状腺　　　　复管状腺

图 2 - 17　外分泌腺的形态分类模式图

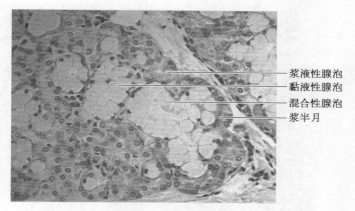

浆液性腺泡
黏液性腺泡
混合性腺泡
浆半月

图 2 - 18　外分泌腺光镜图(下颌下腺,HE 染色,高倍)

离核糖体,核上方有高尔基复合体和粗大的黏原颗粒。分泌物较黏稠,内含黏蛋白,有滑润、保护作用。

3. 混合性腺(mixed gland)　由黏液性腺泡和浆液性腺泡共同构成。大部分混合性腺以黏液性细胞为主,浆液性细胞少,常见黏液性腺泡末端有几个浆液性细胞,在切片中呈半月形结构,称浆半月(serous demilune)(图 2 - 18)。

(二) 导管

导管(duct)直接与分泌部通连,由单层或复层上皮构成。可将分泌部的分泌物排至体表或器官腔内,有的导管上皮细胞具有吸收或分泌水和电解质的功能。

三、内分泌腺

内分泌腺细胞常排列呈索状、团状或泡状,无导管,其分泌物(激素)直接释放入毛细血管或毛细淋巴管而循环全身,以调节组织和器官的功能活动(见第十三章)。

第四节 其他上皮

感觉上皮内有特殊分化并感觉特殊刺激的细胞,如味蕾、嗅上皮、内耳位置觉和听觉感受器、视网膜等;生殖上皮见于睾丸生精小管(见第十四章);肌上皮分布于某些腺泡基底部,具有收缩功能。

(王 琦)

第三章 结缔组织

导学

1. 掌握：结缔组织的基本特征和分类；疏松结缔组织的主要细胞、纤维及其结构和功能；各种血细胞的正常值、形态及功能。

2. 熟悉：致密结缔组织、脂肪组织和网状组织的结构；软骨组织的分类；骨组织的基本结构及分类；造血干细胞的特点。

3. 了解：疏松结缔组织的基质；软骨及长骨骨干的结构；软骨的生长、骨膜和骨发生；血液发生的基本过程。

结缔组织(connective tissue)由细胞和细胞间质构成，形态多样、分布广泛，具有连接、支持、营养、运输、防御等功能。其共同的结构特点是：细胞数量少但种类多、分散、无极性；细胞间质含量较多，包括细丝状的纤维和无定形的基质。结缔组织包括固有结缔组织、软骨组织、骨组织、血液和淋巴。一般所说的结缔组织(即狭义结缔组织)主要是指疏松结缔组织和致密结缔组织。

结缔组织由胚胎时期的中胚层间充质(mesenchyme)演化而来。间充质由间充质细胞和基质构成。间充质细胞呈星形，细胞间以突起相互连接成网；核较大，核仁明显；胞质弱嗜碱性。间充质细胞分化程度较低，在胚胎时期能分化为多种结缔组织细胞、内皮细胞和平滑肌细胞等。成体的结缔组织内仍保留少量未分化的间充质细胞。

第一节 固有结缔组织

固有结缔组织(connective tissue proper)分布广泛，根据结构和功能的不同可分为疏松结缔组织、致密结缔组织、脂肪组织和网状组织。

一、疏松结缔组织

疏松结缔组织(loose connective tissue)又称蜂窝组织(areolar tissue)，广泛分布于器官之间、组织之间及细胞之间，为各器官的基本成分。疏松结缔组织由细胞、纤维和无定形基质三种成分构成，其特点是纤维含量较少，排列稀疏；基质量较多、血管丰富。具有连接、支持、营养、防御和修复等功能(图 3 - 1、图 3 - 2)。

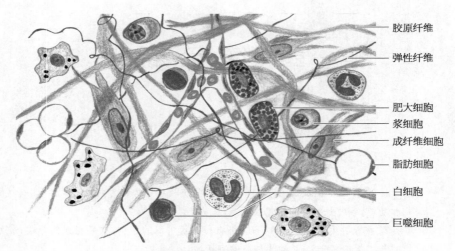

图 3-1　疏松结缔组织铺片模式图（成都中医药大学图）

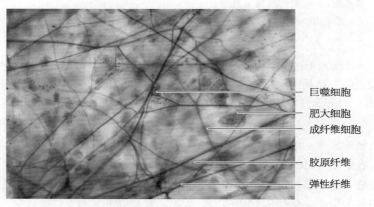

图 3-2　疏松结缔组织铺片光镜图（台盼蓝注射，偶氮洋红、
碱性复红染色，河南中医药大学王琦图）

（一）细胞

细胞种类较多，包括成纤维细胞、巨噬细胞、浆细胞、肥大细胞、脂肪细胞、未分化的间充质细胞及白细胞等（图 3-1、图 3-2），各类细胞的数量和分布随其所在部位和功能状态而不同。

1. **成纤维细胞**（fibroblast）　疏松结缔组织中最主要的细胞，细胞扁平，多突起，常位于胶原纤维周围；核较大，卵圆形，着色浅，核仁明显；胞质较丰富，弱嗜碱性。电镜下，胞质内含有丰富的粗面内质网、游离核糖体和发达的高尔基复合体，表明细胞合成蛋白质功能旺盛。成纤维细胞的主要功能是产生结缔组织的各种纤维和基质，参与创伤修复；此外还可分泌多种生长因子，调节细胞的增殖及分化。

成纤维细胞功能静止时，称纤维细胞（fibrocyte）。细胞较小，呈长梭形；核小而细长，着色深；胞质少，常呈嗜酸性。电镜下，细胞器不发达。在创伤等情况下，纤维细胞又可转化为功能活跃的成纤维细胞。

2. **巨噬细胞**（macrophage）　来源于血液中的单核细胞。细胞形态与功能状态有关：功能活跃时,常伸出较长的伪足而形态不规则(图3-1、图3-2);核较小,呈卵圆形或肾形,着色深;胞质丰富,多呈嗜酸性,可含异物颗粒和空泡。电镜下,细胞表面有许多皱褶和微绒毛,胞质内含大量溶酶体、吞噬体、吞饮泡和残余体(图3-3)。细胞膜内侧和伪足内有较多的微丝、微管。

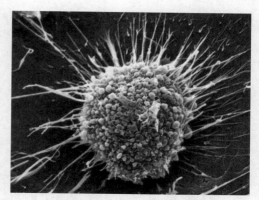

图3-3 巨噬细胞扫描电镜图

疏松结缔组织内的巨噬细胞又称组织细胞(histiocyte),是机体重要的防御细胞,当受细菌产物、炎症变性蛋白等物质刺激后可沿这些物质的浓度梯度向浓度高的部位定向移动,最终聚集到产生这些物质的部位,细胞的这种特性称趋化性(chemotaxis),能使细胞产生趋化运动的物质称趋化因子(chemotactic factor)。趋化性是巨噬细胞发挥功能的前提。巨噬细胞能够吞噬和清除异物及衰老死亡的细胞,并能传递抗原,启动淋巴细胞的免疫应答,还能合成和分泌多种生物活性物质,如干扰素、补体、溶菌酶、红细胞生成素等,参与机体免疫防御功能。

3. 浆细胞(plasma cell) 来源于B淋巴细胞,又称效应B淋巴细胞,主要分布于脾、淋巴结以及病原微生物易于入侵的部位,如消化道、呼吸道黏膜的淋巴组织内及慢性炎症部位,而在一般结缔组织内很少。浆细胞呈圆形或卵圆形;核圆形,多偏于细胞一侧,染色质粗大,多沿核膜处辐射状分布,呈车轮状;胞质呈嗜碱性,核旁有一淡染区(图3-1、图3-4)。电镜下,胞质内含大量板层状排列的粗面内质网和发达的高尔基体复合体,高尔基复合体位于核旁淡染区。浆细胞合成和分泌免疫球蛋白(immunoglobulin,Ig),即抗体(antibody),参与体液免疫。

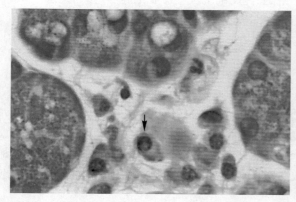

图3-4 浆细胞光镜图(腮腺,HE染色,高倍)↓示浆细胞

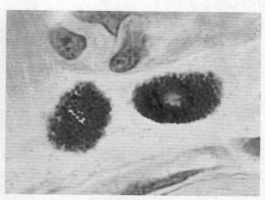

图3-5 肥大细胞光镜图(鼠舌,PT染色,高倍)

4. 肥大细胞(mast cell) 常成群分布于小血管和小淋巴管周围。细胞较大,圆形或卵圆形;核小,圆形或卵圆形,位于中央,染色质多分布在核的边缘;胞质内充满粗大的、具有异染性的嗜碱性颗粒(图3-1、图3-2、图3-5)。电镜下,颗粒大小不等,电子密度不一,圆形或卵圆形,表面有单位膜包裹(图3-6)。

当受到抗原(如某些药物、花粉等)刺激时肥大细胞会脱颗粒。肥大细胞颗粒内含肝素、组胺、嗜酸性粒细胞趋化因子,胞质内含有白三烯。肝素具有抗凝血作用;嗜酸性粒细胞趋化因子可促使嗜酸性粒细胞迁入组织,吞噬抗原抗体复合物;组胺和白三烯可使局部微静脉和毛细血管通透性增加,血浆蛋白和组织液渗出,导致局部红肿及荨麻疹;使肺内支气管平滑肌痉挛,黏液分泌增多,导致哮喘;使全身小动脉扩张,导致血压急剧下降,引起休克。这些症状统称过敏反应。

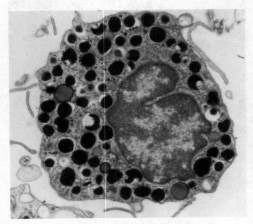

图3-6　肥大细胞透射电镜图　　　　　　　　图3-7　脂肪组织光镜图(HE染色,高倍)

脂肪细胞

细胞核

5. 脂肪细胞(fat cell)　单个或成群分布。细胞体积大,常呈球形或多边形;胞质内含一个大脂滴,核被脂滴挤压成弯月形,位于细胞一侧。在 HE 染色的标本中,脂滴被溶解,细胞呈空泡状(图3-1、图3-7)。脂肪细胞能合成和贮存脂肪。

6. 未分化的间充质细胞(undifferentiated mesenchymal cell)　是成体结缔组织的干细胞。形态类似成纤维细胞,多分布在毛细血管附近。该细胞保持着胚胎时期间充质细胞多向分化潜能,在炎症及创伤修复时大量增殖,可分化为成纤维细胞、内皮细胞及平滑肌细胞等,参与结缔组织和小血管修复。

7. 白细胞　血液内的各种白细胞常以变形运动穿出毛细血管和微静脉,游走至疏松结缔组织内,行使防御功能(见本章第三节)。

(二) 纤维

疏松结缔组织中有三种纤维,即胶原纤维、弹性纤维及网状纤维。

1. 胶原纤维(collagenous fiber)　是结缔组织中数量最多的一种纤维。新鲜时呈白色,有光泽,又称白纤维。纤维粗细不等,直径 1～20 μm,常成束分布,并分支交织成网分散在基质中(图3-1、图3-2)。HE 染色标本中呈波浪状,嗜酸性,着粉红色。其化学成分为 I 型和III型胶原蛋白(胶原蛋白简称胶原,collagen)。

电镜下,胶原纤维由更细的胶原原纤维黏合而成。胶原原纤维直径 20～200 nm,有明暗相间的横纹,横纹周期为 64 nm。胶原纤维韧性大,抗拉力强。

2. 弹性纤维(elastic fiber)　含量较胶原纤维少,但分布广泛。新鲜时呈黄色,又称黄纤维。弹性纤维较细,直径 0.2～1.0 μm,有分支,交织成网(图3-1、图3-2)。在 HE 染色标本中,着色淡红,不易与胶原纤维区分,但折光性强。特殊染色时弹性纤维可清楚显示。弹性纤维富有弹性,与胶原纤维交织在一起,使疏松结缔组织兼有弹性和韧性,有利于所在器官或组织保持其形态和位置的相对恒定,并有一定的可塑性。强烈日光照射可使皮肤内的弹性纤维断裂,皮肤因此失去弹性而产生皱纹。

3. 网状纤维(reticular fiber) 纤维微细,直径 0.2~1.0 μm,多分支,交织成网。网状纤维主要由Ⅲ型胶原蛋白构成。在 HE 染色标本中不易着色。镀银染色标本中呈黑色,故又称为嗜银纤维。网状纤维主要存在于网状组织、上皮组织与结缔组织的交界处,如基膜的网板;也分布于造血器官和淋巴器官。

(三) 基质

基质(ground substance)是由生物大分子构成的无定形的胶状物,无色透明,具有一定黏性,孔隙中有组织液。主要成分为蛋白聚糖和纤维黏连蛋白。填充于结缔组织细胞和纤维之间。

1. 蛋白聚糖(proteoglycan) 为基质的主要成分,是由糖胺聚糖(glycosaminoglycan)与蛋白质共价结合的聚合体。糖胺聚糖主要成分包括透明质酸、硫酸软骨素、硫酸角质素等。小分子糖胺聚糖犹如试管刷上的刷毛,与核心蛋白结合,并以核心蛋白为中心向外辐射状排列,形成蛋白聚糖亚单位。核心蛋白通过结合蛋白结合于透明质酸主干,形成蛋白聚糖聚合体(图 3-8)。大量蛋白聚糖聚合体形成有许多微孔的分子筛,大于空隙的大分子物质、细菌等被阻挡,使基质成为限制细菌等有害物质扩散的屏障。可产生透明质酸酶的细菌、蛇毒和癌细胞等,可以破坏分子筛的屏障作用,故得以扩散。

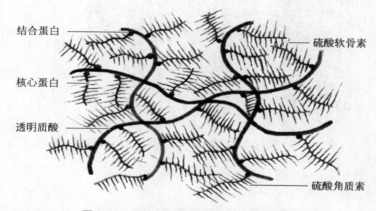

图 3-8 蛋白聚糖聚合体及分子筛示意图

2. 纤维黏连蛋白(fibronectin) 是基质中最主要的黏连性糖蛋白。具有与多种细胞、胶原及蛋白聚糖的结合部位,除参与构成分子筛外,在细胞分化、黏附、迁移中起重要作用。

3. 组织液(tissue fluid) 是从毛细血管动脉端渗出的部分血浆成分,经毛细血管静脉端和毛细淋巴管回流入血液或淋巴(图 3-9)。组织液不断更新,有利于血液与组织中的细胞进行物质交换,是细胞赖以生存的体液环境。当组织液的产生和回流失去平衡时,或机体电解质和蛋白质代谢发生障碍时,基质的组织液含量可增多或减少,导致组织水肿或脱水。

二、致密结缔组织

致密结缔组织(dense connective tissue)以纤维为主要成分,纤维粗大,排列紧密,以支持和连接为其主要功能。根据纤维的性质和排列方式,可分为下列几种类型。

1. 规则致密结缔组织(dense regular connective tissue) 主要构成肌腱,使骨骼肌附着于骨。由大量密集、平行排列的胶原纤维束组成。纤维束之间有腱细胞(tenocyte),为形态特殊的成纤维

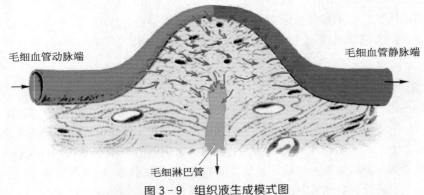

毛细血管动脉端　　毛细血管静脉端

毛细淋巴管

图 3 - 9　组织液生成模式图

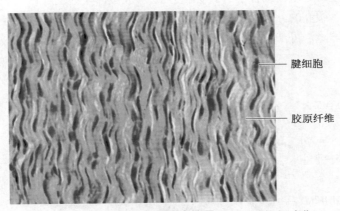

腱细胞

胶原纤维

图 3 - 10　规则致密结缔组织光镜图(肌腱,HE 染色,高倍)

细胞,胞体伸出多个薄翼状突起插入纤维束之间(图 3 - 10)。

2. 不规则致密结缔组织(dense irregular connective tissue)　主要构成真皮、硬脑膜及多数器官的被膜。其特点是粗大的胶原纤维纵横交织成致密的网状结构,纤维之间有少量的基质和成纤维细胞。

3. 弹性组织(elastic tissue)　是以弹性纤维为主的致密结缔组织,粗大的弹性纤维平行排列成束或编织成膜状,如项韧带、黄韧带、弹性动脉的中膜等。

三、脂肪组织

脂肪组织(adipose tissue)由大量密集的脂肪细胞构成,被少量疏松结缔组织分隔成小叶。根据脂肪细胞的结构和功能,可分为两类。

1. 黄色脂肪组织(yellow adipose tissue)　即通常所说的脂肪组织,在人类呈黄色(在某些哺乳动物为白色)。脂肪细胞胞质内只有一个大的脂滴,称单泡脂肪细胞(图 3 - 7)。主要分布于皮下、网膜和系膜等处,是体内最大的贮能库,具有供能、保温、支持、缓冲、保护等作用。在饥饿时可分解提供能量。当脂肪组织超过体重的 20%～25% 时,称肥胖。

2. 棕色脂肪组织(brown adipose tissue)　呈棕色,其特点是组织中有丰富的毛细血管;脂肪细胞较小,线粒体丰富,胞质内含许多散在的脂肪小滴,为多泡脂肪细胞;核圆,位于中央。棕色脂肪组织在成人极少。主要分布于冬眠动物及新生儿的肩胛区、腋窝及颈后等处。棕色脂肪组织在寒冷的刺激下,其脂肪细胞内的脂类分解、氧化,产生大量热能。

近年研究发现,脂肪组织能分泌释放多种具有生物活性的脂肪因子,如瘦素等,调节机体代谢活动,与心血管系统疾病、动脉粥样硬化等有关。

四、网状组织

网状组织(reticular tissue)由网状细胞和网状纤维构成。网状细胞(reticular cell)是有突起的星形细胞,相邻细胞的突起相互连接成网;核较大,圆形或卵圆形,着色浅,核仁明显;胞质丰富,弱嗜碱性。网状纤维由网状细胞产生,交织成网,是网状细胞依附的支架(图3-11)。网状组织构成造血组织和淋巴组织的基本成分,提供血细胞和淋巴细胞发育的微环境。

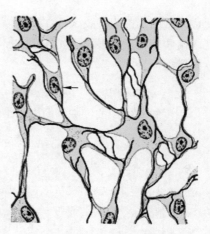

图3-11 网状组织模式图
←示网状细胞

(吴 岩)

第二节 软骨和骨

一、软骨

软骨(cartilage)由软骨组织及其周围的软骨膜构成。软骨组织(cartilage tissue)由软骨细胞和细胞间质构成,其中无血管,营养来自软骨膜内的血管。

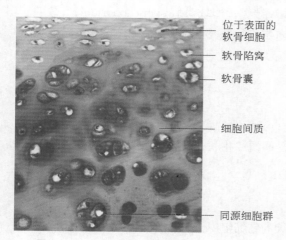

位于表面的软骨细胞
软骨陷窝
软骨囊

细胞间质

同源细胞群

图3-12 透明软骨光镜图(HE染色,高倍)

(一)软骨组织的结构

1. **软骨细胞(chondrocyte)** 包埋于软骨基质中,其所在的腔隙称软骨陷窝(cartilage lacunae)。软骨组织周边部分的软骨细胞较幼稚,体积较小,呈扁圆形,常单个分布;越近中央,细胞越成熟,体积越大,变成圆形或椭圆形,多成群分布,它们由同一个软骨细胞分裂而来,故称同源细胞群(isogenous group)。成熟软骨细胞核小,圆形,有1~2个核仁,胞质嗜碱性(图3-12)。电镜下,胞质内含有丰富的粗面内质网和高尔基复合体。软骨细胞具有合成基质和纤维的能力。

2. **细胞间质** 又称软骨基质,由基质和纤维构成。基质为透明凝胶状,主要成分为蛋白多糖和水,具有良好的渗透性。紧靠软骨细胞周围的基质含硫酸软骨素较多,呈强嗜碱性,称软骨囊(cartilage capsule);纤维埋于基质中,其种类和含量因软骨类型而异。

(二)软骨的类型

根据软骨组织的细胞间质中纤维的不同,可将软骨分三类(表3-1,图3-12~图3-14)。

表3-1　软骨的分类、结构及分布

分　类	颜　色	纤　维	分　布
透明软骨	淡蓝色半透明	胶原原纤维(光镜下不易与基质区分)	肋软骨、关节软骨及呼吸道软骨等处
纤维软骨	乳白色不透明	大量的胶原纤维束	椎间盘、关节盘及耻骨联合等处
弹性软骨	黄色不透明	大量的弹性纤维	耳郭、外耳道、咽鼓管、会厌等处

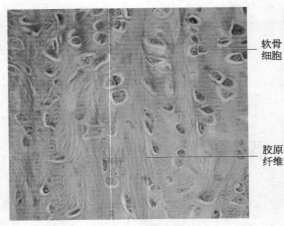

图3-13　纤维软骨光镜图(HE染色,高倍)

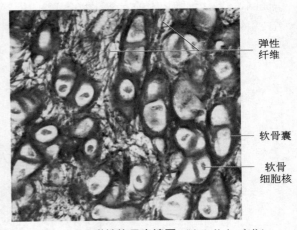

图3-14　弹性软骨光镜图(醛复红染色,高倍)

(三)软骨膜

除关节软骨外,软骨的表面均覆有薄层致密结缔组织,即软骨膜(perichondrium)。软骨膜分内、外两层。外层纤维较多,主要起保护作用;内层细胞较多,富含血管和神经,主要起营养作用,其中有梭形的骨原(祖)细胞,能增殖分化为软骨细胞,对软骨的生长和修复起重要作用。

(四)软骨的生长

软骨的生长同时并存两种方式:① 附加性生长,又称软骨膜下生长,由软骨膜下的骨祖细胞分裂分化,产生软骨细胞,可使软骨从表面增厚。② 间质性生长,又称软骨内生长,由软骨组织内的软骨细胞分裂增殖,使软骨从内部生长增大。

二、骨

骨由骨组织、骨膜和骨髓等构成。骨组织是坚硬的结缔组织,是机体钙、磷等矿物质的贮存库,体内约99%的钙和85%的磷储存于骨组织内。

（一）骨组织的结构

骨组织（osseous tissue）由大量钙化的细胞间质及多种细胞组成。钙化的细胞间质称骨质（bone matrix）。

1. 骨质 由有机成分和无机成分构成。① 有机成分约占骨干重的 35%，包括大量胶原纤维（占有机成分的 95%）及少量基质。胶原纤维化学成分主要为Ⅰ型胶原蛋白，基质为凝胶状，主要成分是蛋白多糖及其复合物，有粘合纤维的作用。② 无机成分又称骨盐，占骨干重的 65%，其主要存在形式为羟基磷灰石结晶（hydroxyapatite crystal），其分子式为 $[Ca_{10}(PO_4)_6(OH)_2]$，属不溶性中性盐，呈细针状，长 10～20 nm，沿胶原原纤维长轴规则排列并与之紧密结合。骨盐含量随年龄的增长而增加。有机成分使骨具有韧性，无机成分使骨具有硬度。

骨质结构呈板层状，称骨板（bone lamella），成层排列的骨板犹如多层木质胶合板（图 3-15）。同一骨板内的纤维相互平行，相邻骨板的纤维则相互垂直，从而有效增加了骨的支持力，增强了骨的强度。

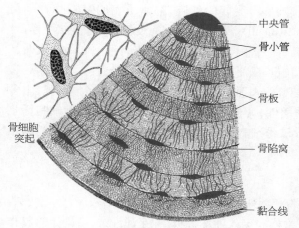

图 3-15 骨细胞与骨板结构模式图

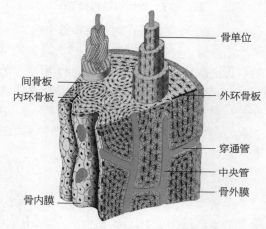

图 3-16 长骨骨干立体结构模式图

骨质分骨密质和骨松质。骨密质（compact bone）分布于长骨骨干及其他类型骨的表面，由骨板规律紧密排列而成；骨松质（spongy bone）分布于长骨骨骺和其他类型骨的内部，是由数层平行排列的骨板形成的针状或片状的骨小梁交织而成的多孔网架结构。

长骨骨密质骨板有下列三种排列方式（图 3-16）。

（1）环骨板（circumferential lamella）：分布于长骨干的外侧面及近骨髓腔的内侧面，由规则骨板围绕骨的长轴环状平行排列而成，分别为外环骨板及内环骨板。外环骨板较厚，由数层或十多层骨板组成，较整齐地环绕骨干排列；内环骨板较薄，仅由数层骨板组成，排列不甚规则。骨干中有横穿环骨板的穿通管（又称 Volkmann's 管），内含血管和神经，与骨单位的中央管相通。

（2）骨单位（osteon）：又称哈弗斯系统（Haversian system），位于内、外环骨板之间，是长骨干起支持作用的主要结构。骨单位数量多，呈长筒状，其长轴与骨干的长轴平行，由 10～20 层同心圆排列的骨板围绕中央管（central canal）共同构成，中央管内有血管、神经和骨膜组织。

（3）间骨板（interstitial lamella）：位于骨单位之间或骨单位与环骨板之间的一些不规则的平行骨板，它们是骨生长和改建中未被吸收的骨单位或环骨板。

2. 骨组织的细胞 有骨祖细胞、成骨细胞、骨细胞及破骨细胞四种。骨细胞最多，位于骨组织

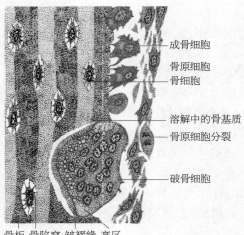

成骨细胞
骨原细胞
骨细胞

溶解中的骨基质
骨原细胞分裂

破骨细胞

骨板　骨陷窝　皱褶缘　亮区

图 3-17　骨组织结构模式图

内部,其余三种细胞均分布于骨组织表面(图 3-17)。

(1) 骨祖细胞(osteoprogenitor cell):也称为骨原细胞,为骨组织的干细胞,位于骨外膜内层、骨内膜及中央管的腔面,胞体较小,呈梭形;核卵圆形;胞质弱嗜碱性。其可分化为成骨细胞。

(2) 成骨细胞(osteoblast):分布于骨组织表面,通常单层排列,呈立方形或矮柱状;核圆形;胞质嗜碱性。电镜下,胞质内含丰富的粗面内质网和发达的高尔基复合体。成骨细胞合成和分泌骨质的有机成分,形成类骨质,骨盐沉积后转变成骨质,成骨细胞也被包埋入骨质中,成为骨细胞。

(3) 骨细胞(osteocyte):分散于骨板内或骨板间。为扁圆形多突起的细胞,胞体所在的空隙称骨陷窝(bone lacuna),突起所在的空隙称骨小管(bone canaliculi)。相邻骨细胞的突起以缝隙连接相连,骨陷窝则借骨小管彼此连通(图 3-15)。骨陷窝和骨小管内含组织液,可营养骨细胞和输送代谢产物。骨细胞具有一定的溶骨和成骨作用,调节体内钙、磷平衡。

(4) 破骨细胞(osteoclast):常位于骨吸收部位的表面凹陷处。为一种巨大的多核细胞,由多个单核细胞融合而成,核 6～50 个不等,胞质嗜酸性,含丰富的溶酶体和线粒体。破骨细胞释放多种水解酶和有机酸,溶解骨质。在骨组织内,破骨细胞和成骨细胞相辅相成,共同参与骨的生长和改建。

(二) 骨膜

除关节面外,骨的内、外表面分别覆以骨内膜和骨外膜。骨外膜(periosteum)较厚,分为两层:外层为致密结缔组织,纤维粗大而密集,有的纤维横向穿入外环骨板,称穿通纤维,有固定骨膜作用;内层较薄,为疏松结缔组织,富含骨祖细胞及血管和神经等。骨内膜(endosteum)很薄,由一层扁平的骨祖细胞和少量结缔组织构成。骨膜的主要作用是营养骨组织,并参与骨的生长和修复,故临床上处理骨折时,应尽可能保存骨膜以利于骨组织形成。

(三) 骨髓

见本章第三节。

(四) 骨发生

1. *骨发生方式*　骨来源于胚胎时期的间充质。其发生方式有两种,即膜内成骨和软骨内成骨。

(1) 膜内成骨(intramembranous ossification):是在原始的结缔组织膜内直接成骨。顶骨、额骨和锁骨等即以此种方式发生。在将要形成骨的部位,间充质首先分化为原始结缔组织膜,间充质细胞聚集并分化为骨祖细胞,骨祖细胞进一步分化为成骨细胞,成骨细胞在此成骨,该部位称骨化中心。随着骨化的不断进行,骨小梁形成,其数目逐渐增多,形成骨松质,以后骨松质的表面逐渐改建为骨密质。成骨区周围的间充质逐渐分化为骨膜。

(2) 软骨内成骨(endochondral ossification):在骨发生的部位,首先形成透明软骨雏形,以后在成骨过程中,软骨逐渐被骨代替。人体的各种长骨和不规则骨如躯干骨、四肢骨、部分颅底骨,主要以此种方式发生。现以长骨的发生为例,简述如下(图3-18)。

1) 软骨雏形形成:在长骨将要发生的部位,间充质分化为透明软骨,其形状与将要形成的骨的形状大致相似,称软骨雏形。软骨周围的间充质分化为软骨膜。

2) 骨领形成:软骨雏形中段软骨膜内的骨原细胞分化为成骨细胞。成骨细胞在软骨表面形成薄层原始骨组织,称骨领。骨领表面的软骨膜改称骨膜。

3) 初级骨化中心与骨髓腔形成:软骨雏形中央的软骨细胞停止分裂,体积增大并分泌碱性磷酸酶,使周围的软骨基质钙化,肥大的软骨细胞退化死亡。骨膜的血管连同破骨细胞、骨原细胞等穿越骨领进入退化软骨区,破骨细胞分解吸收退化的软骨,形成大小不一的腔隙,称初级骨髓腔。骨原细胞分化为成骨细胞,并在残留的钙化软骨表面成骨,形成过渡型骨小梁。出现过渡型骨小梁的部位为初级骨化中心。

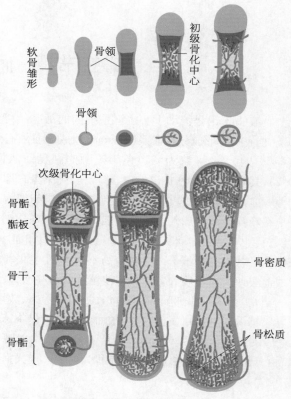

图3-18 软骨内成骨示意图
(中排为上排中段的横切面)

初级骨化中心继续向软骨两端扩展,过渡型骨小梁不断被破骨细胞吸收,初级骨髓腔逐渐融合为一个大的骨髓腔,内含血管及骨髓组织。软骨雏形两端的软骨不断生长,邻接骨髓腔处不断骨化,从而使骨不断加长。

4) 次级骨化中心及骨骺形成:出生前后,次级骨化中心出现在骨干两端的软骨中央,发生过程与初级骨化中心相似,并从中央呈辐射状向四周成骨,最终由骨组织取代软骨。骨骺表面始终保留薄层软骨,即关节软骨。骨骺与骨干之间亦保留一定厚度的软骨层,称骺板(骺软骨),它是长骨增长的基础。至17~20岁时,软骨失去增生能力,骺板被骨组织取代,干、骺愈合留下线性痕迹,称骺线,长骨便停止加长。在长骨增长的同时,成骨细胞在骨干表面不断添加骨组织,使骨干变粗,到30岁左右,长骨的加粗停止。

2. **骨生长的影响因素** 骨生长的影响因素很多。除受遗传因素的影响外,也与激素(如生长激素、甲状腺激素、甲状旁腺激素、降钙素、雌激素等)、骨矿物质(如钙、磷等)、细胞因子(如转化生长因子β、白细胞介素-1等)及维生素(维生素C、维生素A、维生素D等)有关。此外,应力作用的影响也甚为重要。

(王 媛)

第三节　血　液

　　血液(blood)是流动于心血管系统内的液态结缔组织,约占身体重量的 7%,在成人总量约为5 L。血液由有形成分和血浆(plasma)组成。血液有形成分包括红细胞、白细胞和血小板,约占血液容积的 45%。血浆为淡黄色半透明的黏稠性液体,约占血液容积的 55%,主要成分是水(占90%),其余为血浆蛋白(白蛋白、球蛋白、纤维蛋白原)、酶、糖、激素、维生素、无机盐和多种代谢产物等。血液将营养物质和 O_2 运送至全身组织与细胞,同时带走代谢产生的废物和 CO_2。

　　在新鲜血液中加入适量抗凝剂(肝素或柠檬酸钠等),静置或离心沉淀后,血液可分三层:上层为淡黄色的血浆,中间灰白色的薄层是白细胞和血小板,下层深红色为红细胞;若不加抗凝剂,血浆中溶解状态的纤维蛋白原转变为不溶解的纤维蛋白,将细胞成分及大分子血浆蛋白包裹起来,形成血凝块。血凝块静置后析出淡黄色的清亮液体,称血清(serum)。

　　正常情况下,血细胞(血液有形成分)的形态、数量和比例等均保持相对稳定。当机体出现疾病或异常情况时它们可发生改变,故血液学检查是临床工作中诊断疾病的重要依据之一。通常用瑞氏(Wright)或吉姆萨(Giemsa)染色法染血涂片来观察血细胞的形态。临床上,将血细胞形态、数量、百分比和血红蛋白含量的测定称为血象。成人血液组成及其正常值如下(图 3-19)。

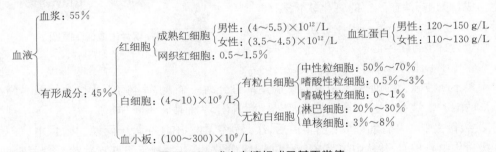

图 3-19　成人血液组成及其正常值

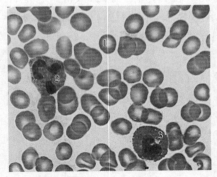

图 3-20　血涂片光镜图(瑞氏,油镜,
成都中医药大学乔凤伶图)

1. 红细胞;2. 中性粒细胞;3. 嗜酸性粒细胞

一、红细胞

　　红细胞(erythrocyte)是数量最多的血细胞,呈双凹圆盘状(图 1-3),直径 7~9 μm,中央较薄,约 1 μm,周缘较厚,约 1.9 μm。红细胞的这种形态特点增加了细胞表面积,并减少了细胞中央的点至细胞表面的距离,有利于细胞内外气体的迅速交换。正常人成熟的红细胞无核,也无任何细胞器,胞质内充满血红蛋白(hemoglobin, Hb),占红细胞重量的 33%,易与酸性染料结合而染成红色。在血涂片上可见红细胞中央部着色较周缘浅,称中央苍白区(图 3-20)。

红细胞通过血红蛋白结合并运输 O_2 和 CO_2。血红蛋白还能与 CO 结合,其亲和力是与 O_2 结合的 210 倍,如果空气中含有 CO,体内便可能有较大量的血红蛋白与 CO 结合,从而出现缺氧症状或窒息,即煤气中毒。红细胞数量和血红蛋白的含量有性别差异(见血液组成及其正常值),在高原缺氧环境居住的居民及新生儿红细胞数量也较多。在病理情况下,红细胞破裂,血红蛋白逸出,称溶血(hemolysis)。溶血后残留的红细胞膜称血影。在生理状态下,单个红细胞呈浅黄绿色,大量红细胞聚集一起时显红色。

红细胞具有一定的弹性和可塑性,有利于顺利地通过较其直径小的毛细血管。在红细胞膜上还镶嵌有一类与血型相关的蛋白质,构成了人类的 ABO 血型抗原系统,在临床输血中有重要的意义。红细胞的平均寿命为 120 d。衰老的红细胞主要被脾的巨噬细胞清除。同时,骨髓不断地产生新鲜血细胞补充被清除的细胞。刚从骨髓进入血液的红细胞尚未完全成熟,细胞内残留有少量核糖体,用煌焦油蓝染色时呈细网状,故称网织红细胞(reticulocyte,图 3-21)。网织红细胞进入血液循环 1~3 d 逐渐成熟,核糖体消失。在成人,网织红细胞为红细胞总数的 0.5%~1.5%,新生儿可达 3%~6%。网织红细胞计数可作为判断骨髓造血功能状态的指标之一,对造血系统疾病的诊断、疗效判定等具有重要意义。

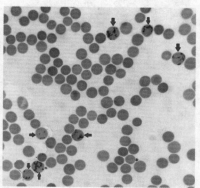

图 3-21　**网织红细胞光镜图**(煌焦油蓝,油镜,成都中医药大学乔凤伶图)

二、白细胞

白细胞(leukocyte, white blood cell)是有核的球形细胞。根据胞质内有无特殊颗粒,可将白细胞分为有粒白细胞(granulocytes)和无粒白细胞(agranulocytes)两类。有粒白细胞可根据其特殊颗粒的染色性质分为中性粒细胞、嗜酸性粒细胞和嗜碱性粒细胞三种;无粒白细胞可按其形态、功能、来源等分为单核细胞和淋巴细胞。

1. **中性粒细胞**(neutrophilic granulocyte)　是数量最多的白细胞,直径 10~12 μm。胞核着色较深,呈杆状或分叶状,叶间由染色质丝相连,一般可分 2~5 叶,通常 3 叶核所占比例较高。一般而言,核的分叶越多,细胞越衰老。外周血中杆状核和 2 叶核细胞增多时称核左移,见于严重感染等情况;4~5 叶细胞增多,称核右移,提示骨髓造血功能障碍。胞质为无色或极浅的粉红色,内有较多弥散分布的呈粉红色的特殊颗粒及少量淡紫色的嗜天青颗粒(图 3-20),前者约占颗粒总数的 80%,后者约占颗粒总数的 20%。电镜下(图 3-22)特殊颗粒较小,呈哑铃形或椭圆形,内含碱性磷酸酶、吞噬素和溶菌酶等。吞噬素亦称防御素,有杀菌作用;嗜天青颗粒较大,呈圆形或椭圆形,它是一种溶酶体,内含酸性磷酸酶、髓过氧化物酶和多种酸性水解酶类等,能消化吞噬细菌和异物。

中性粒细胞具有吞噬功能,吞噬的对象主要是细菌。在细菌产物和感染组织释放的化学物质诱导下,中性粒细胞能以变形运动的形式穿过血管壁,积聚于感染部位,吞噬并杀

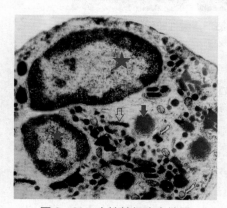

图 3-22　**中性粒细胞电镜图**

➡ 嗜天青颗粒　⇨ 特殊颗粒　☆ 细胞核

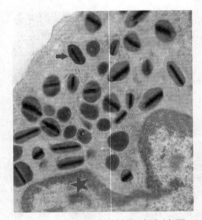

图 3-23　嗜酸性粒细胞电镜图
➡ 嗜酸性颗粒　★ 细胞核

灭细菌。在吞噬、处理了大量细菌后,自身也发生死亡,或被巨噬细胞吞噬处理,或转变为脓细胞。

2. 嗜酸性粒细胞(eosinophilic granulocyte)　直径 10～15 μm。胞核多为两叶;胞质内充满粗大而均匀分布的红色的嗜酸性颗粒(图 3-20)。电镜下,颗粒有膜包被,其内有方形或长方形结晶体(图 3-23)。嗜酸性颗粒是一种特殊的溶酶体,除含一般溶酶体酶以外,还含有组胺酶、芳基硫酸酯酶及其他细胞溶酶体未含有的四种阳离子蛋白等。因此,嗜酸性粒细胞可通过分解组胺、灭活白三烯,阻止或缓解过敏反应;还能对进入体内的寄生虫进行杀伤及吞噬抗原抗体复合物。另外,嗜酸性粒细胞还可以通过释放多种酶类和细胞因子以调节免疫反应和血细胞的生成。

3. 嗜碱性粒细胞(basophilic granulocyte)　为数量最少的白细胞,直径约 10 μm。胞核分叶,多呈双叶,“U”形或“S”形,染色较浅;胞质内充满大小不等、分布不均匀的蓝紫色嗜碱性颗粒,常覆盖于核上使核不易看清(图 3-24)。嗜碱性颗粒属于分泌颗粒,电镜下有膜包被(图 3-25),内含有肝素、组胺、嗜酸性粒细胞趋化因子等。胞质内还含有白三烯。因此,嗜碱性粒细胞与肥大细胞一样也参与过敏反应。

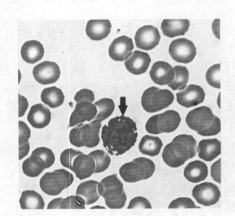

图 3-24　嗜碱性粒细胞光镜图(血涂片,瑞氏,油镜,成都中医药大学乔凤伶图)

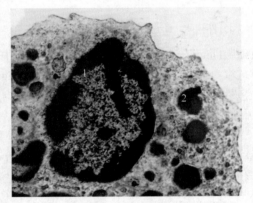

图 3-25　嗜碱性粒细胞电镜图
1. 细胞核；2. 嗜碱性颗粒

4. 淋巴细胞(lymphocyte)　呈球形,直径5～20 μm。按直径大小可分为小淋巴细胞(直径5～8 μm)、中淋巴细胞(直径9～12 μm)和大淋巴细胞(直径13～20 μm)。血液中以小淋巴细胞为主,也有少量中淋巴细胞存在,而大淋巴细胞主要分布于淋巴结、脾等淋巴器官和淋巴组织中,血液中几乎不存在。小淋巴细胞的核为圆形,一侧常有浅凹,染色质浓密呈粗块状,着色深;胞质很少,仅在核周形成一窄带,具有较强的嗜碱性,染成蔚蓝色(图 3-26)。电镜下,胞质中含大量游离核糖体、少量粗面内质网、高尔基体和线粒体(图 3-27)。

淋巴细胞虽然形态相似,但根据其发生来源、细胞表面标志和免疫功能等的不同,可分为:① 胸腺依赖淋巴细胞(thymus dependent lymphocyte,T 细胞)产生于胸腺,占血液中淋巴细胞的

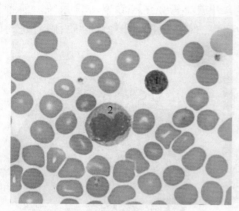

图 3 - 26　血涂片光镜图(瑞氏，油镜，
贵阳中医学院刘霞图)

1. 淋巴细胞；2. 单核细胞

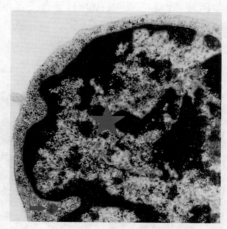

图 3 - 27　淋巴细胞电镜图
➡ 嗜天青颗粒　★ 细胞核

70%～75%，参与机体的细胞免疫。② 骨髓依赖淋巴细胞(bone marrow dependent lymphocyte，B
细胞)产生于骨髓，占血液中淋巴细胞的10%～15%。B细胞受抗原刺激后增殖分化为浆细胞，产
生抗体，参与机体的体液免疫。③ 自然杀伤细胞(nature killer cell，NK细胞)发生于骨髓，约占
10%。NK细胞能直接杀伤某些肿瘤细胞和病毒感染细胞。

淋巴细胞是主要的免疫细胞，在机体防御疾病
过程中发挥关键作用。

5. 单核细胞(monocyte)　是体积最大的白细
胞，呈圆形或椭圆形，直径9～12 μm，血涂片中细
胞变扁，直径10～20 μm；胞核可呈肾形、圆形、马
蹄形或扭曲折叠的不规则形，染色质呈细网状，着
色浅；胞质丰富，常染成灰蓝色，内含许多细小的嗜
天青颗粒即溶酶体(图3-26、图3-28)。单核细胞
具有活跃的趋化性、吞噬功能和杀菌功能。单核细
胞在血流中停留12～48 h后，进入结缔组织或其
他组织分化为巨噬细胞。单核细胞还能分泌多种
生物活性物质和参与造血调控。

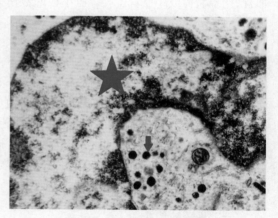

图 3 - 28　单核细胞电镜图
➡ 嗜天青颗粒　★ 细胞核

三、血小板

血小板(blood platelet)是骨髓内巨核细胞脱落下来的胞质小块，无核，但有完整的胞膜。血小
板呈双凸圆盘状，直径2～4 μm。当受到机械或化学刺激时，可伸出细小突起，呈不规则形。在血
涂片上，呈圆形、椭圆形或不规则形，常成群分布。血小板中央部分可见有蓝紫色的嗜天青颗粒，称
颗粒区(granulomere)；周围部分呈均质浅蓝色，称透明区(hyalomere)(图3-29)。电镜下，颗粒区
有特殊颗粒、致密颗粒和溶酶体等多种颗粒(图3-30)。其中特殊颗粒体积较大，圆形，电子密度
中等，内含血小板因子、血小板源性生长因子、凝血酶敏感蛋白等物质；致密颗粒较小，电子密度大，

内含 5-羟色胺、腺苷二磷酸(ADP)、腺苷三磷酸(ATP)、Ca^{2+}、肾上腺素等。透明区含有微丝和微管,以维持血小板的形态和参与变形。血小板内还有开放小管系统和致密小管系统。前者与血小板表面胞膜连续,借此可增加血小板与血浆的接触面积,有利于摄取和释放物质;后者是封闭的小管,能收集 Ca^{2+} 和合成前列腺素等物质。

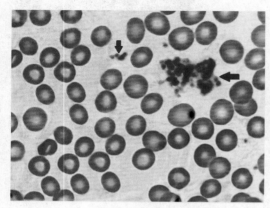

图 3-29　血小板光镜图(血涂片,瑞氏,油镜)

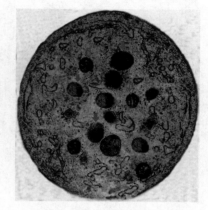

图 3-30　血小板电镜图

➡ 血小板颗粒　⇨ 线粒体　☆ 致密小管

血小板在止血和凝血中起着重要作用。当血管破损时,血小板迅速黏附、聚集于破损处形成血栓,堵塞裂口或小血管管腔。血小板的数量显著减少或功能障碍时,可引起皮肤和黏膜出血等现象。

四、血细胞发生

各种血细胞均有一定的寿命,每日均有一定数量的血细胞衰老死亡,同时又有相近数量的血细胞在骨髓中生成并释放入血,使外周血中血细胞的数量和质量维持动态平衡。一旦平衡失调,便可出现血细胞数量和质量的异常,成为病理状态。

人类的造血干细胞最早出现于胚胎第 3 周卵黄囊壁上的血岛,在人胚第 6 周,从卵黄囊壁迁入肝的造血干细胞开始造血;胚胎第 4 个月,脾内造血干细胞开始造血,增殖分化产生各种血细胞;从胚胎后期至出生后,骨髓成为主要的造血器官。

(一)骨髓的结构

骨髓(bone marrow)分为红骨髓和黄骨髓。胎儿及婴幼儿时期的骨髓均为红骨髓,大约从 5 岁开始,长骨干的骨髓腔内出现脂肪组织,并随年龄增长而增多,成为黄骨髓,成人的红骨髓和黄骨髓约各占一半。红骨髓主要分布于扁骨、不规则骨和长骨骺端的骨松质中;而长骨骨干的骨髓腔充满黄骨髓。红骨髓是主要的造血组织,黄骨髓内尚有少量的幼稚血细胞,故仍保持造血潜能,当机体需要时可转变为红骨髓进行造血。红骨髓主要由造血组织和血窦构成。造血组织主要由网状组织和造血细胞所构成。网状细胞和网状纤维构成造血组织的网架和微环境,网孔中充满不同发育阶段的造血细胞。血窦为管腔大、形态不规则的毛细血管。造血细胞周围,由基质细胞、神经、细胞外基质、微血管系统等构成造血细胞赖以生长发育的特殊环境称造血诱导微环境(hemopoietic inductive microenvironment,HIM)。基质细胞(stromal cell)是 HIM 的重要成分,包括网状细胞、成纤维细胞、血窦内皮细胞、巨噬细胞等,他们不仅起支持作用,还能分泌细胞因子,调节造血细胞的增殖与分化。造血诱导微环境好比造血功能活动中的"土壤",对血细胞的正常发生有着重要作用。

(二)血细胞发生的阶段

血细胞的发生要经历造血干细胞、造血祖细胞、形态可识别的造血前体细胞三个阶段而最终成熟。

1. 造血干细胞(hemopoietic stem cell) 也称多能干细胞(multipotential stem cell),是能生成各种血细胞的原始造血细胞,起源于胚胎时期卵黄囊的血岛。出生后造血干细胞主要存在于红骨髓,外周血和新生儿脐带血内也有少量造血干细胞分布。一般认为,造血干细胞的形态类似小淋巴细胞。造血干细胞的特性有:① 具有很强的分裂能力:在一定条件下能反复分裂,但在一般生理状态下,多数造血干细胞处于 G_0 期静止状态。② 具有多向分化潜能:在不同环境中能分化形成不同的祖细胞,并可最终分化形成血液中的 7 种有形成分。③ 具有自我复制或自我更新能力:即能够以不对称形式发生分裂,形成的一个细胞保持干细胞的全部特性不变,从而维持造血干细胞数量的恒定;另一个则可以增殖、分化为造血祖细胞及后续细胞,维持血细胞数量的恒定。造血干细胞自我复制的特性,使其表现出分裂但不一定增殖的特点,此亦为目前临床造血干细胞移植中干细胞数目不足时,难以有效扩增的原因。

2. 造血祖细胞(hemopoietic progenitor) 也称定向干细胞(committed stem cell),是造血干细胞在向形态可识别的造血前体细胞分化的过程中,逐渐失去自我更新的能力,并限制多向分化能力的一群/阶段细胞。祖细胞自我更新能力有限,数量的恒定依靠多能造血干细胞的分裂来补充;较早期的造血祖细胞尚能向多个方向分化(多向祖细胞),晚期则只能向一个方向分化(定向祖细胞);造血祖细胞的形态尚不明确,但能够在不同集落刺激因子的作用下形成由形态可识别的细胞组成的集落,每一集落由一祖细胞增殖、分化而来,又称集落形成单位(colony forming unit,CFU)。如:红系早期造血祖细胞 BFU－E(又称爆式集落形成单位,burst forming unit－erythroid),红系晚期造血祖细胞 CFU－E(colony forming unit－erythroid),粒-单核细胞系造血祖细胞 CFU－GM(colony

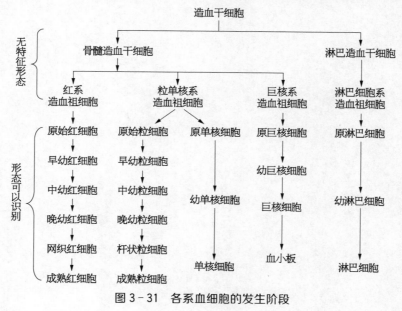

图 3-31 各系血细胞的发生阶段

forming unit‐granulocyte macrophage),粒系祖细胞 CFU‐G(colony forming unit‐granulocyte)等。

　　3. 形态可以识别的造血前体细胞　是指骨髓中能够根据形态区分系别和阶段的原始和幼稚的造血细胞,各系血细胞的发生阶段如图 3‐31。

　　即形态可以识别的血细胞发育,可以分为:① 原始阶段。② 幼稚阶段(包括早、中、晚三期)。③ 成熟阶段。

　　从原始阶段细胞到成熟阶段血细胞发生中形态演变的一般规律是:① 胞体由大变小,但巨核细胞则由小变大。② 胞核由大变小,其中红细胞的核最后消失、粒细胞的核由圆形变成分叶状,但巨核细胞的核由小变大,呈分叶状;核内染色质由细疏变得粗密、核仁由明显渐至消失。③ 胞质由少变多,胞质的嗜碱性由强变弱;胞质内特殊颗粒、血红蛋白等由无到有,并逐渐增多;细胞的核质比例逐渐减小。④ 细胞分裂能力从有到无,但淋巴细胞仍保持潜在的分裂能力。

(黄晓芹)

第四章 | 肌 组 织

导学

1. **掌握**：骨骼肌纤维、心肌纤维、平滑肌纤维的光镜结构。
2. **熟悉**：骨骼肌纤维、心肌纤维的电镜结构及两者的异同。
3. **了解**：骨骼肌纤维的收缩机制、平滑肌纤维的超微结构。

肌组织(muscle tissue)主要由肌细胞构成，肌细胞之间有少量结缔组织以及血管和神经。肌细胞呈长纤维形，又称肌纤维(muscle fiber)。肌细胞的细胞膜称肌膜(sarcolemma)，细胞质称肌质(sarcoplasm)。肌组织可分为骨骼肌、心肌和平滑肌三种类型。骨骼肌和心肌纤维上有横纹，属于横纹肌；平滑肌纤维无横纹，为非横纹肌。骨骼肌受躯体神经支配，属随意肌；心肌和平滑肌受自主神经支配，属不随意肌。

第一节 | 骨 骼 肌

骨骼肌(skeletal muscle)一般借肌腱附着于骨骼。包裹在整块肌肉外面的致密结缔组织称肌外膜(epimysium)。肌外膜伸入肌内，将其分隔成大小不等的肌束，包裹肌束的结缔组织称肌束膜(perimysium)，分布于每条肌纤维周围的少量结缔组织称肌内膜(endomysium)(图 4-1)。结缔组织对骨骼肌具有支持、连接、营养等作用。骨骼肌中还有一种扁平、有突起的肌卫星细胞(muscle satellite cell)，附着于肌纤维表面，具有干细胞性质，参与肌纤维的修复。

一、骨骼肌纤维的光镜结构

骨骼肌纤维呈长圆柱状，长度一般为 1~40 mm，长者可达 10 cm 以上，直径 10~100 μm。一条肌纤维内有数十个甚至数百个细胞核，呈扁椭圆形，位于肌膜下方。肌质内含许多与肌纤维长轴平行排列的肌原纤维(myofibril)，呈细丝状，直径 1~2 μm。每条肌原纤维均有明暗相间的带，各条肌原纤维的明带和暗带均分别排列在同一平面，构成骨骼肌纤维的周期性横纹(cross striation)(图 4-2)。明带(light band)又称 I 带，暗带(dark band)又称 A 带。明带中央有一条深色的 Z 线；暗带中央有一条浅色的 H 带，H 带中央有一条深色的 M 线。相邻两条 Z 线之间的一段肌

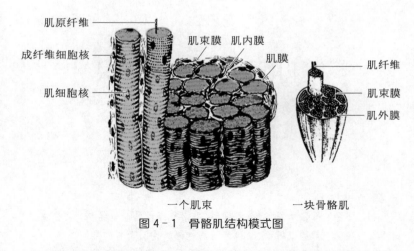

图 4-1 骨骼肌结构模式图

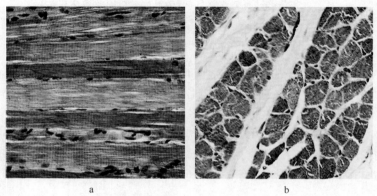

图 4-2 骨骼肌纤维光镜图(铁苏木素染色,高倍,长春中医药大学张国荣图)
a. 纵切面;b. 横切面

原纤维称肌节(sarcomere),由 1/2I 带＋A 带＋1/2I 带组成,长度为 1.5～3.5 μm,是骨骼肌纤维结构和功能的基本单位。

二、骨骼肌纤维的超微结构

1. 肌原纤维 由粗、细两种肌丝(myofilament)沿肌原纤维的长轴平行排列构成。粗肌丝(thick myofilament)位于肌节中部,中央固定于 M 线,两端游离;细肌丝(thin myofilament)位于肌节两侧,一端固定于 Z 线,另一端游离,平行伸入粗肌丝之间,止于 H 带外侧。I 带只有细肌丝,H 带只有粗肌丝,H 带以外的 A 带有粗、细两种肌丝。粗、细肌丝这种排列方式使肌原纤维上形成了明暗相间的条带。在横切面上,可见每 1 根粗肌丝周围有 6 根细肌丝,每 1 根细肌丝周围有 3 根粗肌丝(图 4-3)。

粗肌丝长约 1.5 μm,直径 15 nm,由肌球蛋白(myosin)组成。肌球蛋白分子形如豆芽,分为头和杆两部分。大量肌球蛋白分子平行排列,对称分布于 M 线两侧,杆朝向粗肌丝中段,头朝向粗肌丝两端并露于表面,在电镜下称横桥(cross bridge)。肌球蛋白的头部具有 ATP 酶活性,当与细肌丝的肌动蛋白接触时可被激活,分解 ATP 释放能量。

细肌丝长约 1 μm,直径 5 nm,由肌动蛋白(actin)、原肌球蛋白(tropomyosin)和肌钙蛋白

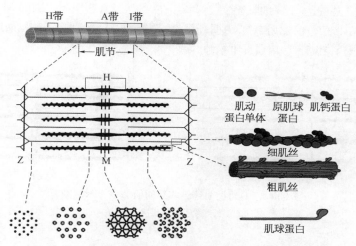

图 4-3　骨骼肌肌原纤维超微结构及肌丝分子结构模式图

(troponin)组成。肌动蛋白单体为球形,互相连接成串珠状,并扭曲形成双股螺旋链。每个肌动蛋白单体都有一个可与粗肌丝的肌球蛋白头部相结合的位点,肌纤维处于非收缩状态时,该位点被原肌球蛋白掩盖。原肌球蛋白分子由两条多肽链相互缠绕形成双股螺旋,首尾相连,嵌于肌动蛋白双股螺旋链的浅沟内。肌钙蛋白由 3 个球形亚单位构成,固定于原肌球蛋白分子上,可与 Ca^{2+} 结合。

　　2. 横小管(transverse tubule)　是肌膜向肌质内凹陷形成的管状结构,其走向与肌纤维长轴垂直,哺乳动物的横小管位于明带与暗带交界处。同一平面的横小管分支吻合,环绕每条肌原纤维,可将肌膜的兴奋迅速传导至肌纤维内部(图 4-4)。

　　3. 肌质网(sarcoplasmic reticulum)　是肌纤维内特化的滑面内质网,位于横小管之间。其中部纵行包绕每条肌原纤维,称纵小管(longitudinal tubule),两端扩大呈扁囊状盲管,称终池(terminal cisternae)。每条横小管与其两侧的终池构成三联体(triad),通过此结构将兴奋从肌膜传递到肌质网膜。肌质网膜上的钙泵能逆浓度差将肌质中的 Ca^{2+} 泵入肌质网中贮存,当肌质网膜兴奋后,钙通道开放,大量 Ca^{2+} 释放进入肌质(图 4-4)。

　　此外,肌原纤维之间有大量线粒体、糖原及少量脂滴,肌质内还有肌红蛋白。

三、骨骼肌纤维的收缩机制

　　骨骼肌纤维的收缩机制目前公认的是肌丝滑动学说。其过程大致如下:① 运动神经末梢将神经冲动传递给肌膜。② 肌膜的兴奋经横小管传递给肌质网,肌质网释放大量 Ca^{2+} 进入肌质。③ Ca^{2+} 与肌钙蛋白结合,使后者发生构型改变,进而使原肌球蛋白位置变化,暴露出肌动蛋白上与肌球蛋白头部结合的位点,二者迅速结合。④ 肌球蛋白头的 ATP 酶被激活,分解 ATP 释放能量,肌

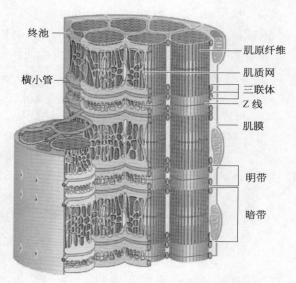

图 4-4　骨骼肌纤维超微结构立体模式图

球蛋白的头和杆发生屈曲运动,将细肌丝拉向 M 线。⑤ 细肌丝在粗肌丝之间向 M 线滑动,明带缩短,H 带缩短或消失,暗带长度不变,肌节缩短,肌纤维收缩(图 4 - 5)。⑥ 收缩结束后,肌质内的 Ca^{2+} 被泵回肌质网内,肌钙蛋白等恢复原状,肌纤维松弛。

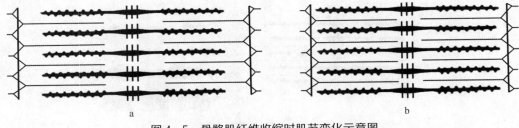

图 4 - 5　骨骼肌纤维收缩时肌节变化示意图

a. 肌纤维舒张；b. 肌纤维收缩

(张国荣)

第二节　心　肌

　　心肌(cardiac muscle)分布于心壁和邻近心脏的大血管壁上,其收缩具有自动节律性,缓慢持久,不易疲劳。

一、心肌纤维的光镜结构

　　心肌纤维呈不规则的短柱状,有分支并互连成网。相邻心肌纤维的连接处有染色较深的横线或阶梯状粗线,称闰盘(intercalated disk)。多数心肌纤维为单个核,呈卵圆形,位于细胞中央。少数有双核。核周围的胞质内可见脂褐素,为溶酶体的残余体,随年龄增长而增多。心肌纤维也具有明暗交替的周期性横纹,但不如骨骼肌纤维明显(图 4 - 6)。

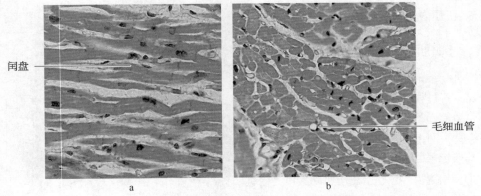

图 4 - 6　心肌纤维光镜图(HE 染色,高倍,长春中医药大学张国荣图)

a. 纵切面；b. 横切面

二、心肌纤维的超微结构

心肌纤维的超微结构与骨骼肌纤维相似,但有以下特点:① 肌原纤维粗细不等,界限不很分明,其间有极为丰富的线粒体。② 横小管较粗,位于 Z 线水平。③ 肌质网不发达,终池小而少,可与横小管的一侧相贴形成二联体(diad)。④ 闰盘常呈阶梯状,横向部分位于 Z 线水平,有中间连接和桥粒,使心肌纤维连接牢固;纵向部分有缝隙连接,便于细胞间化学信息的交流和电信号的传导,有助于心房肌和心室肌分别同步化舒缩(图4-7)。

(张国荣)

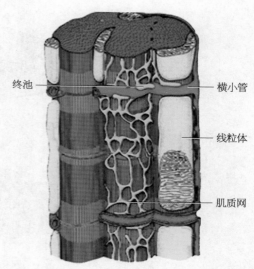

图4-7 心肌纤维超微结构立体模式图

终池　横小管　线粒体　肌质网

第三节 平 滑 肌

平滑肌(smooth muscle)广泛分布于血管和中空性内脏器官的管壁,其收缩呈阵发性,缓慢持久。

一、平滑肌纤维的光镜结构

平滑肌纤维呈长梭形,大小不一。小血管壁平滑肌纤维短至 20 μm,妊娠末期子宫平滑肌纤维长达 500 μm。单核,呈杆状或椭圆形,位于细胞中央,收缩时可扭曲。胞质嗜酸性,无横纹(图4-8)。

二、平滑肌纤维的超微结构

平滑肌纤维内无肌原纤维,肌质内有发达的细胞骨架和肌丝束。细胞骨架包括肌膜下的密斑、肌质中的密体及连于密斑、密体之间的中间丝。平滑肌纤维表面常可见由肌膜内陷形成的小凹,肌质内有少量肌质网。细肌丝一端附着于密斑或密体,另一端游离,环绕在粗肌丝周围。粗肌丝分布于细肌丝之间,表面有成行排列的横桥,相邻两行横桥屈动方向相反。粗、细肌丝组成的肌丝束称肌丝单位,又称收

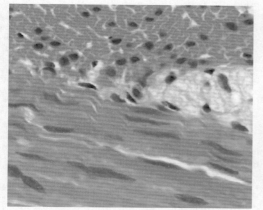

图4-8 平滑肌纤维光镜图(HE染色,高倍)

缩单位。平滑肌纤维的收缩机制也是粗、细肌丝滑动。当肌丝滑动时,肌纤维呈螺旋状扭曲,长轴缩短(图4-9)。平滑肌纤维间有发达的缝隙连接,可传递信息分子和电冲动,使相邻平滑肌纤维同步收缩而形成功能整体。

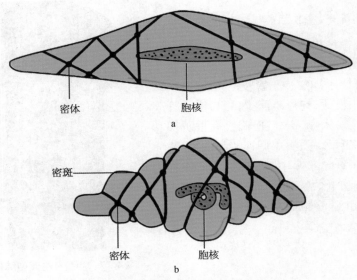

密体　　胞核

a

密斑

密体　　胞核

b

图 4-9　平滑肌纤维细胞骨架模式图

a. 舒张时；b. 收缩时

（张国荣）

第五章 神经组织

导学

1. 掌握：神经元及突触的结构与功能；神经纤维的构成、分类；血-脑屏障的构成和意义。

2. 熟悉：神经胶质细胞；神经末梢的种类、分布、形态、功能；神经纤维的结构特点。

3. 了解：神经元的分类；神经构成。

神经组织(nervous tissue)由神经细胞(nerve cell)和神经胶质细胞(neuroglia cell)组成。神经细胞又称神经元(neuron)，是构成神经组织的主体，具有接受刺激、整合信息和传导冲动的功能。通过神经元之间的联系将接收到的信息加以分析和储存，并可将信息传递给另一神经元或其他组织细胞。神经胶质细胞分布于神经元之间，对神经元起着支持、营养、保护、绝缘等作用，并参与神经纤维的再生。神经组织广泛分布于体内各组织器官，将机体各部分联系成为一个功能统一的整体。

第一节 神 经 元

一、神经元的形态结构

神经元是一种高度分化的细胞，其形态多样，大小不一，是神经系统结构和功能的基本单位。神经元在结构上可分为胞体和突起两部分，突起又分为树突和轴突(图 5-1)。

(一) 胞体

神经元的胞体主要位于中枢神经系统的灰质、神经核和周围神经系统的神经节内，直径 4～150 μm，是神经元的代谢中心。胞体可呈锥体形、梭形、星形和圆形等。

1. 胞膜 厚约 6 nm，属可兴奋膜，膜上有离子通道和受体等，有接受刺激和传导冲动的功能。

2. 胞核 大多数神经元含有一个大而圆的胞核，位于胞体中央；核膜明显，细粒状的染色质散布于核内,多为常染色质,故着色浅;核仁大而圆,清晰可见。

3. 胞质　又称核周质(perikaryon),除含有一般细胞器以外,还含有尼氏体、神经原纤维和一些色素颗粒。

(1) 尼氏体(Nissl body):位于胞体和树突内,光镜下呈嗜碱性斑块或细粒状结构。不同神经元的尼氏体的形态、数量和大小均不相同。脊髓前角运动神经元的尼氏体大而多,光镜下呈虎皮斑块结构,故称虎斑(图5-2);而脊神经节内神经元的尼氏体呈细粒状。电镜下尼氏体由平行排列的粗面内质网和游离核糖体构成(图5-3)。

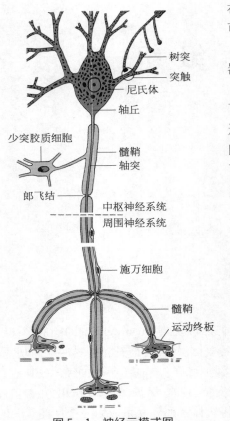

图5-1　神经元模式图

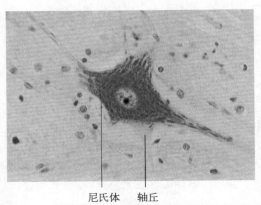

图5-2　脊髓前角运动神经元(HE染色,高倍)

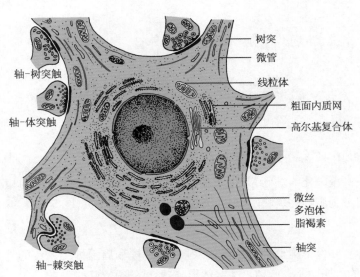

图5-3　多级神经元及其突触超微结构模式图

尼氏体的主要功能是合成蛋白质,包括更新细胞器所需的结构蛋白、合成神经递质(neurotransmitter)所需的酶类以及肽类的神经调质(neuromodulator),对神经元的功能活动具有非常重要的作用。尼氏体的含量与形态常因神经元的种类及功能状态的不同而改变。当神经元受损或代谢功能障碍时，可引起尼氏体数量减少、解体甚至消失；当有害因素消除或损伤修复后，尼氏体又可复原。因此，尼氏体可作为神经元功能状态的一种标志。

（2）神经原纤维（neurofibril）：在镀银标本上，可见胞质及突起内有许多交叉排列成网的棕黑色细丝，称神经原纤维（图1-2）。电镜下，神经原纤维由神经丝（neurofilament）和微管成束排列而成。神经原纤维不仅构成神经元的细胞骨架，还参与细胞内的物质运输。

（3）脂褐素（lipofuscin）：是一种黄褐色的色素颗粒。人从5～6岁开始出现，随年龄增长而增多。

（二）突起

1. 树突（dendrite）　神经元有一个或多个树突。起始部较粗，反复分支后逐渐变细，形似树枝状，故称树突。其表面粗糙，有许多棘状小突起，称为树突棘（dendritic spine），此处常为突触形成的部位。其数量和分布因神经元而异。树突外被胞膜，膜上受体较多。树突内为胞质，与核周质的结构基本相同。树突接受刺激并将冲动传入胞体。树突的分支和树突棘扩大了神经元表面接受刺激的面积，并对调整神经元的兴奋性起着积极作用（图5-1）。

2. 轴突（axon）　一个神经元只有一个轴突，自胞体发出，长短不一，长者可达1 m以上，短者仅有数微米。表面较光滑，直径较恒定，分支较少，多呈直角分出。轴突末端分支较多，形成轴突终末（axonal terminal）。胞体发出轴突的部位称轴丘（axon hillock），呈圆锥形，因不含尼氏体而着色浅（图5-1、图5-2）。轴突表面的胞膜称为轴膜（axolemma），轴突内的胞质称为轴质（axoplasm）。轴质内含有线粒体和大量的微管、神经丝等，但无尼氏体和高尔基体。轴突内的物质是流动的，称为轴质流（axoplasmic flow），可进行双向物质运输。轴质流内有膜性细胞器、蛋白质（包括酶）和神经递质小泡等。轴突是传导神经冲动的重要结构，可将冲动传向与之接触的神经元或其他效应细胞。

二、神经元的分类

（一）根据突起的多少分类

1. 多极神经元（multipolar neuron）　有一个轴突和多个树突，在人体内数量最多。

2. 双极神经元（bipolar neuron）　有一个轴突和一个树突。

3. 假单极神经元（pseudounipolar neuron）　从胞体发出一个突起，在距胞体不远处又呈"T"形分成周围突和中枢突（图5-4）。

（二）根据神经元的功能分类

1. 感觉神经元（sensory neuron）　或称传入神经元（afferent neuron），接受体内外刺激，并将冲动传向中枢。多为假单极神经元。

2. 运动神经元（motor neuron）　或称传出神经元（efferent neuron），将神经冲动传给肌肉或腺体，产生生理效应。多为多极神经元。

3. 中间神经元（interneuron）　为前两类神经元之间的信息传递者，多为多极神经元。人类神经系统中，中间神经元约占神经元总数的99%。中间神经元构成中枢神经系统内极其复杂的神经网络，是学习、记忆和思维的物质基础。

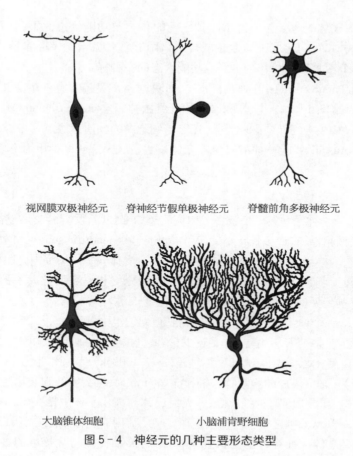

视网膜双极神经元　　脊神经节假单极神经元　　脊髓前角多极神经元

大脑锥体细胞　　　　　　　　　　小脑浦肯野细胞

图 5-4　神经元的几种主要形态类型

（三）根据神经元释放的神经递质分类

1. 胆碱能神经元(cholinergic neuron)　释放乙酰胆碱。
2. 胺能神经元(aminergic neuron)　释放肾上腺素、多巴胺、5-羟色胺等。
3. 肽能神经元(peptidergic neuron)　释放内啡肽、脑啡肽、P 物质等。
4. 氨基酸能神经元(aminoacidergic neuron)　释放谷氨酸、天冬氨酸、甘氨酸等。

三、突触

　　突触(synapse)是神经元与神经元之间,或神经元与非神经元之间特化的细胞连接,是神经元传递信息的重要结构。按两个神经元间发生的连接部位不同,可形成轴-树突触、轴-体突触、轴-轴突触、树-树突触、体-体突触等连接方式。其中以一个神经元轴突末端与另一个神经元的树突或胞体形成突触的方式最为常见(图 5-3)。突触一般分为化学突触和电突触两大类。

（一）化学突触

　　化学突触(chemical synapse)是通过释放神经递质传递信息的细胞连接。在哺乳动物的神经系统中占绝大多数。通常所说的突触即指化学突触。光镜下,镀银染色标本中可见神经元轴突末端膨大呈纽扣状紧贴于另一神经元胞体或树突表面,称为突触小体(synaptic knob)。

　　电镜下,化学突触由突触前成分、突触间隙和突触后成分三部分构成(图 5-5)。① 突触前成分(presynaptic element)：即光镜下的突触小体，内含许多突触小泡(synaptic vesicle)，还有少量线粒体、微丝和微管等。突触小泡的大小和形状不一，内含神经递质或神经调质。含有乙酰胆碱的多呈圆形清亮状小泡，含单胺类递质的则呈小颗粒状小泡，含氨基酸类递质的多是扁平清亮型小泡，含神经肽的往往是大颗粒型小泡。突触小泡表面附有一种蛋白质，称为突触素(synapsin)，将小泡连接于细胞骨架。轴突末端的轴膜称为突触前膜(presynaptic membrane)，其胞质面附有排列规则的致密突起

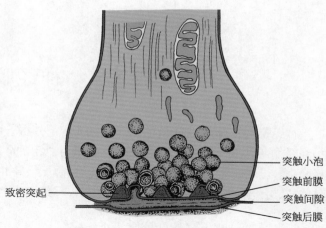

图 5-5 化学突触超微结构模式图

- 突触小泡
- 突触前膜
- 突触间隙
- 突触后膜

致密突起

(dense projection)，突起间的空隙可容纳突触小泡。突触前膜上还富含电位门控通道，并有受体参与回收剩余的神经递质。② 突触后成分(postsynaptic element)：是与突触前膜相对应的另一胞体的胞膜或树突膜，也称突触后膜(postsynaptic membrane)。膜上有受体蛋白和化学门控通道。受体因神经递质的种类而异，其作用也各不相同。③ 突触间隙(synaptic cleft)：为突触前、后膜之间的狭窄间隙，宽15～30 nm。内含糖胺多糖、糖蛋白及一些横跨间隙的细丝，可促进神经递质由突触前膜移向突触后膜；还含有消化和水解各种神经递质的酶。

当神经冲动沿轴膜传导至轴突终末时，触发突触前膜上电位门控钙通道开放，Ca^{2+} 由细胞外进入突触小体。在ATP参与下，突触素发生磷酸化，磷酸化的突触素与小泡亲和力降低而与小泡分离，致使小泡脱离细胞骨架，移至突触前膜并与之融合。通过出胞作用将神经递质释放到突触间隙内并与突触后膜上相应的受体结合，引起与受体偶联的化学门控通道开放，使相应离子进出，从而改变了突触后膜两侧离子分布状况，产生兴奋性或抑制性突触后电位变化，使突触后神经元兴奋或抑制，兴奋或抑制取决于神经递质与受体的种类。神经递质在产生效应后，立即被相应的酶灭活或被重吸收入突触终末内分解，迅速消除该神经递质的作用，保证突触传递的灵敏性。

一个神经元可以通过突触把信息传递给许多其他神经元和效应细胞，也可以通过突触接受许多其他神经元的信息。在这些信息中，兴奋性和抑制性的都有。如果兴奋性突触活动的总和超过抑制性突触活动的总和，并足以刺激该神经元的轴突起始段产生神经冲动时，即表现为兴奋。反之，则为抑制。

（二）电突触

电突触(electric synapse)即两个神经元之间的缝隙连接。相邻两个神经元膜上的连接蛋白组成微小通道，离子和小分子物质可直接通过。这种连接以电冲动的方式传递信息，因其电阻低、不依赖神经递质，因而传导速度快，并可双向传导。电突触多见于无脊椎动物。

（刘向国）

第二节　神经胶质细胞

　　神经胶质细胞简称胶质细胞(glial cell),广泛分布于神经系统,位于神经元胞体和突起之间或神经纤维束内,终生保持分裂增殖能力,数量为神经元的10～50倍。胶质细胞形态各异,体积较神经元小。虽然也有突起,但无树突、轴突之分,也无传导冲动的功能。在常规染色标本中只能显示其胞核,用镀银染色或免疫细胞化学方法可显示细胞的全貌。

一、中枢神经系统的胶质细胞

　　中枢神经系统的胶质细胞主要有以下四种。

　　1. 星形胶质细胞　星形胶质细胞(astrocyte)是神经胶质细胞中体积最大、数目最多的一种。胞体呈星形;核大,圆形或卵圆形,染色质细小分散,着色较浅;胞质内含胶质丝(glial filament),是由胶质原纤维酸性蛋白(glial fibrillary acidic protein,GFAP)构成的一种中间丝,是星形胶质细胞的一种标志性蛋白。星形胶质细胞的末端常膨大形成脚板,贴附在毛细血管基膜上或伸到脑和脊髓表面形成胶质界膜(图5-6)。星形胶质细胞在中枢神经系统的神经元胞体和突起之间形成网状支架,具有支持和隔离神经元、调节神经元的代谢和离子环境、合成分泌多种生长因子和细胞外基质、引导神经元迁移、修复中枢神经系统损伤等作用。根据其形态特征又可分为以下两种。

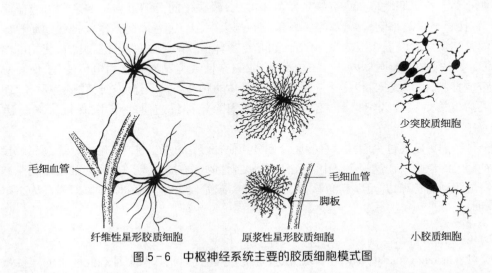

毛细血管　　　　　　　　　　　　　　　　　　毛细血管
　　　　　　　　　　　　　　　　　　　　　　脚板
　　　　　　　　　　　　　　　　　　　　　　　　　　　　少突胶质细胞

纤维性星形胶质细胞　　　　原浆性星形胶质细胞　　　　小胶质细胞

图5-6　中枢神经系统主要的胶质细胞模式图

　　(1)原浆性星形胶质细胞(protoplasmic astrocyte):突起的分支短而多,表面粗糙,胶质丝较少。多分布于脑和脊髓的灰质内。

　　(2)纤维性星形胶质细胞(fibrous astrocyte):突起细而长,分支少,表面光滑。胞质内含有大量的胶质丝。多分布于脑与脊髓的白质内。

　　2. 少突胶质细胞　少突胶质细胞(oligodendrocyte)胞体较小,呈梨形或椭圆形;核圆,染色较深,胞质富含微管。在银染标本上,少突胶质细胞的突起较星形胶质细胞的小而少(图5-6)。少突胶质细胞分布在中枢神经系统的神经元胞体及轴突周围,形成中枢神经系统神经纤维的髓鞘。此外,还参与神经递质的代谢,并可抑制神经元突起的生长。

3. 小胶质细胞　小胶质细胞(microglia)是最小的一种神经胶质细胞。胞体呈细长或椭圆形;核小,染色深;胞质中含有大量的溶酶体。突起细而长,有分支,表面有许多小棘突(图5-6)。小胶质细胞分布在大、小脑的皮质及脊髓灰质中。当中枢神经损伤时,小胶质细胞可以转化为巨噬细胞出现在损伤区内,吞噬细胞碎片及变性的髓鞘。一般认为,小胶质细胞来源于血液中的单核细胞,属单核吞噬细胞系统。

4. 室管膜细胞　室管膜细胞(ependymal cell)是一层立方或矮柱状的上皮细胞,分布在脑室及脊髓中央管的内表面,此层上皮称室管膜。细胞表面有许多微绒毛,部分细胞具有纤毛,其摆动有助于脑脊液的流动(图5-7)。有些部位的室管膜细胞基底面有细而长的突起,伸向脑和脊髓的深层。室管膜细胞参与脑脊液的形成,对脑和脊髓起支持、保护作用。

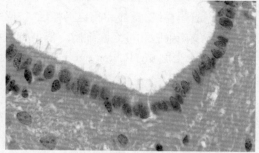

图5-7　犬脊髓中央管的室管膜细胞光镜图
(HE染色,高倍)

二、周围神经系统的胶质细胞

周围神经系统的胶质细胞主要有两种。

1. 神经膜细胞　神经膜细胞(neurilemmal cell)又称施万细胞(Schwann cell),是周围神经系统主要的胶质细胞,参与周围神经系统神经纤维的构成。其胞膜外侧有一层基膜,细胞分泌的神经营养因子可以保护受损伤的神经元并促进其轴突的再生。

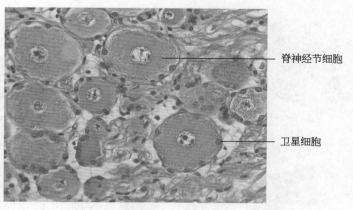

脊神经节细胞

卫星细胞

图5-8　脊神经节光镜图(HE染色,高倍)

2. 卫星细胞　卫星细胞(satellite cell)又称被囊细胞(capsule cell),为神经节内神经元胞体周围的一层扁平或立方细胞。细胞外侧有一层基膜,核圆形或卵圆形,染色较深(图5-8)。卫星细胞对节内神经元具有支持、保护作用。

(刘向国)

第三节 神经纤维和神经

神经纤维(nerve fiber)由神经元的长突起(包括轴突和一些感觉神经元的长树突)和包绕于其外的神经胶质细胞构成。神经纤维在中枢神经系统构成脑和脊髓的传导束和联合纤维,在周围神经系统构成脑神经、脊神经和自主神经。神经纤维中的神经胶质细胞在中枢和周围神经系统中分别为少突胶质细胞和神经膜细胞。依据神经纤维有无髓鞘(myelin sheath)结构,可将神经纤维分为有髓神经纤维(myelinated nerve fiber)和无髓神经纤维(unmyelinated nerve fiber)两种类型。

一、有髓神经纤维

1. 周围神经系统的有髓神经纤维 周围神经系统的有髓神经纤维由轴突、髓鞘和神经膜构成。髓鞘由神经膜细胞的胞膜呈同心圆状反复包卷轴突并相互融合而形成,髓鞘最外面的一层胞膜与其外侧的基膜合称神经膜(neurilemma)(图5-9)。髓鞘的主要成分是脂蛋白,称髓磷脂(myelin),其中类脂约占80%,其余为蛋白质。常规染色标本中,因类脂被溶解而仅见呈网状的残留蛋白质(图5-10)。在用锇酸固定染色的有髓神经纤维纵切标本上,可见髓鞘呈黑色,并有一些漏斗状的斜裂,称髓鞘切迹(incisure of myelin)或施兰切迹(Schmidt-Lantermann incisure)(图5-11)。它是因轴突系膜间仍保留了少量胞质,系膜不能相贴而形成的,是神经膜细胞内、外侧胞质穿越髓鞘的狭窄通道。电镜下,髓鞘为明暗相间的板层状结构(图5-12)。神经膜细胞的胞核长轴与轴突平行,位居髓鞘边缘,核周围有少量胞质。

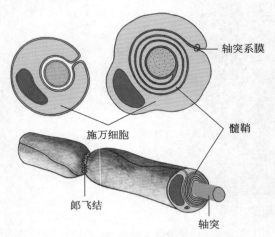

图5-9 周围神经系统有髓神经纤维髓鞘形成的结构示意图

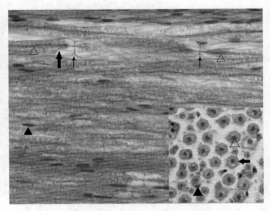

图5-10 有髓神经纤维光镜图(猫坐骨神经,HE染色,高倍,插入框为横切面)

△ 轴突;▲ 施万细胞核;↑ 郎飞结;⬆ 髓鞘

神经膜细胞一个接一个地包卷在轴突外面,相邻两个神经膜细胞间轴突裸露,没有髓鞘,呈一狭窄的环形区,称为郎飞结(Ranvier node)(图5-9~图5-11)。郎飞结有利于神经冲动的传导和轴突内外的离子交换,轴突侧支常在此处发出。两个相邻的郎飞结之间的一段神经纤维称为一个结间体(internode),长0.8~14μm,由一个神经膜细胞包裹。结间体是有髓神经纤维的基本结构单位。

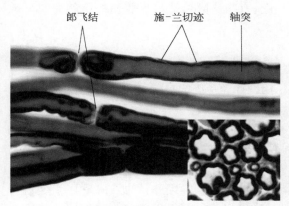

图5-11　有髓神经纤维光镜图(大鼠坐骨神经,铍酸固定染色,高倍,插入框为横切面)

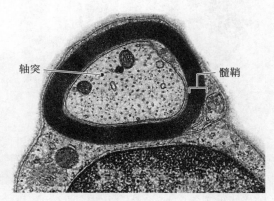

图5-12　有髓神经纤维的超微结构(小鼠坐骨神经)

　　有髓神经纤维的神经冲动呈跳跃式传导。这是由于有髓神经纤维髓鞘的绝缘作用,神经冲动从一个郎飞结跳到下一个郎飞结。结间体越长,传导的速度越快。

　　2. 中枢神经系统的有髓神经纤维　结构与周围神经系统的有髓神经纤维基本相同,其髓鞘由少突胶质细胞突起末端的扁平胞膜包卷轴突而形成。一个少突胶质细胞有多个突起,可分别包卷多条轴突,而胞体位于神经纤维之间,外表面没有基膜(图5-13)。

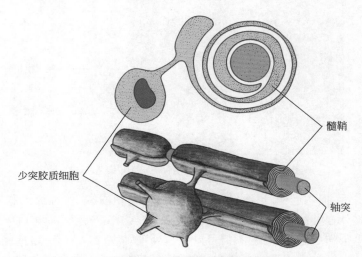

图5-13　中枢神经系统有髓神经纤维髓鞘形成示意图

二、无髓神经纤维

　　周围神经系统的无髓神经纤维外面包有神经膜细胞,但不形成髓鞘,也无郎飞结。神经膜细胞表面有多个深浅不等的纵行凹沟包裹着多条轴突,其外侧有基膜。神经冲动只能沿轴膜连续传

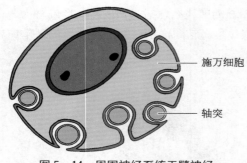

图 5-14 周围神经系统无髓神经
纤维形成示意图

施万细胞

轴突

导,传导速度较慢(图5-14)。

中枢神经系统的无髓神经纤维一般没有少突胶质细胞包裹,裸露的轴突与有髓神经纤维混杂在一起,有些脑区可被星形胶质细胞的突起分隔成束。

三、神经

周围神经系统的神经纤维集合在一起构成神经(nerve)。神经遍布体内各种器官和组织中,多数神经同时含有感觉、运动和自主神经纤维,结构上同时含有髓和无髓两种神经纤维。由于有髓神经纤维的髓鞘含髓磷脂,肉眼观察时神经通常呈白色。

包裹在神经外表的致密结缔组织称神经外膜(epineurium)。神经外膜伸入神经内,将神经分隔成粗细不等的神经束。包绕在神经束周围的结缔组织和上皮细胞称为神经束膜(perineurium)。神经束膜的外层是结缔组织,内层则由多层扁平上皮细胞构成,称神经束膜上皮(perineural epithelium),神经束膜上皮对进出神经的物质具有一定的屏障作用。神经纤维束内的每条神经纤维外表面包裹着薄层结缔组织,称神经内膜(endoneurium)。神经外膜中的血管、淋巴管分支可延伸至神经内膜,并形成毛细血管网及毛细淋巴管网(图5-15)。

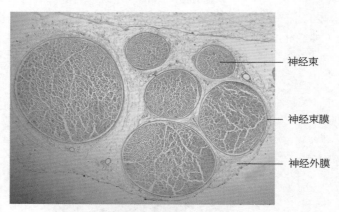

神经束

神经束膜

神经外膜

图 5-15 神经光镜图(坐骨神经,HE染色,低倍)

周围神经损伤后,损伤远侧段神经纤维发生溃变,髓鞘崩解,但神经细胞和神经膜细胞很少死亡。神经元胞体在神经损伤后发生尼氏体溶解、核偏移等变化,损伤后第3周左右开始复原。神经膜细胞于损伤后肥大增生,不但可以吞噬处理轴突碎片和崩解的髓鞘,还可以在其基板围成的神经膜管内有秩序地形成一条实心的神经膜细胞索。损伤远端和近端增生的神经膜细胞将断端连接起来,并和神经膜细胞索一起引导发自近侧轴突末端的再生轴突支芽向远侧段生长。新生轴突支芽反复分支,在神经膜管内沿神经膜细胞索以每日2~3 mm的速度向末梢方向生长,但最终只有一条能够达到目的地并重新形成髓鞘,其余的轴突则逐渐消失(图5-16)。在周围神经的再生过程中,能够分泌大量神经营养因子的神经膜细胞及其完整的基板发挥着重要作用。

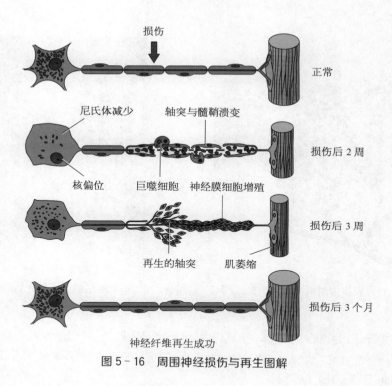

损伤

正常

尼氏体减少　　　轴突与髓鞘溃变

核偏位　　巨噬细胞　神经膜细胞增殖

损伤后 2 周

再生的轴突　　　肌萎缩

损伤后 3 周

损伤后 3 个月

神经纤维再生成功

图 5-16　周围神经损伤与再生图解

（刘向国）

第四节　神经末梢

　　周围神经纤维的终末部分终止于体内各器官或组织所形成的结构称为神经末梢（nerve ending）。按其功能可分为感觉神经末梢和运动神经末梢两大类。

一、感觉神经末梢

　　感觉神经末梢（sensory nerve ending）是指感觉神经元周围突的终末部分，该终末部分与其附属结构共同构成感受器。它能将来自体内外的刺激转化为神经冲动并传至中枢。根据各种感受器形态结构的不同，又可分为以下两类。

　　1. 游离神经末梢　游离神经末梢（free nerve ending）由较细的有髓或无髓神经纤维的终末部分反复分支而成。在接近末梢处，神经膜细胞消失，裸露的细支广泛分布于表皮、角膜、黏膜上皮、浆膜、结缔组织、心脏、血管和内脏等处（图 5-17）。能感受冷热、疼痛和轻触刺激。

　　2. 有被囊的神经末梢　感觉神经元的周围突终末包裹有结缔组织被囊是有被囊的神经末梢（encapsulated nerve ending）的结构特点，种类很多，大小不一，常见的有以下几种。

　　（1）触觉小体（tactile corpuscle）：又称迈斯纳小体（Meissner corpuscle）。分布于皮肤的真皮乳

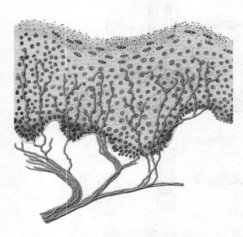

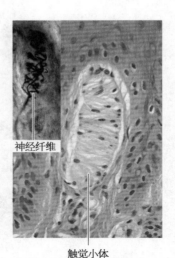

神经纤维

触觉小体

图 5-17　表皮内游离神经末梢模式图　　图 5-18　指尖部的触觉小体光镜图（HE 染色，插入框为镀银染色，高倍）

头内，多见于口唇和指尖等处，主要感受触觉。触觉小体呈卵圆形，外包结缔组织被囊，内有许多横行的扁平细胞。有髓神经纤维进入小体后失去髓鞘，轴突分支呈螺旋状缠绕扁平细胞。小体长轴与皮肤表面垂直（图 5-18）。

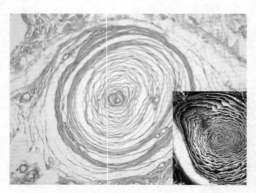

图 5-19　环层小体（光镜图，HE 染色，高倍；插入框为扫描电镜像）

（2）环层小体（lamellar corpuscle）：又称帕奇尼小体（Pacinian corpuscle）。广泛分布于皮下组织、腹膜、肠系膜、韧带和关节囊等处。体积较大，呈圆形或卵圆形，常集合成小群。被囊由数十层呈同心圆状排列的扁平细胞组成，中央有一条均质状的圆柱体，称内棍。有髓神经纤维进入小体后失去髓鞘，穿行于内棍中（图 5-19）。环层小体主要感受压觉和振动觉。

（3）肌梭（muscle spindle）：位于骨骼肌内，是由结缔组织包裹小束较细的骨骼肌纤维组成的梭形结构，长 1～7 mm。此处的骨骼肌纤维称为梭内肌纤维（intrafusal muscle fiber），梭内肌纤维的胞核成串排列，或集中于肌纤维的中段而使该处膨大，梭内肌纤维的肌浆多而肌原纤维少。感觉神经纤维进入肌梭前失去髓鞘，分成多支，分别呈环状缠绕梭内肌纤维的中段。此外，肌梭内也有分布在肌纤维两端的 γ 运动神经末梢（图 5-20）。肌梭为本体感受器，主要感受肌纤维的伸缩变化，对调节骨骼肌的活动发挥重要作用。在肌腱中存在有腱梭，结构与肌梭类似。

二、运动神经末梢

运动神经末梢（motor nerve ending）是运动神经元的长轴突分布到肌纤维和腺细胞的终末部分，与邻近组织共同构成效应器，支配肌肉收缩或腺体分泌活动。运动神经末梢又分为躯体和内脏运动神经末梢两类。

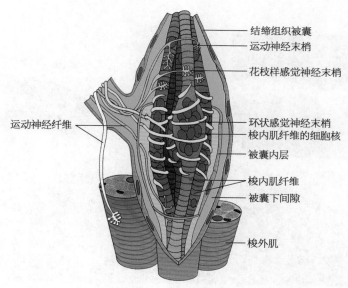

图 5-20　肌梭模式图

结缔组织被囊
运动神经末梢
花枝样感觉神经末梢
运动神经纤维
环状感觉神经末梢
梭内肌纤维的细胞核
被囊内层
梭内肌纤维
被囊下间隙
梭外肌

1. **躯体运动神经末梢**　躯体运动神经末梢(somatic motor nerve ending)是终止于骨骼肌的运动神经末梢。神经元胞体位于脊髓灰质前角或脑干。神经末梢抵达骨骼肌纤维之前失去髓鞘并反复分支,分支终末与骨骼肌纤维形成的细胞连接呈椭圆形板状隆起,称为运动终板(motor end plate)或神经肌连接(neuromuscular junction)(图 5-21、图 5-22)。一条有髓神经纤维支配骨骼肌纤维的数目由数条到上千条不等,而一条骨骼肌纤维通常只接受一条轴突分支的支配。一个运动神经元的轴突及其分支所支配的全部骨骼肌纤维合称一个运动单位(motor unit)。

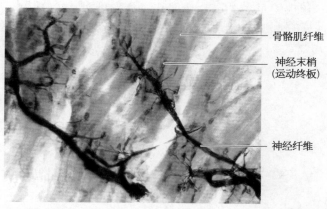

骨骼肌纤维
神经末梢
(运动终板)
神经纤维

图 5-21　运动终板光镜图(肋间肌压片,氯化金镀染,高倍,成都中医药大学图)

电镜下,运动终板处的肌纤维肌浆丰富,并有较多的胞核和线粒体。运动终板其实是轴突终末和骨骼肌纤维构成的神经-肌突触,轴突终末表面的轴膜为突触前膜,与其相对应的肌膜为突触后膜,其间有 30～50 nm 宽的突触间隙。肌膜向肌质内凹陷形成突触槽,突触槽的肌膜再凹陷形成皱褶状的连接襞,可使突触后膜的面积增大。轴突终末膨大,形成杵状结构嵌入突触槽内。轴突末端膨大处含大量圆形的突触小泡,小泡内含有乙酰胆碱,突触前膜富含电位门控钙通道。突触后膜上有 N 型乙酰胆碱受体,后膜下胞质内有较多的线粒体(图 5-22)。

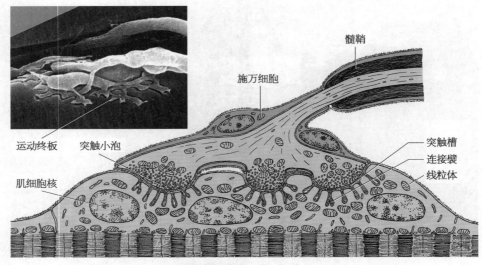

图 5-22　运动终板超微结构模式图(插入框为扫描电镜像)

当神经冲动传至运动终板时,突触前膜上的电位门控钙通道开放,Ca²⁺进入轴突膨大内,促使突触小泡移向突触前膜,并以胞吐方式将突触小泡内的乙酰胆碱释放入突触间隙内,大部分与突触后膜上的 N 型乙酰胆碱受体结合,引起与受体偶联的化学门控钠通道开放,大量 Na⁺进入肌质内,致使肌膜两侧电位发生改变而产生兴奋,从而引起肌纤维收缩。

2. 内脏运动神经末梢　内脏运动神经末梢(visceral motor nerve ending)是自主神经节后纤维的终末,分布于内脏或血管的平滑肌、心肌和腺上皮等处。此类神经纤维较细,大多为无髓神经纤维。神经纤维在效应器细胞之间多次分支,末端常呈串珠样膨大,称为膨体。膨体内有许多突触小泡,内含神经递质。此处无典型的突触结构,神经递质通过弥散方式作用于效应器细胞,引起肌肉收缩或腺体分泌。

（刘向国）

第五节　血－脑屏障

血-脑屏障(blood-brain barrier)是介于血液和脑组织之间的对物质通过有选择性阻碍作用的动态界面,由脑的连续毛细血管内皮细胞及其细胞间的紧密连接、完整的基膜以及星形胶质细胞脚板围成的神经胶质膜构成(图 5-23),一般认为血管内皮是构成血-脑屏障的主要结构基础,对物质通透具有高度的选择性,对维持脑内环境的稳定起到重要作用。血-脑屏障可阻止血液中某些有害物质(如细菌、毒素和一些药物等)进入脑组织,但能让营养物质和代谢产物选择性地顺利通过,在维持脑的内环境和脑与外周的物质交换及信息传递中发挥着重要作用。

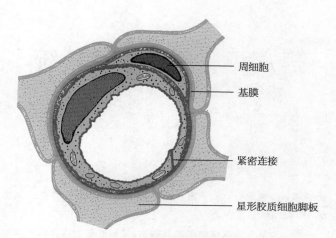

周细胞

基膜

紧密连接

星形胶质细胞脚板

图 5-23 血-脑屏障超微结构模式图

（刘向国）

第六章 循环系统

导学

1. 掌握：心脏壁的结构特点；大、中、小、微动脉的结构特点及功能；毛细血管的分类、结构特点、分布和功能。
2. 熟悉：心脏传导系统的组成及结构；静脉管壁和毛细淋巴管的结构特点。
3. 了解：心瓣膜的结构特点及功能；静脉瓣的结构特点及功能；微循环的定义及组成；淋巴管管壁的结构特点。

循环系统(circulatory system)由心血管系统和淋巴管系统组成。前者包括心脏、动脉、毛细血管和静脉，后者包括毛细淋巴管、淋巴管、淋巴干和淋巴导管，是心血管系统的辅助管道系统。

第一节 心 脏

心脏是循环系统的动力器官，心肌纤维自动和节律性地收缩和舒张，能推动血液在血管中循环流动，保证机体各组织和器官的血液供应。

一、心壁的结构

心壁从内到外由心内膜、心肌膜和心外膜三层构成(图6-1)。

(一)心内膜

心内膜(endocardium)由内皮、内皮下层和心内膜下层构成。内皮为单层扁平上皮，薄而光滑，被覆于心腔的内面，与出入心腔的大血管内皮相连续。内皮下层(subendothelial layer)由薄层细密的疏松结缔组织构成，含较多弹性纤维和少量平滑肌纤维。心内膜下层(subendocardial layer)靠近心肌膜处，为疏松结缔组织，含小血管和神经(图6-1)。在心室的心内膜下层内有浦肯野纤维。

(二)心肌膜

心肌膜(myocardium)主要由心肌纤维构成，心房肌纤维比心室肌纤维细短。大致可分为内纵、中环、外斜三层，肌纤维间和肌束之间有少量结缔组织，其内有丰富的毛细血管，是心壁中最厚的一层(图6-1)。在心房肌与心室肌之间，由致密结缔组织构成支架结构，称为心骨骼(cardiac

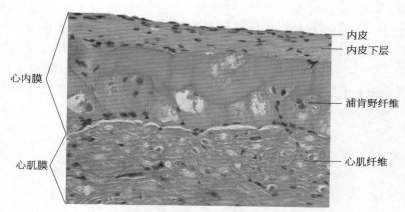

图 6-1　心内膜、心肌膜光镜图（HE 染色,高倍,安徽中医药大学刘向国图）

skeleton）。心房肌和心室肌分别附着于心骨骼上,两部分心肌并不相连续。

心脏不仅是血液循环的动力器官,也具有内分泌功能。电镜下,可见部分心房肌纤维含有电子密度高的膜包颗粒,称心房特殊颗粒（specific atrial granule）,内含心房钠尿肽（atrial natriuretic peptide, ANP）,又称心钠素,具有很强的排钠、利尿、扩张血管和降低血压等作用。

（三）心外膜

心外膜（epicardium）即浆膜心包的脏层,其表面被覆间皮,间皮的深面是薄层疏松结缔组织,内含血管、淋巴管、神经以及脂肪细胞。浆膜心包的脏、壁两层之间为心包腔,表面光滑,可减少摩擦,利于心脏的搏动。患心包炎时,脏壁两层可发生粘连,以致心脏搏动受限。

（四）心瓣膜

心瓣膜（cardiac valve）位于房室口和动脉口处,包括二尖瓣、三尖瓣、主动脉瓣和肺动脉瓣。光镜下,心瓣膜是由心内膜向腔内折叠而成的薄片状结构,其表面为内皮,内部为致密结缔组织。其功能是阻止心房和心室收缩和舒张时血液逆流。风湿性心脏病患者,可见心脏瓣膜胶原纤维增生,瓣膜变硬、变形、发生粘连,不能正常关闭和开放。

二、心脏传导系统

心脏传导系统由心壁内特殊的心肌纤维构成,其功能是产生和传导冲动,使心脏自动有节律地收缩和舒张。该系统包括窦房结、房室结、房室束（又称希氏束）及其左右束支和分布到心室乳头肌和心室壁的许多细支。窦房结位于上腔静脉与右心耳交界处的心外膜深面,房室结、房室束及其主要分支位于心内膜下层（图 6-2）。组成心脏传导系统的细胞有三种。

1. **起搏细胞**（pacemaker cell）　位于窦房结和房室结中心部位的致密结缔组织中。细胞较心肌纤维小,呈梭形或多边形,胞质内细胞器和肌原纤维较少,糖原较多,是心肌兴奋的起搏点。

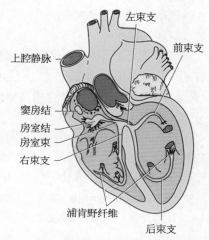

图 6-2　心脏传导系统分布模式图

2. 移行细胞(transitional cell)　主要位于窦房结和房室结周边及房室束内。其结构介于起搏细胞和心肌纤维之间,较心肌纤维细而短,胞质内含肌原纤维稍多。起传导冲动的作用。

3. 浦肯野纤维(Purkinje fiber)　组成房室束及其分支,主要位于心室的心内膜下层。其结构较心肌纤维粗短,形状常不规则,胞质染色浅淡。细胞的中央有1~2个核,胞质中含有丰富的线粒体和糖原,肌原纤维较少,细胞之间有闰盘。与心室肌纤维相连,将冲动快速传递到心室各处,引起所有心室肌纤维同步舒缩。

（何国珍）

第二节 | 血　管

除毛细血管以外,血管壁由内向外分为内膜、中膜和外膜(图6-3)。

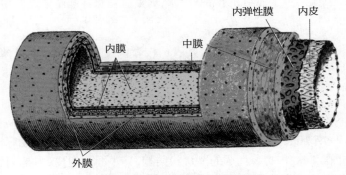

图6-3　血管壁的结构模式图

内膜(tunica intima)由内皮、内皮下层和内弹性膜组成。内皮衬于血管的内面,形成光滑面,利于血液流动,此外,内皮细胞还可合成和分泌多种生物活性物质,参与血管收缩和舒张、血管通透性以及凝血过程。

内皮下层是位于内皮和内弹性膜之间的薄层细密疏松结缔组织,内含少量平滑肌。多数血管的内皮下层深面有内弹性膜(internal elastic membrane),主要由弹性纤维(弹性蛋白)构成,膜上有许多小孔。在血管横切面上,因血管壁收缩,内弹性膜常呈波浪状,为内膜与中膜的分界。

中膜(tunica media)的厚度及成分因血管种类而异。大动脉中膜以弹性膜为主,中、小动脉和静脉的中膜主要由平滑肌纤维构成。动脉的中膜没有成纤维细胞,其平滑肌纤维是成纤维细胞的亚型,可产生胶原纤维、弹性纤维和基质。

外膜(tunica adventitia)由疏松结缔组织构成的纤维膜,常含有营养管壁自身的小血管,称营养血管。有的动脉中膜和外膜交界处,可见外弹性膜。

一、动脉

根据管径大小、管壁的厚度和主要成分,一般将动脉分为大动脉、中动脉、小动脉和微动脉。

(一)大动脉

大动脉(large artery)包括主动脉、肺动脉、颈总动脉、锁骨下动脉等。大动脉管壁富含弹性纤维,故又称弹性动脉(图6-4)。

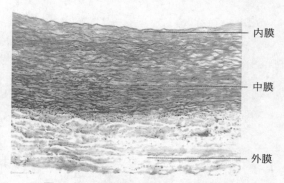

图6-4　大动脉光镜图(HE染色,低倍)

1. 内膜　内皮下层较厚,为较细密的疏松结缔组织。内弹性膜因与中膜的弹性膜相移行,故内膜与中膜无明显分界。

2. 中膜　很厚,主要由40～70层环形弹性膜构成。弹性膜间有少量环行平滑肌纤维和胶原纤维。

3. 外膜　较薄,由疏松结缔组织构成,外弹性膜不明显。外膜中有小的营养血管、神经束及脂肪细胞等。

大动脉管壁富于弹性,当心室收缩射血时管壁扩张,心室舒张时管壁回缩,起着辅助泵的作用,在心室舒张期将血液继续向前推进。

(二)中动脉

除大动脉外,凡在解剖学中有名称的动脉多属中动脉(medium sized artery)。中动脉中膜的平滑肌丰富,故又称肌性动脉(图6-5)。

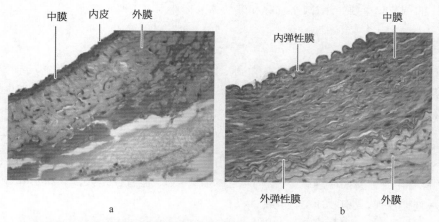

图6-5　中动脉和中静脉光镜图(HE染色,低倍,福建中医药大学江澍图)

a:中静脉; b:中动脉

1. 内膜　内皮下层薄,内弹性膜明显,为内膜和中膜的分界,在血管横切面上呈波浪状。

2. 中膜　较厚,主要由10～40层环行排列的平滑肌纤维构成。肌纤维间有少量胶原纤维、弹性纤维和基质。

3. 外膜　由疏松结缔组织构成,多数中动脉外膜与中膜交界处有外弹性膜。外膜中有小的营养血管、神经纤维等。

中动脉中膜平滑肌发达,其收缩和舒张,能改变管径的大小,调节分配到身体各部和各器官的血流量。

(三) 小动脉

小动脉(small artery)管径在 0.3~1 mm,结构与中动脉相似,故也属肌性动脉(图 6-6)。内弹性膜明显,中膜含 3~10 层环行平滑肌,外膜厚度与中膜相近,但一般没有外弹性膜。

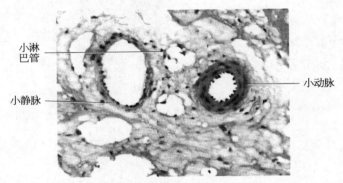

图 6-6　小动脉和小静脉光镜图(HE 染色,高倍)

(四) 微动脉

管径在 0.3 mm 以下的动脉称微动脉(arteriole),无内、外弹性膜,中膜由 1~2 层环行平滑肌纤维构成,外膜较薄。

小动脉和微动脉管壁的平滑肌收缩,可使管径缩小,可调节局部组织的血流量,同时增加血流阻力,对血压的调节起重要作用,故小动脉和微动脉又称外周阻力血管。

二、静脉

根据管径的大小,静脉分为大静脉、中静脉、小静脉和微静脉。中、小静脉常与相应的动脉伴行,但其数量较动脉多,管径较粗,管壁较薄,在切片中常塌陷变扁。静脉管壁的结构也分为内膜、中膜和外膜,但三层膜的分界不明显。

(一) 微静脉(venule)

管腔不规则,管径小于 200 μm,内膜仅一层内皮,中膜平滑肌或有或无,外膜薄。与毛细血管相连的微静脉称毛细血管后微静脉,其结构与毛细血管相似,但管径稍大,15~20 μm,内皮细胞的间隙较大,故通透性大,具有物质交换功能。

(二) 小静脉(small vein)

管径在 0.2~1 mm,内皮外有 1~4 层平滑肌纤维,外膜逐渐变厚(图 6-6)。

(三) 中静脉(medium sized vein)

管径 1~10 mm,除大静脉以外,凡有解剖学名称的静脉都属中静脉。内膜薄,内弹性膜不明显。中膜明显薄于伴行的动脉,环行平滑肌纤维分布稀疏。外膜比中膜厚,由结缔组织构成,可含纵行平滑肌束(图 6-5)。

(四) 大静脉(large vein)

管径在 9～10 mm 以上,内膜较薄。中膜不发达,为几层排列疏松的环行平滑肌,有的甚至没有平滑肌。外膜较厚,结缔组织中常有较多的纵行平滑肌束(图 6 - 7)。

管径在 2 mm 以上的静脉壁上常有静脉瓣(valve vein)。静脉瓣是由内膜突向腔内折叠而成的半月形结构,两两相对。表面衬有内皮,中间为含较多弹性纤维的致密结缔组织(图 6 - 8)。静脉瓣的游离缘朝向血流方向,可防止血液逆流。四肢静脉的瓣膜较多。

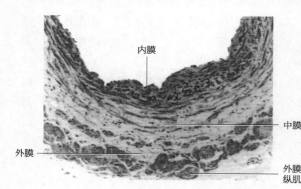

图 6 - 7 大静脉光镜图(HE 染色,低倍)

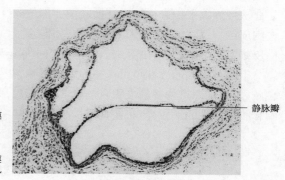

图 6 - 8 静脉瓣光镜图(HE 染色,低倍)

三、毛细血管

毛细血管(capillary)广泛分布于组织和细胞间,彼此吻合成网。在代谢旺盛的组织和器官,如骨骼肌、心肌、肺、肝、肾和脑等,毛细血管网丰富稠密,在代谢较低的组织和器官,如平滑肌、骨、肌腱和韧带等,毛细血管网则较稀疏。

(一) 毛细血管的结构

毛细血管管径一般为 4～10 μm。管壁主要由一层内皮细胞和基膜构成,在内皮与基膜之间散在分布一种扁平有突起的周细胞(pericyte),其突起紧贴在内皮细胞基底面。一般认为其主要起机械性支持作用并有收缩功能,在血管生长和再生时,可分化为内皮细胞和成纤维细胞。

(二) 毛细血管的分类

电镜下,根据内皮细胞和基膜的结构特点,将毛细血管分为三类(图 6 - 9)。

1. 连续毛细血管(continuous capillary) 管壁有一层连续的内皮细胞,内皮细胞间有紧密连接,基膜完整,胞质内有许多吞饮小泡(图 6 - 9a)。主要分布于肌组织、结缔组织、中枢神经系统和肺等处。

2. 有孔毛细血管(fenestrated capillary) 内皮细胞不含核的部分很薄,有许多贯穿胞质的内皮窗孔,直径 60～80 nm,一般有厚 4～6 nm 的隔膜封闭(图 6 - 9b),有的小孔上无隔膜。主要分布于胃肠

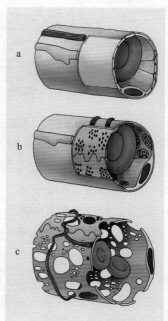

图 6 - 9 毛细血管类型模式图
a. 连续毛细血管;
b. 有孔毛细血管;c. 血窦

黏膜、某些内分泌腺和肾血管球等处。

3. 血窦（sinusoid）　又称窦状毛细血管,管腔大,形状不规则,内皮细胞间有较大的间隙,基膜不连续,甚至缺如。主要分布于肝、脾、骨髓及某些内分泌腺,不同器官内血窦的结构常有较大差别(图 6 - 9c)。

（三）毛细血管与物质交换

毛细血管广泛分布于各器官和组织内,具有管壁薄、面积大、血流速度缓慢、通透性强等特点,是血液与周围组织进行物质交换的主要部位。O_2、CO_2 和一些脂溶性物质等,以简单扩散的方式透过内皮细胞;液体及一些大分子物质,如血浆蛋白、激素、抗体等通过吞饮小泡、内皮细胞的孔以及内皮细胞之间的间隙,由毛细血管内皮的一侧运至另一侧。

毛细血管的通透性可受许多因素的影响,在生理或病理情况下都可有很大变化,如组胺、5 - 羟色胺、酸性代谢产物局部堆积以及温度升高等,都可使毛细血管通透性增强。维生素 C 缺乏时,基膜和胶原纤维的形成受阻,使其减少或消失,从而引起毛细血管性出血。

四、微循环

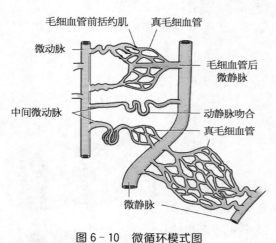

图 6 - 10　微循环模式图

微循环（microcirculation）是指从微动脉到微静脉之间的血液循环,是血液循环的基本功能单位。由于各组织和器官的功能不同,微循环的组成和排列方式各有特点。但一般都包括下述几部分(图 6 - 10)。

（一）微动脉

结构如前述。其管壁环行平滑肌的舒缩,可调节微循环的血流量,起到“总闸门”的作用。

（二）毛细血管前微动脉和中间微动脉

微动脉的分支称毛细血管前微动脉,后者进一步分支为中间微动脉,主要由内皮和一层平滑肌纤维构成。

（三）真毛细血管

真毛细血管（true capilary）即通称的毛细血管,由中间微动脉分支形成,相互吻合成网,其行程迂曲,血流缓慢,是实现物质交换的主要部位。在真毛细血管的起点,有少许环行平滑肌组成的毛细血管前括约肌（precapillary sphincter）,是调节微循环的“分闸门”。

（四）直捷通路

直捷通路（thoroughfare channel）是中间微动脉与微静脉直接相通的部分,为距离最短的毛细血管,管径略粗。它是经常开放的血液通路,其特点是直而短,血流速度快,流量大,血液与组织之间的物质交换较少。

（五）动静脉吻合

动静脉吻合（arteriovenous anastomosis）是微动脉发出的、直接与微静脉相通的血管。管壁较厚,有发达的纵行平滑肌层和血管运动神经末梢。动静脉吻合多处于收缩状态,当机体处于应激状态时开放,微动脉的血液经此直接流入微静脉。该血管主要分布于指、趾和唇等处的皮肤及某些器官,是调节局部组织血流量的重要结构。

(六) 微静脉
已如前述。

(何国珍)

第三节　淋巴管系统

淋巴管系统是输送淋巴的管道,除神经组织、软骨组织、骨组织、胸腺、骨髓、表皮、眼球、内耳及牙、胎盘等处没有淋巴管分布外,其余组织或器官大多有淋巴管,其功能主要是将组织液中的水、电解质和大分子物质等输送入血。淋巴管系统以毛细淋巴管起始于组织内,逐渐汇集形成粗细不等的淋巴管,淋巴管汇合成九条淋巴干,最后以淋巴导管导入静脉。

一、毛细淋巴管

毛细淋巴管(lymphatic capillary)以盲端起始于组织内,其主要特点是管腔大而不规则,管壁薄,仅由内皮和不完整的基膜构成,无周细胞。电镜下,毛细淋巴管的内皮细胞间隙较宽,基膜不连续或缺如,故通透性比毛细血管大,一些不易透过毛细血管的大分子物质如蛋白质、癌细胞等,较易进入毛细淋巴管。

二、淋巴管、淋巴干和淋巴导管

淋巴管(lymphatic vessel)的结构与小静脉相似,但管腔更大,管壁更薄,由内皮、少量平滑肌和结缔组织构成,瓣膜较多(图6-6)。淋巴管最后再汇合成九条淋巴干。九条淋巴干由淋巴管汇合而成,其结构与中静脉相似,淋巴干最后汇入淋巴导管。淋巴导管(lymphatic duct)包括胸导管和右淋巴导管。其结构与大静脉相似,管壁薄,三层膜分界不明显,中膜含有较多的平滑肌。外膜含有纵行平滑肌束、胶原纤维和营养血管。

(何国珍)

第七章　免疫系统

免疫系统(immune system)由淋巴器官、淋巴组织、免疫细胞和免疫活性分子组成。淋巴器官包括中枢淋巴器官(胸腺和骨髓)和外周淋巴器官(淋巴结、脾和扁桃体等)；淋巴组织既是构成外周淋巴器官的主要成分，也广泛分布于消化管和呼吸道等非淋巴器官内；免疫细胞包括淋巴细胞、巨噬细胞、树突状细胞、浆细胞、粒细胞和肥大细胞等，它们或聚集于淋巴组织中，或分散在血液、淋巴及其他组织内；免疫活性分子包括免疫球蛋白、补体、多种细胞因子等，主要由免疫细胞产生。以上成分虽分散于全身各处，但可通过血液循环和淋巴循环相互联系，形成一个动态的功能性整体。

免疫系统是机体中极为重要的防御系统，主要功能有：① 免疫防御：识别和清除侵入机体的微生物、细胞或大分子物质等抗原性异物。② 免疫监视和稳定：识别和清除体内表面抗原发生变异的细胞(肿瘤细胞和病毒感染的细胞等)和体内衰老死亡的细胞，维持机体内部的稳定。免疫系统上述功能的分子基础主要是机体细胞表面存在主要组织相容性复合体(major histocompatibility complex，MHC)和淋巴细胞表面特异性受体。

第一节　免疫细胞

一、淋巴细胞

淋巴细胞是免疫系统结构的核心成分，具有下列重要特性：① 特异性：各淋巴细胞表面抗原受体各不相同，每个淋巴细胞只能识别一种相应的抗原，具有严格的特异性。② 转化性：处于静息状态下的淋巴细胞，在受到相应抗原刺激后被激活，转化成代谢旺盛、蛋白质和核酸合成增加、细胞体积增大并能进行分裂的淋巴母细胞，这一过程称为转化。③ 记忆性：转化后的淋巴细胞能分裂增殖，其中有一部分再转变为静息状态的细胞，对相应抗原具有记忆，称记忆(T 或 B)细胞。

当相应抗原再次入侵时,记忆细胞能迅即活化、增殖、分化为效应细胞,执行高效而持久的特异免疫功能。

根据其发生来源、形态特点和免疫功能等方面的不同,可将淋巴细胞分为 T 细胞、B 细胞和 NK 细胞三类。

(一) T 细胞

来源于胸腺(thymus)的初始 T 细胞进入外周淋巴器官或淋巴组织后,保持相对静息状态。在受抗原刺激后便增殖活化,大多形成具有行使免疫功能的效应 T 细胞(effector T cell),少数恢复静止状态成为记忆 T 细胞(memory T cell)。效应 T 细胞迅速执行清除抗原功能,寿命仅 1 周左右。而记忆 T 细胞在机体再次遇到相同抗原时,能迅速增殖活化,形成大量效应 T 细胞,执行更高效的免疫应答。记忆 T 细胞寿命可达数年或终生。T 细胞能够直接杀灭肿瘤细胞或病毒感染的细胞及异体细胞,其参与的免疫称细胞免疫(cellular immunity)。

T 细胞根据功能特征不同可分为三个亚群:① 细胞毒性 T 细胞(cytotoxic T lymphocyte,CTL 或 Tc):能特异性识别内源性抗原肽-MHC Ⅰ 类分子复合物,进而直接杀伤靶细胞(细胞内寄生病原体感染的细胞或肿瘤细胞)。② 辅助性 T 细胞(helper T cell,Th):能分泌多种细胞因子,正反馈调节各种免疫细胞功能而进行免疫应答。艾滋病病毒能特异性破坏 Th 细胞,导致患者免疫系统功能瘫痪。③ 调节性 T 细胞(regulatory T cell,Treg):数量少,在免疫应答后期增多,通过直接接触或分泌细胞因子负调控免疫应答,与免疫耐受、自身免疫性疾病、肿瘤免疫逃逸等有关。

(二) B 细胞

在哺乳动物骨髓(bone marrow)或禽类法氏囊(bursa of Fabricius)中形成的初始 B 淋巴细胞迁移到外周淋巴器官,受到抗原刺激后增殖分化,大多成为效应 B 细胞,即浆细胞;少数成为记忆 B 细胞(其作用和记忆 T 细胞相同)。浆细胞分泌的抗体与相应抗原特异性结合后,既能降低该抗原的致病作用,又能加速巨噬细胞对该抗原的吞噬和清除。由于抗体通常存在于体液中,故 B 细胞介导的免疫称体液免疫(humoral immunity)。

(三) NK 细胞

NK 细胞在骨髓形成,主要分布于骨髓、外周血、肝、脾、肺和淋巴结,无须抗原预先致敏,不借助抗体即具有自然杀伤肿瘤细胞或病毒感染细胞的能力,在肿瘤监视和防止肿瘤转移等方面起重要作用。

二、单核吞噬细胞系统

当异物或细菌侵入机体,体内各处的吞噬细胞(phagocyte)可吞噬清除异物,这是机体最原始的一种防御方式。单核吞噬细胞系统(mononuclear phagocytic system,MPS)是指单核细胞及由其分化而来的具有吞噬功能的细胞系统。该系统包括结缔组织的巨噬细胞、肝的库普弗细胞、肺的尘细胞、神经组织的小胶质细胞和骨组织的破骨细胞等。血流中的单核细胞穿出血管壁进入其他组织器官内,分别分化为上述各种细胞。该系统在体内分布广,细胞数量多,其主要功能为吞噬细菌异物,清除衰老的细胞和组织碎片等,参与和调节免疫应答,抑制肿瘤生长和调节局部组织代谢,并具有活跃的分泌功能。

巨噬细胞在未受病原体等的刺激时,常处于静息状态,胞体较小,细胞器较不发达,几乎不运动,但寿命较长而更新率低。在炎症或其他因子的刺激下,巨噬细胞活化、增大,代谢增强,溶酶体增多,变形运动及吞噬能力均增强;表面 MHC Ⅱ 类分子表达上调,处理和抗原提呈作用加强;分泌多种细胞因子,促进免疫应答。一般只有激活的 MPS 细胞才具有活跃生物学作用。某些疾病的发生、发展与病理情况下 MPS 细胞的异常激活有关。

三、抗原提呈细胞

抗原提呈细胞(antigen presenting cells,APC)是指能有效捕获和处理抗原,表达被特异性 T 细胞识别的抗原肽- MHC 分子复合物,从而启动免疫应答的细胞。通常所说的抗原提呈细胞是指能表达 MHC Ⅱ 类分子的树突状细胞、巨噬细胞、B 细胞等,即所谓的专职性抗原提呈细胞。上皮细胞、纤维母细胞等也具有弱的抗原提呈能力,称非专职性抗原提呈细胞。

（江　澍）

第二节　淋巴组织

淋巴组织(lymphoid tissue)是网孔中充满了大量的淋巴细胞及一些巨噬细胞、浆细胞等免疫细胞的网状组织(图 7-1)。主要有弥散淋巴组织、淋巴小结和淋巴索等三种形态。

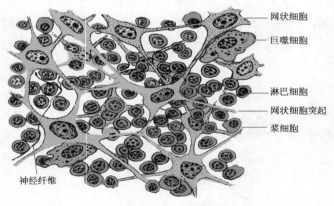

网状细胞
巨噬细胞

淋巴细胞
网状细胞突起
浆细胞

神经纤维

图 7-1　淋巴组织模式图

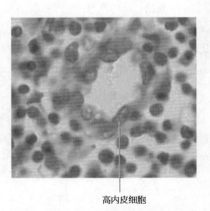

高内皮细胞

图 7-2　毛细血管后微静脉光镜图
(HE 染色,高倍)

一、弥散淋巴组织

弥散淋巴组织(diffuse lymphoid tissue)与周围无明显的分界,以 T、B 淋巴细胞为主外,还有浆细胞、巨噬细胞、肥大细胞等。组织中除有一般的毛细血管和毛细淋巴管外,还可见内皮呈立方形或矮柱状的高内皮微静脉(high endothelial venule),又称毛细血管后微静脉(postcapillary venule),是淋巴细胞从血液进入淋巴组织的重要通道(图 7-2)。有的弥散淋巴组织受抗原刺激时,可出现淋巴小结。

二、淋巴小结

淋巴小结(lymphoid nodule)又称淋巴滤泡(lymphoid follicle),是呈圆或椭圆形密集的淋巴组织,大小不一,境界清晰,含大量 B 细胞和少量 Th 细胞、滤泡树突状细胞、巨噬细胞等。淋巴小结的形态结构随免疫功能状态不同而常处于动态变化之中。未受抗原刺激的淋巴小结体积较小,无生发中心,称初级淋巴小结;受抗原刺激后淋巴小结变大,中央染色浅,可见淋巴细胞分裂相,形成生发中心(germinal center),称次级淋巴小结。当抗原被清除后,小结可变小或消失(图7-3)。

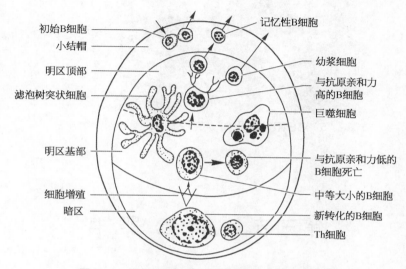

图7-3 淋巴小结的细胞组成及相互关系示意图

发育良好的次级淋巴小结生发中心,可区分为暗区(dark zone)和明区(light zone)。暗区较小,位于淋巴小结一端,主要由许多转化的大的 B 细胞构成。胞质丰富,嗜碱性强,着色深。明区较大,位于淋巴小结中央,由暗区大的 B 细胞不断分裂成中等大的 B 细胞迁移至此而形成。生发中心周边为密集的小淋巴细胞,靠明区一侧最厚,呈新月状,称小结帽(nodule cap)(图7-4)。由明区 B 细胞进一步分裂分化迁移至小结帽的小淋巴细胞,一部分为记忆 B 细胞,它们离开帽后参与淋巴细胞再循环;另一些为幼浆细胞,可迁入弥散淋巴组织,或汇入淋巴液而迁移至其他淋巴器官、淋巴组织或慢性炎症处的结缔组织中,并分化为浆细胞。淋巴小结内 95% 为 B 细胞,另有少量 Th 细胞、滤泡树突状细胞和巨噬细胞。

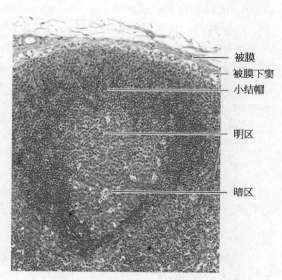

图7-4 淋巴小结光镜图(HE 染色,高倍,福建中医药大学江澍图)

三、淋巴索

淋巴索(lymphoid cord)指索条状的淋巴组织,常见于淋巴结、脾等免疫器官内,主要含 B 细胞、浆细胞、巨噬细胞、树突状细胞等(图 7 - 5)。

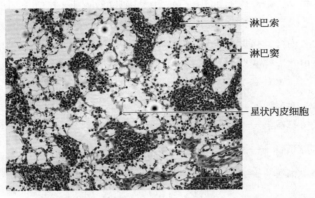

图 7 - 5　淋巴索光镜图(HE 染色,高倍,福建中医药大学江澍图)

（江　澍）

第三节　淋 巴 器 官

淋巴器官又称免疫器官,是以淋巴组织为主构成的器官,分为中枢淋巴器官(central lymphoid organ)和外周淋巴器官(peripheral lymphoid organ)两类。

中枢淋巴器官包括胸腺和骨髓,分别培育形成初始 T 细胞和初始 B 细胞。人在出生前数周,产生的初始淋巴细胞就已输送到外周淋巴器官和淋巴组织。中枢淋巴器官在胚胎时期发生早,其发生和功能不受抗原刺激的影响。

外周淋巴器官包括淋巴结、脾、扁桃体等。其发生迟,在出生数月后才逐渐发育完善。在抗原刺激下,外周淋巴器官体积迅速增大,结构成分也发生变化,初始淋巴细胞在此增殖分化为相应的效应细胞和记忆细胞,是免疫应答的重要场所。

一、胸腺

胸腺(thymus)是培育初始 T 细胞的场所。胸腺在幼儿期较大,并随年龄增长,青春期后逐渐退化缩小、功能降低。到老年期,胸腺大部分被脂肪组织代替。

(一)胸腺的组织结构

胸腺表面覆有薄层结缔组织被膜(capsule),成片状伸入胸腺实质形成小叶间隔,将实质分隔成许多不完整的胸腺小叶(thymic lobule)。胸腺小叶周边部的淋巴细胞密集,染色较深,为皮质;中央淋巴细胞较少,染色较浅,为髓质。相邻小叶的髓质相互通连(图 7 - 6、图 7 - 7)。

1. 皮质(cortex)　由胸腺上皮细胞、密集的胸腺细胞和少量巨噬细胞等构成(图 7 - 8)。

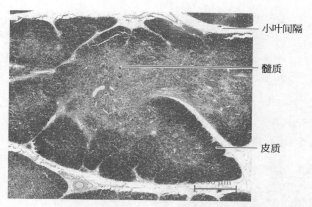

图 7-6 胸腺光镜图(HE 染色,低倍,福建中医药大学江澍图)

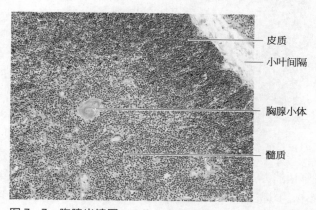

图 7-7 胸腺光镜图(HE 染色,高倍,福建中医药大学江澍图)

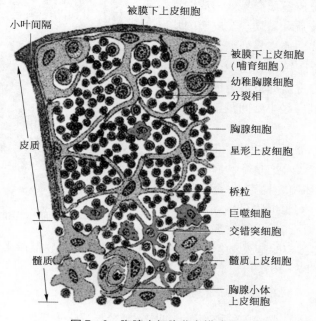

图 7-8 胸腺内细胞分布模式图

（1）胸腺上皮细胞(thymic epithelial cell)：与结缔组织连接面常有基膜，又称上皮性网状细胞(epithelial reticular cell)。皮质的胸腺上皮细胞分布于被膜下和胸腺细胞之间，多呈星形，有突起，相邻细胞的突起间以桥粒连接成网。某些被膜下上皮细胞胞质丰富，包绕胸腺细胞，称哺育细胞。胸腺上皮细胞能分泌多种胸腺激素，调控胸腺细胞的成熟与分化。

（2）胸腺细胞(thymocyte)：即T细胞的前身，密集于皮质内，占胸腺皮质细胞总数的85%～90%。从皮质浅层到深层，是胸腺细胞增殖分化成熟的过程。发育中的胸腺细胞，凡能与机体自身抗原发生反应的(约占95%)，将发生凋亡，被巨噬细胞吞噬。仅5%左右的胸腺细胞能分化成初始T细胞，具有正常的免疫应答潜能。

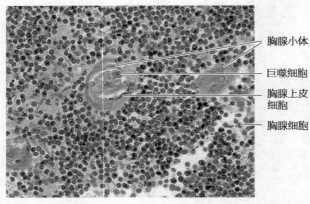

图7-9　胸腺髓质光镜图(HE染色，高倍，福建中医药大学江澍图)

2. 髓质(medulla)　含有较多胞体较大、呈多边形的胸腺上皮细胞，细胞间以桥粒相连，能分泌胸腺激素。初始T细胞相对较少，但较为成熟，具有免疫应答能力。另有少量巨噬细胞和交错突细胞(interdigitating cell)等。

胸腺小体(thymic corpuscle)是胸腺髓质的重要结构特征，由数层或十多层扁平的胸腺上皮细胞呈同心圆排列而成(图7-9)。其外周细胞较幼稚，可分裂，核明显；渐向中心，细胞逐渐成熟，核渐退化，胞质内角蛋白逐渐增多；中心细胞核消失，胞质完全角化，呈嗜酸性均质透明状，并可见巨噬细胞、嗜酸性粒细胞和淋巴细胞。胸腺小体的功能尚不明，但无胸腺小体的胸腺不能培育出T细胞。

3. 胸腺的血液供应　数条小动脉穿越胸腺被膜入小叶间隔，至皮髓质交界处形成微动脉，并发出分支进入皮质和髓质。在皮质内均为毛细血管，它们在皮髓质交界处汇合为毛细血管后微静脉，该处内皮细胞为立方形，是初始T细胞进入血流的重要通道。毛细血管后微静脉再汇合成小静脉，经小叶间隔至被膜出胸腺。

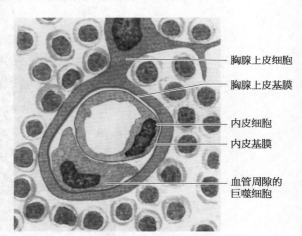

图7-10　血-胸腺屏障结构模式图

4. 血-胸腺屏障　胸腺皮质的毛细血管及其周围结构可阻挡血液内抗原等物质进入胸腺实质，保持胸腺内环境的稳定，保证胸腺细胞的正常发育，称血-胸腺屏障(blood-thymus barrier)。其组成为：① 连续毛细血管内皮，细胞间有紧密连接。② 内皮的基膜。③ 血管周隙内的巨噬细胞。④ 胸腺上皮细胞的基膜。⑤ 胸腺上皮细胞及突起(图7-10)。

（二）胸腺的功能

1. 培育初始T细胞　胸腺内幼稚的胸腺细胞不断分裂分化为成熟的初始T细胞，经皮、髓质交界处的毛细血管后微静脉入血,转而分布于外周淋巴器官或淋巴组织中。

2. 产生胸腺激素　胸腺上皮细胞能分泌胸腺细胞发育所必需的多种胸腺激素,如胸腺素(thymosin)和胸腺生成素(thymopoietin)等,能诱导淋巴干细胞向初始 T 细胞分裂和分化,使其具有免疫应答的能力。

二、淋巴结

淋巴结(lymph node)为哺乳动物特有的器官,蚕豆形,大小不等,在淋巴回流的通路上串珠状排列。淋巴结是滤过淋巴液和产生免疫应答的重要场所。

(一)淋巴结的结构

淋巴结表面有薄层结缔组织被膜,数条输入淋巴管穿越被膜通入被膜下淋巴窦。淋巴结的一侧凹陷为门部,有血管、神经和输出淋巴管。被膜和门部的结缔组织伸入实质形成小梁(trabecula),相互连接构成粗的支架,小梁间为淋巴组织和淋巴窦。淋巴结实质由皮质和髓质两部分构成(图 7-11)。

1. 皮质　位于被膜下,由浅层皮质、深层皮质及皮质淋巴窦构成。

(1)浅层皮质(superfacial cortex):为一层与被膜下淋巴窦相贴的淋巴组织,由淋巴小结及小结之间的弥散淋巴组织构成,主要含 B 细胞。

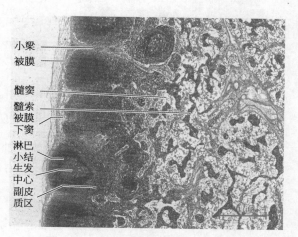

图 7-11　淋巴结光镜图(HE 染色,低倍,福建中医药大学江澍图)

(2)深层皮质(deep cortex):又称副皮质区(paracortex zone),为浅层皮质与髓质之间的弥散淋巴组织,主要含 T 细胞,故称胸腺依赖区(thymus dependent area)。深层皮质内可见高内皮的毛细血管后微静脉,是淋巴细胞由血液进入淋巴结的重要部位。当血液流经此处,约有 10% 的淋巴细胞穿越血管壁,进入深层皮质,进而迁移到其他部位。

(3)皮质淋巴窦(cortical sinus):包括被膜下窦和小梁周窦。被膜下窦为包绕整个淋巴结实质的扁囊,被膜侧有输入淋巴管通入。窦壁衬有很薄的内皮,外有薄层基膜、少量网状纤维和一层扁平的网状细胞。窦腔内有星状内皮细胞支撑,附有许多巨噬细胞。淋巴在窦内流动缓慢,利于巨噬细胞清除异物和处理抗原。小梁周窦位于小梁周围,与被膜下窦相延续,末端常为盲端,仅部分与髓质淋巴窦直接相通,其结构、功能与被膜下窦相似。

2. 髓质　位于实质的中央,由髓索及其间的髓窦组成(图 7-5)。

(1)髓索(medullary cord):是相互连接成网状的淋巴索,主要含浆细胞、B 细胞和巨噬细胞,其数量可因免疫状态而变。淋巴小结产生的幼浆细胞在此转变为浆细胞,并分泌抗体。

(2)髓窦(medullary sinus):即髓质淋巴窦。结构与皮质淋巴窦相似,但较宽大,窦内巨噬细胞较多,故有较强的滤过作用。髓窦与门部的输出淋巴管通连,也与邻近的被膜下窦相通。

3. 淋巴结内的淋巴通路　淋巴液从输入淋巴管进入被膜下窦,经小梁周窦直接流入髓窦,或

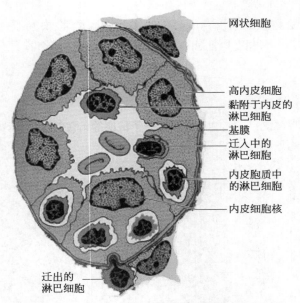

网状细胞

高内皮细胞
黏附于内皮的
淋巴细胞
基膜
迁入中的
淋巴细胞
内皮胞质中
的淋巴细胞
内皮细胞核

迁出的
淋巴细胞

图7-12　淋巴细胞穿越毛细血管后微静脉模式图

渗入皮质淋巴组织后再渗入髓窦,继而汇入输出淋巴管,从门部出淋巴结。

(二)淋巴细胞再循环

淋巴细胞从淋巴组织、淋巴器官或其他组织内,经各级淋巴管进入血液循环后,又通过毛细血管后微静脉再进入到淋巴组织或淋巴器官内(图7-12)。淋巴细胞可如此周而复始地从一处迁移到另一处,这种现象称淋巴细胞再循环(recirculation of lymphocyte)。参加再循环的淋巴细胞主要是T细胞,也有少量B细胞,18~30 h循环1次。淋巴细胞再循环不仅增加了机体接触抗原的机会,还能沟通信息,识别抗原,有利于适应性免疫应答的产生,使体内免疫细胞分布更趋合理,将机体分散的各免疫器官、组织等连成有机整体,大大提高了机体的免疫效应。

(三)淋巴结的功能

1. 滤过淋巴液　进入淋巴结的淋巴液常带有较多的抗原等物质,经过滤后的淋巴液中细菌等抗原、异物被巨噬细胞清除,并含更多的淋巴细胞和抗体。淋巴液流经一个淋巴结需数小时,含抗原越多,流速越慢。淋巴结对细菌的滤过清除率可达99.5%,但对病毒与癌细胞的清除率很低。

2. 免疫应答　抗原进入淋巴结后,巨噬细胞、交错突细胞可捕获和处理抗原,并提呈给T细胞或记忆T细胞,深层皮质明显增宽,引发细胞免疫。B细胞在接触抗原后,淋巴小结增多增大,髓质内浆细胞增多,产生抗体,引发体液免疫。细胞免疫应答和体液免疫应答常同时发生。

三、脾

脾(spleen)位于血液循环的通路上,为人体最大的外周淋巴器官。

(一)脾的组织结构

脾由被膜、小梁和实质构成,其中实质分为白髓和红髓(图7-13、图7-14)。

1. 被膜与小梁　为较厚的致密结缔组织,富含弹性纤维和少量平滑肌,表面覆有间皮。被膜伸入实质形成索状分支的小梁,构成粗支架。小梁内也有散在的平滑肌。较大的小梁内常见小梁静脉和小梁动脉。

2. 实质　在新鲜脾的切面上,大部分为深红色的组织,即红髓;其间有呈散布的灰白色小点,即白髓。

(1)白髓(white pulp):由动脉周围淋巴鞘、淋巴小结和边缘区构成。

动脉周围淋巴鞘(periarterial lymphatic sheath)即中央动脉周围的弥散淋巴组织,由大量T细胞和少量巨噬细胞及交错突细胞构成,是脾的胸腺依赖区。细胞免疫应答时,鞘内T细胞分裂增

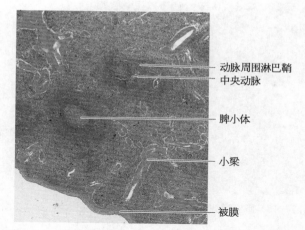

动脉周围淋巴鞘

中央动脉

脾小体

小梁

被膜

图 7-13　脾光镜图(HE 染色,低倍,福建中医药大学江澍图)

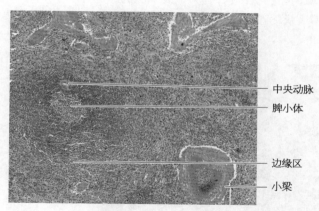

中央动脉

脾小体

边缘区

小梁

图 7-14　脾光镜图(HE 染色,高倍,福建中医药大学江澍图)

殖,鞘增厚。小梁动脉的分支离开小梁后即称中央动脉。

脾内淋巴小结又称脾小体(splenic corpuscle),位于动脉周围淋巴鞘的一侧,发育较大的淋巴小结可分出小结帽、明区及暗区,小结帽朝向红髓。

边缘区(marginal zone)位于白髓与红髓间,宽 $80\sim100\ \mu m$,由较白髓稀疏的淋巴组织和边缘窦组成,含 T 细胞和 B 细胞、少量红细胞、较多的巨噬细胞,以 B 细胞为主。中央动脉侧支末端膨大形成边缘窦,是淋巴细胞和抗原由血液进入淋巴组织的重要通道。边缘区是脾脏捕获、识别抗原和诱发免疫应答的重要部位(图 7-14)。

(2) 红髓(red pulp):位于被膜下、小梁周围与白髓边缘区外侧,约占脾实质的 2/3,由脾索和脾血窦组成(图 7-15)。

脾索(splenic cord)由富含血细胞的不规则淋巴索构成,主要含 B 细胞、浆细胞、巨噬细胞和树突状细胞等,相互连接成网,网孔即为脾血窦。脾索内有中央动脉末端分支形成的笔毛微动脉(penicillar arteriole),其分支末端大多呈喇叭状直接开放于脾索,也有少数直接通入脾血窦。脾索是滤过血液、产生抗体的重要场所。脾索内的血细胞可通过内皮间隙进入血窦。

脾血窦(splenic sinus)简称脾窦,为相互连接成网的不规则的血窦,宽 $12\sim40\ \mu m$。窦壁由与血

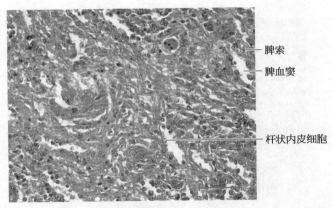

图 7-15 脾红髓光镜图(HE 染色,高倍,福建中医药大学江澍图)

窦长轴平行排列的长杆状内皮细胞围成。内皮间隙宽为 $0.2\sim0.5\ \mu m$,基膜不完整,外有网状纤维环绕,故脾血窦呈多孔隙的栅栏状结构,有利于血细胞的穿越(图 7-16)。在脾血窦的横切面上,长杆状内皮细胞呈小团块状整齐排成一列,核较大,突入腔内。脾血窦外侧有较多的巨噬细胞,其突起可通过内皮间隙伸入腔内。

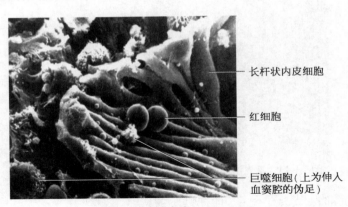

图 7-16 脾血窦(扫描电镜图)

(二)脾的功能

1. 滤血 脾的边缘区和脾索是滤血的重要结构,其内含有大量的巨噬细胞,可清除血液中的细菌、异物和衰老的红细胞和血小板。血细胞进入脾索后,大多经变形穿过脾血窦内皮细胞间隙,回到血循环。而衰老的血细胞由于细胞膜骨架变性,不能变形而滞留于脾索内被巨噬细胞吞噬。

2. 免疫应答 脾是免疫应答的重要场所,有大量淋巴细胞,其中 40%~50% 为 B 细胞(淋巴结约为 28%),35% 为 T 细胞,还有一些 NK 细胞及造血干细胞。体液免疫应答时,脾小体增大增多,脾索内浆细胞增多。细胞免疫应答时,则动脉周围淋巴鞘增厚,其中淋巴细胞的有丝分裂相增多。

3. 造血 脾在胚胎时期是造血器官,自骨髓开始造血后,便演变为淋巴器官。成年后,脾仍含有少量造血干细胞,当机体严重缺血或某些病理状态下,可恢复其造血功能。

4. 贮血 正常人脾可贮血约 40 ml,主要贮存于血窦内。当机体需要时,被膜与小梁内平滑肌收缩,可将贮存的血液输入血循环。

四、扁桃体

扁桃体(tonsil)是机体诱发免疫应答和产生免疫效应的部位,包括腭扁桃体、咽扁桃体和舌扁桃体,它们与咽黏膜内许多分散的淋巴组织共同构成咽淋巴环。腭扁桃体最大,表面覆有复层扁平上皮,上皮向固有层内陷形成 10～30 个隐窝。上皮下及隐窝周围有许多淋巴小结及弥散淋巴组织(图 7-17)。隐窝上皮内含有大量的淋巴细胞、浆细胞、巨噬细胞、交错突细胞和郎格汉斯细胞。隐窝上皮细胞多呈星形,细胞间相连接形成充满淋巴细胞的细胞间通道(intercellular channel),淋巴细胞可经此逸出。扁桃体底部有结缔组织包裹。成人的咽扁桃体和舌扁桃体较小,多萎缩退化。

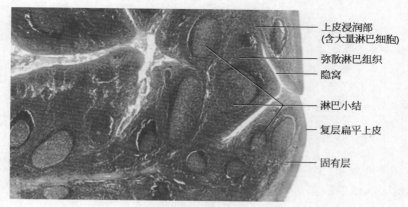

上皮浸润部
(含大量淋巴细胞)
弥散淋巴组织
隐窝
淋巴小结
复层扁平上皮
固有层

图 7-17 腭扁桃体光镜图(HE 染色,低倍)

(江 澍)

第八章 消化系统

导学

1. 掌握：消化管壁的基本结构；胃、小肠、胰腺、肝脏的结构与功能；舌质、舌苔的结构基础。
2. 熟悉：食管、大肠、阑尾的结构特点与功能。
3. 了解：舌黏膜、牙、三大唾液腺、胆囊的结构特点；消化管内分泌细胞的分布、结构和功能；消化管黏膜的淋巴组织及其免疫功能。

消化系统(digestive system)由消化管和消化腺组成,通过对摄入食物进行物理性和化学性消化,将大分子物质分解为氨基酸、单糖、甘油酯等小分子,吸收后供机体生长和代谢的需要。

第一节 消 化 管

消化管(digestive tract)为一条起自口腔延续为咽、食管、胃、小肠、大肠,终止于肛门的肌性管道,其管壁结构具有共同的分层规律,又各自具有与其功能相适应的结构特点。其主要功能是消化食物、吸收营养和排出食物残渣。

一、消化管壁的一般结构

消化管壁(除口腔与咽外)自内向外可分为四层(图8-1)。

(一) 黏膜

黏膜(mucosa)由上皮、固有层和黏膜肌层三部分组成。

1. 上皮(epithelium)　口腔、咽、食管与肛门处为非角化的复层扁平上皮,具有保护功能;胃、肠为单层柱状上皮,以分泌、消化和吸收功能为主。

2. 固有层(lamina propria)　由细密的疏松结缔组织构成,含较多的细胞成分,有丰富的血管、淋巴管及淋巴组织,有的部位还富含小消化腺。

3. 黏膜肌层(muscularis mucosae)　为薄层平滑肌,多为内环行、外纵行两层,收缩可改变黏膜的形态,产生局部运动,有利于物质吸收、血液运行和腺体分泌。

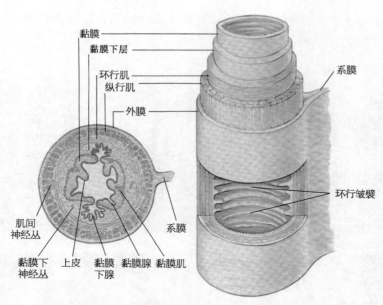

黏膜
黏膜下层
环行肌
纵行肌
外膜
系膜
环行皱襞
肌间神经丛
黏膜下神经丛
上皮
黏膜下腺
黏膜腺
黏膜肌
系膜

图 8-1　消化管壁一般结构模式图

（二）黏膜下层

黏膜下层（submucosa）是连接黏膜与肌层的疏松结缔组织,内含较大的血管、淋巴管。有由神经元和无髓神经纤维等组成的黏膜下神经丛,对黏膜肌层运动和腺体分泌进行调节。食管及十二指肠的黏膜下层内还分别有食管腺和十二指肠腺分布。食管、胃、肠的黏膜和部分黏膜下层,常共同突向管腔形成皱襞（plica）。

（三）肌层

除消化管两端（口腔、咽、食管上段及肛门）为骨骼肌外,其余均为平滑肌。肌层常分内环、外纵两层。胃的肌层厚,分内斜、中环、外纵三层。各肌层间有少量结缔组织,其中可见肌间神经丛,结构与黏膜下神经丛相似,调节肌层的运动,有利于食物与消化液充分混合,并向下推移。

（四）外膜

外膜（adventitia）可为纤维膜（fibrosa）或浆膜（serosa）。咽、食管和直肠的外膜,为仅由薄层结缔组织构成的纤维膜,直接与毗邻组织相连,起固定作用;胃、大部分小肠与大肠的外膜,除薄层结缔组织外,其表面还覆有间皮,为浆膜。浆膜表面滑润,有利于器官活动。

二、口腔

（一）口腔黏膜的一般结构

口腔黏膜只有上皮和固有层,无黏膜肌层。上皮为复层扁平上皮,仅硬腭处有角化。固有层结缔组织突向上皮形成乳头,内含丰富的毛细血管,故新鲜状态下口腔黏膜呈红色。固有层内有小唾液腺,可润滑口腔。乳头及上皮内富含神经末梢。

（二）舌

舌（tongue）是由纵、横和垂直三种不同方向交织走行的骨骼肌组成的肌性器官,其表面覆有黏膜。黏膜由复层扁平上皮和固有层组成。舌底黏膜薄而光滑;舌背黏膜较厚而粗糙,向表面形成许多乳头状突起,称舌乳头(lingual papillae)(图 8-2)。

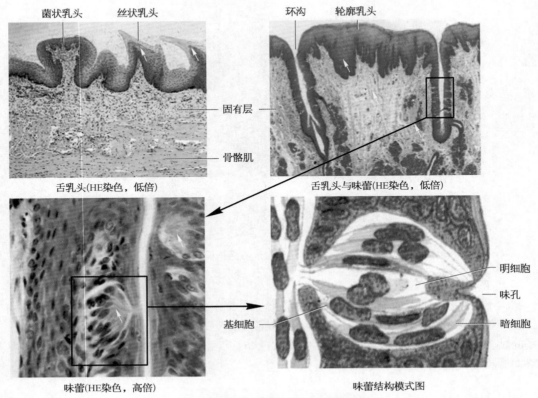

图 8-2　舌乳头与味蕾光镜与结构模式图

1. **舌乳头**　人的舌乳头根据形态与结构不同可分为下列三种。

(1) 丝状乳头(filiform papillae):为数最多,呈圆锥形,遍布于舌背与舌缘。其尖端的上皮有轻度角化,新鲜状态下呈白色小点,是构成舌苔的主要成分,它的变化也是引起舌苔变化的主因。

(2) 菌状乳头(fungiform papillae):较少,呈蘑菇状,散布于丝状乳头之间。表面上皮不角化,内有味蕾。固有层富含毛细血管,新鲜状态下呈红色。

(3) 轮廓乳头(circumvallate papillae):仅有 10 余个,位于舌根部界沟前方。形体较大,顶部宽而平坦,形似莲蓬。轮廓乳头周围的黏膜凹陷形成环沟,沟两侧的上皮内有较多的味蕾。固有层内的浆液性味腺开口于沟底。味腺分泌的水样液体能不断冲洗环沟内和味蕾表面的食物碎渣,有利于味蕾更好地感受刺激。

2. **味蕾**(taste bud)　主要分布于轮廓乳头和菌状乳头的上皮内,少数散在于软腭、会厌及咽等上皮内。为卵圆形小体,其顶部有味孔通于口腔。味蕾由三种细胞构成,长梭形的暗细胞和明细胞(根据染色深浅不同得名)以及味蕾深部锥形的基细胞(图 8-2)。暗细胞和明细胞均为味觉细胞,电镜下游离面都有微绒毛(味毛)伸入味孔,其基底面与味觉神经末梢形成突触,基底部胞质可含突触小泡样颗粒。基细胞是分化为暗细胞并成熟为明细胞的未分化细胞。味蕾能感受酸、甜、苦、咸等,舌尖部的对甜与咸敏感,舌侧缘的对酸敏感,而舌背和软腭部的对苦敏感。

3. 舌质与舌苔　舌有丰富的血管和神经支配,在疾病过程中变化迅速而明显,能较早地反映疾病的性质、轻重及变化趋势。舌是观察机体尤其是消化器官变化的体征之一,舌诊是中医望诊的重要内容之一。中医认为舌与脏腑经络等有密切的关系,"辨舌质可知五脏之虚实,验舌苔可断病邪之深浅",因此常以舌质和舌苔的变化作为辨证施治的依据之一。

(1) 舌质:舌质是指舌体的色泽、形态和水分的敷布等情况。正常舌质淡红而润泽。这是由于舌黏膜和舌肌的血管丰富,血色透过白色半透明的舌黏膜,构成淡红的舌质。当患病时,血管的改变,血液成分或浓度的变化,或舌黏膜上皮增生肥厚及萎缩变薄,均可引起舌质的改变。

(2) 舌苔:舌苔是指舌面上的苔垢。中医学认为舌苔的形成乃由胃气所生,在正常情况下为薄白苔,且干湿适中,不滑不燥。西医学认为舌苔主要由丝状乳头表面角化的复层扁平上皮、脱落细胞、食物残渣、唾液、细菌及渗出的白细胞等成分混合而成。舌苔的变化,主要为丝状乳头的改变。

(三) 牙

牙由牙本质、牙釉质、牙骨质和牙髓组成。牙体暴露在外面的称牙冠,埋在牙槽骨内的为牙根,两者交界部为牙颈。牙的中央为牙髓腔,内含牙髓,开口于牙根底部的牙根尖孔。牙根周围的牙周膜、牙槽骨骨膜及牙龈则统称为牙周组织(图 8-3)。

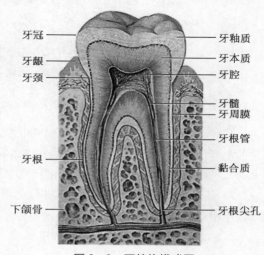

图 8-3　牙结构模式图

1. 牙本质(dentin)　包绕牙髓腔构成牙的主体,主要由牙本质小管和间质构成。牙本质小管自牙髓腔向周围呈放射状走行,逐渐变细且分支吻合。间质位于牙本质小管之间,由胶原原纤维与钙化的基质构成,其化学成分与骨质相似,因其无机成分约占80%而较骨质更坚硬。牙本质的内表面有一层排列整齐的成牙本质细胞(odontoblast),产生有机成分。牙本质对冷、酸和机械刺激极其敏感,在牙釉质受到破坏、牙本质暴露(如龋齿)的情况下常引起酸、痛。鉴于牙本质中神经纤维与神经末梢极少,故推测这种感觉是通过牙本质纤维来感受的。

2. 牙釉质(enamel)　是体内最坚硬的组织,包在牙冠的牙本质表面,其中无机物约占97%,有机物极少。釉质由釉柱和极少量的间质构成,呈棱柱状,从牙本质交界处向牙冠表面呈放射状紧密排列,主要成分为羟基磷灰石结晶。在牙磨片上可见以牙尖为中心呈褐色的弧线,称釉质生长线,是釉柱在生长过程中间歇性钙盐沉积而形成的。

3. 牙骨质(cementum)　包绕在牙根部牙本质的外围,其结构及组成与骨组织相似。近牙颈部的牙骨质较薄,内无骨细胞。

4. 牙髓(dental pulp)　为疏松结缔组织,内含自牙根尖孔进入的血管、淋巴管和神经纤维,对牙本质和釉质具有营养作用。感觉神经末梢包绕成牙本质细胞,并有极少量进入牙本质小管。

5. 牙周膜(peridental membrane)　为致密结缔组织,位于牙根与牙槽骨之间,含较粗的胶原纤维束。胶原纤维束的一端埋入牙骨质,另一端伸入牙槽骨,将两者牢固地连接在一起。老年人常因牙周膜萎缩而引起牙松动或脱落。

6. 牙龈(gingiva)　为黏膜,由复层扁平上皮及固有层组成,包绕着牙颈。老年人常因牙龈萎缩而致使牙颈外露。

三、食管

食管(esophagus)是食物入胃的通道,其腔面有纵行的皱襞(图8-4)。

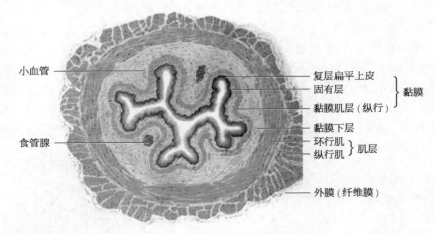

图8-4　食管光镜结构模式图

小血管　复层扁平上皮　固有层　黏膜肌层(纵行)}黏膜　食管腺　黏膜下层　环行肌　纵行肌}肌层　外膜(纤维膜)

1. 黏膜　上皮为非角化的复层扁平上皮,下端与胃贲门部的单层柱状上皮骤然相接,是食管癌的易发部位。食管上段与下段的固有层内有少量的黏液性腺。黏膜肌层仅有纵行的平滑肌层。

2. 黏膜下层　结缔组织中含黏液性食管腺,其导管穿过黏膜开口于食管腔。

3. 肌层　内环、外纵两层,上1/3段为骨骼肌,中1/3段由骨骼肌和平滑肌混合而成,下1/3段为平滑肌。

4. 外膜　为纤维膜。

四、胃

胃(stomach)将食物与胃液混合为食糜并贮存食物,可初步消化蛋白质,吸收部分水、无机盐和醇类等。皱襞呈纵行或不规则,当胃腔充盈时皱襞减少或消失。

(一) 黏膜

由上皮、固有层和黏膜肌层构成。黏膜表面有许多浅沟,将黏膜分成许多直径为2~6 mm的胃小区(gastric area)。黏膜表面还遍布约350万个不规则的小孔,称胃小凹(gastric pit)。每个胃小凹底部与3~5条胃腺通连(图8-5)。

1. 上皮　为单层柱状上皮,除极少量内分泌细胞外,主要由表面黏液细胞组成。该细胞呈柱状,椭圆形核位于细胞基部,顶部胞质内充满黏原颗粒,HE染色标本中因黏原颗粒着色浅淡而使细胞顶端呈透明状。此细胞分泌的黏液覆盖在上皮表面,有重要的保护作用。表面黏液细胞约3 d脱落更新一次,由胃小凹底部的细胞增殖补充。

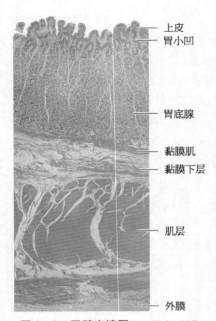

上皮　胃小凹　胃底腺　黏膜肌　黏膜下层　肌层　外膜

图8-5　胃壁光镜图(HE染色,低倍)

2. 固有层 含大量紧密排列的胃腺,根据其所在部位与结构的不同,分为胃底腺、贲门腺和幽门腺。胃腺及胃小凹之间仅有少量结缔组织,以网状纤维为主,除成纤维细胞外,还有较多淋巴细胞及一些浆细胞、肥大细胞与嗜酸性粒细胞等。此外,尚有丰富的毛细血管以及散在的平滑肌纤维。

(1) 胃底腺(fundic gland):为分布于胃底和胃体部的胃腺,数量最多、功能最重要。腺体呈分支管状,分为颈、体与底部。颈部短而细,与胃小凹衔接;体部较长;底部略膨大。胃底腺由主细胞、壁细胞、颈黏液细胞、未分化细胞和内分泌细胞组成(图8-6)。

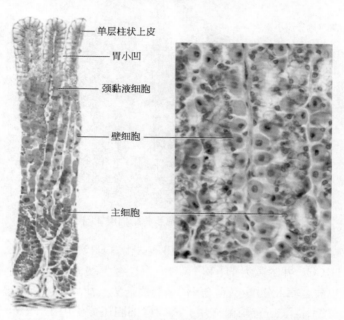

单层柱状上皮
胃小凹
颈黏液细胞
壁细胞
主细胞

图8-6 胃底腺(左为模式图;右为光镜图,HE染色,高倍)

主细胞(chief cell):又称胃酶细胞(zymogenic cell),数量最多,主要分布于腺的体和底部。主细胞呈柱状;核圆形,位于基部;HE染色标本中胞质基部呈强嗜碱性,顶部呈泡沫状(因酶原颗粒溶失所致)。电镜下,该细胞具有典型的蛋白质分泌细胞超微结构特点,核周及细胞基底部有大量粗面内质网与发达的高尔基体,顶部有大量酶原颗粒(图8-7)。主细胞分泌胃蛋白酶原(pepsinogen)。

壁细胞(parietal cell):又称泌酸细胞(oxyntic cell),腺的颈和体部较多。细胞较大,多呈圆锥形;核圆而深染,居中,可有双核;胞质呈强嗜酸性。电镜下,壁细胞胞质中有迂曲分支的细胞内分泌小管(intracellular secretory canaliculus),管壁与细胞顶面的胞膜相连,且均有微绒毛。分泌小管周围有表面光滑的小管和小泡,称微管泡系统(tubulovesicular

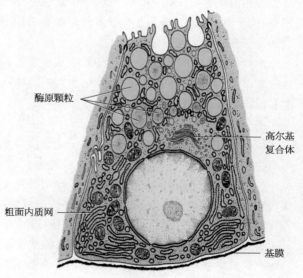

酶原颗粒
高尔基复合体
粗面内质网
基膜

图8-7 主细胞超微结构模式图

system),其膜结构与细胞内分泌小管相同。壁细胞的此种特异性结构在细胞不同的分泌时相具有显著差异。在静止期,分泌小管微绒毛短而稀疏,微管泡系统却极发达;在分泌期,分泌小管开放,微绒毛增多增长,使细胞游离面扩大约 5 倍,而微管泡系统的管泡数量则剧减。这表明微管泡系统实为分泌小管的膜之贮备形式。壁细胞还有大量线粒体,其他细胞器则较少(图 8-8)。

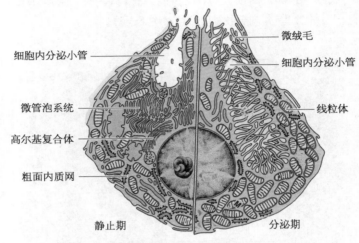

图 8-8　壁细胞超微结构模式图

壁细胞能分泌盐酸,其过程是:细胞从血液摄取或由自身代谢产生的 CO_2,在碳酸酐酶作用下与 H_2O 结合形成 H_2CO_3,并解离为 H^+ 和 HCO_3^-。H^+ 被主动运输至分泌小管,而 HCO_3^- 与血液中的 Cl^- 交换;Cl^- 也被运输入分泌小管,与 H^+ 结合成盐酸。盐酸能激活胃蛋白酶原为胃蛋白酶,对蛋白质进行初步分解;盐酸还有杀菌作用。人的壁细胞还分泌内因子(intrinsic factor),能与食物中的维生素 B_{12}(外因子)结合成复合物,使维生素 B_{12} 在肠管内不被酶分解,并能促进回肠吸收维生素 B_{12} 入血,供红细胞生成所需。如内因子缺乏,维生素 B_{12} 吸收障碍,可导致恶性贫血。

颈黏液细胞(neck mucous cell):数量很少,位于腺颈部,多呈楔形夹于其他细胞间;核多呈扁平形,位于细胞基底;核上方有很多黏原颗粒,HE 染色浅淡,故不易与主细胞相区分,其分泌物为含酸性黏多糖的可溶性黏液。

未分化细胞(undifferentiated cell):位于腺颈部至胃小凹底部,普通标本上不易辨认。该细胞分裂所产生的子细胞向表面迁移分化为胃黏膜柱状上皮,向下迁移分化为胃腺的各种细胞。主细胞和壁细胞的寿命约为 200 d。

内分泌细胞:见后述。

(2) 贲门腺(cardiac gland):分布于近贲门处宽 1~3 cm 的狭窄区域,为分支管状的黏液性腺,可有少量壁细胞。

(3) 幽门腺(pyloric gland):分布于幽门部宽 4~5 cm 的区域,此区胃小凹较深。幽门腺为分支较多而弯曲的管状黏液性腺,内有较多内分泌细胞。

3. 黏膜肌层　为内环、外纵两层平滑肌。

胃黏膜的自我保护机制:胃液中盐酸的浓度很高,使胃液的 pH 达 2 左右,腐蚀力极强。胃蛋白酶在酸性环境中则能分解蛋白质和消化胃黏膜组织,但正常情况下却不会发生,主要是胃黏膜表面有黏液-碳酸氢盐屏障(mucous HCO_3^- barrier)的存在。胃上皮表面覆盖的黏液层厚 0.25~

0.5 mm,主要由不溶性黏液凝胶组成,并含大量 HCO_3^-。后者部分由表面黏液细胞产生,部分来自壁细胞。凝胶层将上皮与胃蛋白酶相隔离,并减缓 H^+ 向黏膜方向的弥散;HCO_3^- 可中和 H^+,形成 H_2CO_3。H_2CO_3 被胃上皮细胞的碳酸酐酶迅速分解为 H_2O 和 CO_2。此外,胃上皮细胞的迅速更新能力也使胃黏膜能及时修复损伤。

(二)其他各层

黏膜下层可见成群的脂肪细胞。肌层较厚,由内斜、中环及外纵三层平滑肌构成。贲门和幽门部的环行肌增厚,分别形成贲门和幽门括约肌。外膜为浆膜。

五、小肠

小肠(small intestine)是消化、吸收的主要部位,为消化管最长的一段,成人全长 5~6 m,分为十二指肠、空肠和回肠。小肠腔面有许多环行皱襞(图8-9)。环行皱襞从距幽门约 5 cm 处开始出

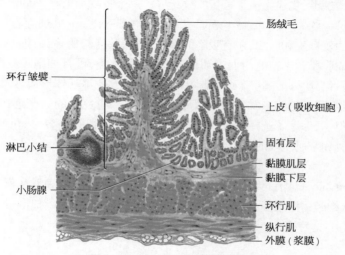

图 8-9 空肠纵切面结构模式图

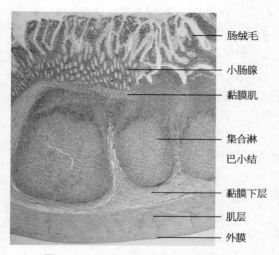

图 8-10 回肠光镜图(HE染色,低倍)

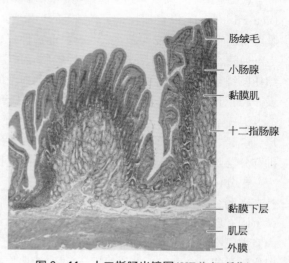

图 8-11 十二指肠光镜图(HE染色,低倍)

现,在十二指肠末段和空肠头段极其发达,向下逐渐减少、变矮,至回肠中段以下基本消失。小肠各段的组织结构大致相似(图8-9～图8-11)。

(一)黏膜

小肠黏膜表面有许多细小的肠绒毛(intestinal villus),由上皮和固有层向肠腔突起而成。肠绒毛为小肠特有的结构,长0.5～1.5 mm,形状不一,以十二指肠和空肠上段最发达,在十二指肠呈宽大的叶状,在空肠如指状,至回肠则呈短锥形。绒毛与环行皱襞一起使小肠内表面积扩大了20～30倍。肠绒毛根部的上皮和固有层中的小肠腺上皮相连续。小肠腺(small intestinal gland)呈单管状,直接开口于肠腔(图8-12)。

1. 上皮 为单层柱状上皮,主要有吸收细胞和杯状细胞,另有少量内分泌细胞(图8-13)。上皮细胞的更新周期为3～6 d。

(1)吸收细胞(absorptive cell):呈高柱状,核椭圆形,位于基底部。电镜下细胞游离面有大量密集而规则排列的微绒毛,构成光镜下可见的纹状缘。每个吸收细胞有2 000～3 000根微绒毛,使细胞游离面的面积扩大约30倍。微绒毛表面有一层厚0.1～0.5 μm的细胞衣,其中有参与消化碳水化合物和蛋白质的双糖酶和肽酶,还有吸附的胰蛋白酶、胰淀粉酶等,故细胞衣是消化吸收的重要部位。吸收细胞的胞质含丰富的滑面内质网,内含多种酶类,可将细胞吸收的一酰甘油与脂肪酸合成三酰甘油,后者与胆固醇、磷脂及载脂蛋白结合后,于高尔基体形成乳糜微粒,在细胞侧面释出,这是对脂肪吸收和转运的方式。相邻吸收细胞的顶部有完善的紧密连接,可阻止肠腔内物质由细胞间隙进入组织,保证了选择性吸收的正常进行。吸收细胞也参与sIgA的释放过程(见后述)。另外,十二指肠和空肠上段的吸收细胞还向肠腔分泌肠致活酶(enterokinase),可以激活胰蛋白酶原为胰蛋白酶。

(2)杯状细胞(goblet cell):散布于吸收细胞之间,分泌黏液以起润滑和保护作用。从十二指肠至回肠末段,杯状细胞逐渐增多。

(3)内分泌细胞:见后述。

2. 固有层

(1)肠绒毛中轴:为细密的结缔组织,中央有1～2条较粗的纵行毛细淋巴管,称中央乳糜管(central lacteal),以盲端起始于肠绒毛的顶端,向下穿过黏膜肌层进入黏膜下层汇成淋巴管。中央乳糜管的管腔大,内皮间隙宽,无基膜,通透性好,运送乳糜微粒。中央乳糜管的周围有丰富的有孔毛细血管,运送氨基酸、单糖等水溶性物质。在中轴结缔组织内还有少量散在的平滑肌纤维,其收缩使肠绒毛产生运动和变短,有利于淋巴和血液的运行(图8-12、图8-13)。

(2)小肠腺:位于固有层内,除吸收细胞、杯状细胞与内分泌细胞外,还有潘氏细胞和未分化细胞。

潘氏细胞(Paneth cell):位于小肠腺的基部,是其特征性细胞,常三五成群。细胞较大,呈锥形,顶部胞质内充满了粗大的嗜酸性分泌颗粒(图8-12),具有蛋白质分泌细胞的结构特点。潘氏细胞分泌防御素(defensin)、溶菌酶,对肠道微生物起杀灭作用。

未分化细胞:位于小肠腺的下半部,细胞较小呈柱状。该细胞能不断分裂、分化并向上迁移,补充在肠绒毛顶端脱落的吸收细胞和杯状细胞,也可分化为潘氏细胞和内分泌细胞。

固有层结缔组织内还有丰富的淋巴细胞、浆细胞、巨噬细胞、嗜酸性粒细胞和肥大细胞。此外,尚有淋巴小结。在十二指肠和空肠多为孤立淋巴小结,在回肠(尤其是下段)多为由若干淋巴小结聚集而成的集合淋巴小结,有时可穿过黏膜肌层抵达黏膜下层(图8-10)。

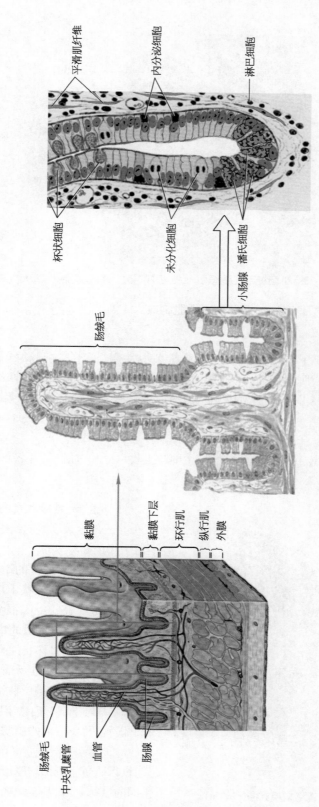

平滑肌纤维

内分泌细胞

淋巴细胞

杯状细胞

未分化细胞

小肠腺 潘氏细胞

肠绒毛

图 8－12 小肠壁结构模式图

黏膜

黏膜下层

环行肌
纵行肌
外膜

肠绒毛

中央乳糜管

血管

肠腺

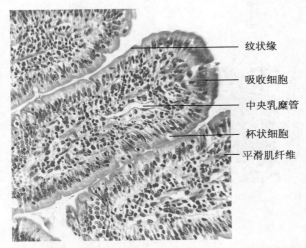

纹状缘

吸收细胞

中央乳糜管

杯状细胞

平滑肌纤维

图 8 - 13　小肠绒毛光镜图(十二指肠，HE 染色，高倍，成都中医药大学图)

3. 黏膜肌层　为内环、外纵行两薄层平滑肌构成。

（二）其他各层

在十二指肠的黏膜下层内有大量复管泡状黏液性腺，即十二指肠腺（duodenal gland）（图 8 - 11），其导管穿过黏膜肌层开口于小肠腺的底部，分泌碱性黏液（pH 8.2～9.3），以保护十二指肠免受胃酸和胰液的侵蚀和消化。外膜除十二指肠后壁为纤维膜外，其他均为浆膜。

六、大肠

大肠包括盲肠、阑尾、结肠、直肠和肛管，主要起吸收水分和电解质，并将食物残渣形成粪便排出体外的作用。

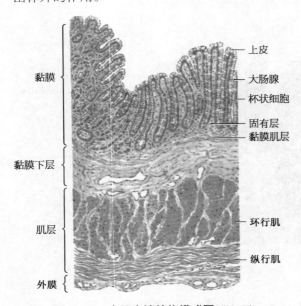

黏膜

上皮

大肠腺

杯状细胞

固有层

黏膜肌层

黏膜下层

肌层

环行肌

纵行肌

外膜

图 8 - 14　大肠光镜结构模式图(纵切面)

（一）盲肠、结肠和直肠

此三部分大肠壁的组织结构具备消化管的四层结构（图 8 - 14）。

1. 黏膜　有环行的皱襞，表面光滑，无肠绒毛。上皮为单层柱状上皮，由吸收细胞与杯状细胞组成。杯状细胞很多，分泌黏液起润滑作用。固有层内有大量的单管状腺，即大肠腺，除吸收细胞和大量杯状细胞外还有少量未分化细胞和内分泌细胞，但无潘氏细胞。固有层内可见有孤立淋巴小结。黏膜肌层与小肠相同。

2. 黏膜下层　内含丰富的小动脉、小静脉和淋巴管，可见成群的脂肪细胞。

3. 肌层　环行肌呈节段性增厚形成结肠袋；纵行肌也呈局部增厚形成三条纵行结肠带，带间的纵行肌薄，甚至缺如。

4. 外膜　除升结肠与降结肠的后壁、直肠下 1/3 段、中 1/3 段的后壁和上 1/3 段的小部分为纤维膜外，其他均为浆膜。此外，外膜的结缔组织中常有脂肪细胞聚集而形成肠脂垂。

（二）阑尾

结构与上述大肠相似，管腔小而不规则，肠腺短而少。其显著的特点是固有层内有极其丰富的淋巴组织，形成许多淋巴小结，并可突入黏膜下层，致使黏膜肌层不完整（图 8-15）。肌层很薄，外覆浆膜。

（三）肛管

肛管的黏膜结构在齿状线以上与直肠相似。上皮在齿状线处由单层柱状上皮骤然变为轻度角化的复层扁平上皮，肠腺和黏膜肌消失（图 8-16）。在白线以下为与皮肤相同的角化复层扁平上皮，含有许多黑色素，此处的固有层内有环肛腺（大汗腺）和丰富的皮脂腺。肛管黏膜下层内有密集的静脉丛，易发生淤血曲张而形成痔。肌层的内环行平滑肌增厚形成肛门内括约肌。近肛门处，外纵行肌的周围还有环行骨骼肌形成肛门外括约肌。

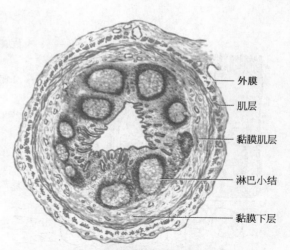

图 8-15　阑尾光镜结构模式图

外膜
肌层
黏膜肌层
淋巴小结
黏膜下层

七、消化管黏膜的淋巴组织

消化管黏膜面经常受到各种细菌、病毒、寄生虫（卵）及其他大分子有害物质的侵袭，其中大多能被胃酸、消化酶以及潘氏细胞分泌的防御素和溶菌酶所破坏，其余的则以原形排出体外或受到消化管的淋巴组织的抵御。消化管黏膜内有丰富的淋巴小结（尤其是咽、回肠和阑尾）和散布的淋巴细胞、浆细胞、巨噬细胞、间质树突状细胞，以及上皮内的淋巴细胞和郎格汉斯细胞等，它们与上皮共同形成了机体的第一道防线，主要通过产生和向消化管腔分泌免疫球蛋白作为应答，防御有害物质的侵害。

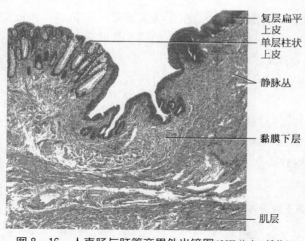

复层扁平上皮
单层柱状上皮
静脉丛
黏膜下层
肌层

图 8-16　人直肠与肛管交界处光镜图（HE 染色，低倍）

在回肠集合淋巴小结处，局部黏膜向肠腔隆起呈圆顶状，无肠绒毛和小肠腺，其上皮内有散在的微皱褶细胞（microfold cell，M 细胞）。M 细胞在光镜下难以分辨，电镜下细胞游离面有一些微皱褶与短小的微绒毛，胞质内有丰富的囊泡，细胞基底面的胞膜内陷形成一较大的窟窿状凹腔，可包含多个淋巴细胞。M 细胞能摄取肠腔内的抗原物质，以囊泡的形式转运并传递给其包含的淋巴细胞，后者进入黏膜的淋巴小结和肠系膜淋巴结内增殖分化为幼浆细胞，后经淋巴细胞再循环返回消化管黏膜，并转化为浆细胞，主要产生免疫球蛋白 A（IgA）。两分子 IgA 通过上皮时与吸收细胞产生的分泌片（secretory piece）的糖蛋白相结合，形成分泌型 IgA（secretory IgA，sIgA）。sIgA 被吸收细胞吞入胞质，经迁移释放入肠腔（图 8-17）。sIgA 不易被消化酶所破坏，附着于上皮细胞表

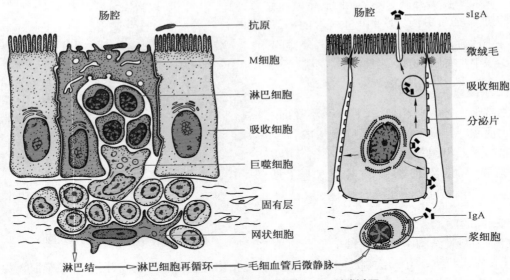

图 8-17　M 细胞结构模式图与 sIgA 形成过程

面,可特异性地与抗原结合,从而抑制或杀灭细菌、中和病毒、降低抗原与上皮细胞的黏着和入侵。部分增殖的幼浆细胞还可经血液进入唾液腺、呼吸道黏膜、女性生殖道黏膜和乳腺等处,发挥类似的免疫应答作用,使消化免疫成为全身免疫的一部分。

八、胃肠内分泌细胞

在胃肠的上皮及腺体中散布着 40 余种内分泌细胞(表 8-1),这些细胞的总量估计为 $3×10^9$ 个,超过所有其他内分泌腺腺细胞的总和。所分泌的激素主要调节胃肠道的消化、吸收与分泌功能,也参与调节其他器官的生理活动。胃肠的内分泌细胞 HE 染色不易辨认,目前主要采用免疫组织化学方法来显示。

表 8-1　胃肠主要的内分泌细胞

细胞名称	分布部位	分泌物	主要作用
D 或生长抑制细胞	胃、肠	生长抑素	抑制其他内分泌细胞和壁细胞
EC 或肠嗜铬细胞	胃、肠	5-羟色胺	促进胃肠运动、扩张血管
EC1 或 P 物质细胞	胃、肠	P 物质	促进唾液分泌和肠蠕动
G 或胃泌素细胞	幽门、十二指肠	胃泌素	促进胃酸分泌、黏膜细胞增殖
I 或胆囊收缩素细胞	十二指肠、空肠	胆囊收缩素、促胰酶素	促进胆囊收缩、胰酶分泌
K 或抑胃肽细胞	空肠、回肠	抑胃肽	促进胰岛素分泌
M_0 或胃动素细胞	空肠、回肠	胃动素	参与控制胃肠的收缩节律
N 或神经降压素细胞	回肠	神经降压素	抑制胃酸分泌和胃运动
PP 或胰多肽素细胞	胃、肠	胰多肽	抑制胰酶分泌、松弛胆囊
S 或促胰液素细胞	十二指肠、空肠	促胰液素	促进胰导管分泌水和 HCO_3^-

胃肠的内分泌细胞多单个夹在其他上皮细胞之间。大多数内分泌细胞游离面达到管腔，称开放型内分泌细胞，其胞体呈锥形，游离面有微绒毛，可感受管腔内食物和 pH 等化学信息刺激，引起其分泌活动变化；少数内分泌细胞（主要是 D 细胞）被相邻的细胞覆盖而未达腔面，称封闭型内分泌细胞，其胞体呈圆形或扁圆形，主要受机械刺激或其他激素的调节而改变其内分泌状态。

胃肠内分泌细胞分泌的激素为含肽和（或）胺类激素，可在细胞基底面释放后经血液循环运送并作用于靶细胞，也可直接以旁分泌方式作用于邻近的细胞或组织。

（刘　霞）

第二节　消 化 腺

消化腺（digestive gland）包括分布于消化管壁内的小消化腺（小唾液腺、食管腺、胃腺、肠腺等）和位于消化管壁以外的大消化腺（大唾液腺、胰腺和肝脏），分泌物经导管排入消化管，参与食物的化学性消化。有的消化腺还兼有内分泌或其他重要功能。

一、大唾液腺

大唾液腺有腮腺、下颌下腺和舌下腺各一对，分泌唾液经导管排入口腔。正常成人每日分泌唾液 1 000～1 500 ml，大部分来自下颌下腺，主要成分为水（占 99%）和少量酶、黏液及 sIgA，有湿润口腔与食物、初步消化食物和免疫的功能。

（一）大唾液腺的一般结构

大唾液腺为复管泡状腺，被膜为薄层结缔组织，伸入腺实质将其分隔为许多小叶，血管、淋巴管和神经随行其间。腺实质由导管及腺泡组成。

1. 腺泡　呈泡状或管状，依据腺细胞的结构和分泌物性质的不同，腺泡分为浆液性、黏液性和混合性三类（见第二章）。

2. 导管　为分支的上皮性管道，通常包括以下各段。

（1）闰管（intercalated duct）：与腺泡直接相连，较短，管径最细，管壁为单层扁平上皮或单层立方上皮。

（2）纹状管（striated duct）：又称分泌管（secretory duct），与闰管相接，管径较粗，由单层柱状上皮构成。光镜下胞质呈嗜酸性，核圆，位于细胞上部，细胞基底部有纵纹，电镜下为丰富的质膜内褶和纵行排列的线粒体，扩大基底面的面积，有利于进行水和电解质的转运。纹状管细胞能从分泌物中主动吸收 Na^+ 入血，而将 K^+ 排入管腔，并可通过重吸收或排出水来调节唾液中的电解质含量和唾液量。

（3）小叶间导管和总导管：纹状管汇合成小叶间导管，由起初的单层柱状上皮移行为之后的假复层柱状上皮。小叶间导管逐级汇合形成一条或几条总导管，开口于口腔。在近口腔开口处，总导管的上皮渐变为复层扁平上皮。

（二）三对大唾液腺的特点（表 8-2）

表 8-2　三对大唾液腺的特点

腺　体	腺　泡	导　管	分　泌　物
腮腺	纯浆液性	闰管较长，纹状管较短，间质中常见脂肪细胞	占唾液的 25%，含唾液淀粉酶较多
下颌下腺	混合性，浆液性腺泡多于混合性及黏液性腺泡	闰管短，纹状管较长	占唾液的 70%，含唾液淀粉酶较少，黏液较多
舌下腺	混合性，主要为黏液性和混合性腺泡，半月较多	无闰管，纹状管较短	占唾液的 5%，以黏液为主

（三）下颌下腺分泌的生物活性物质

近年来，从人和其他哺乳动物的下颌下腺中发现约 30 种多肽，如表皮生长因子（EGF）、神经生长因子（NGF）、内皮生长刺激因子、红细胞生成素（EPO）等，对多种组织和细胞的生理活动起着重要的调节作用。

二、胰腺

胰腺（pancreas）的表面是薄层结缔组织被膜，伸入腺内将实质分隔为许多界限不明显的小叶（图 8-18）。胰腺的实质分外分泌部和内分泌部。

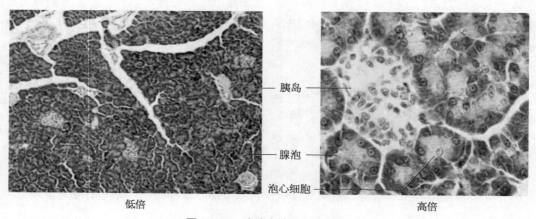

低倍　　　　　　　　　　　　　　　　　　　　　　高倍

胰岛

腺泡

泡心细胞

图 8-18　胰腺光镜图（HE 染色）

（一）外分泌部

1. **腺泡**　每个腺泡由 40～50 个腺泡细胞围成，外有基膜，但无肌上皮细胞。腺细胞具有典型的浆液性腺细胞的形态结构特点（见第二章），能分泌胰蛋白酶原、胰糜蛋白酶原、胰淀粉酶、胰脂肪酶、DNA 酶、RNA 酶等多种消化酶。胰蛋白酶原和胰糜蛋白酶原进入小肠后，被肠致活酶激活为有活性的胰蛋白酶和胰糜蛋白酶。腺泡细胞还分泌一种胰蛋白酶抑制因子，能有效防止上述两种蛋白酶原在胰腺内被激活。在某些因素作用下蛋白酶原在胰腺内被激活，从而导致胰腺组织的自我消化,发生急性胰腺炎。腺泡细胞的分泌活动受胆囊收缩素-促胰酶素的调节。

　　腺泡腔面可见数个较小的扁平或立方形细胞,称泡心细胞(centroacinar cell),是胰腺腺泡的特征性结构。泡心细胞的胞质染色淡,核卵圆或圆形,是由闰管起始段的上皮细胞伸入腺泡腔内所致(图 8-18～图 8-20)。

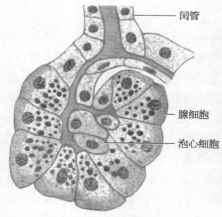

图 8-19　胰腺腺泡模式图

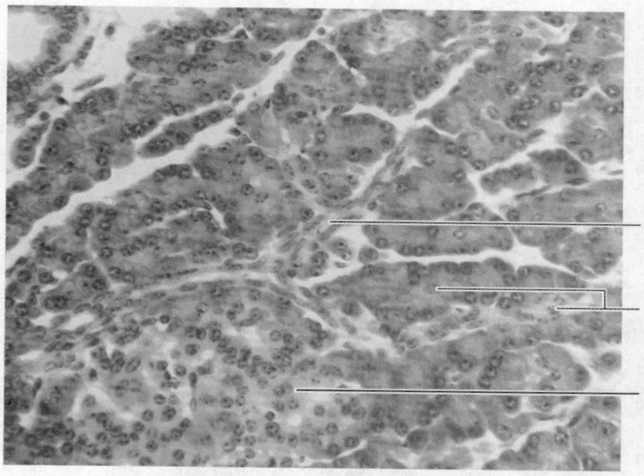

图 8-20　胰腺光镜图(HE 染色,高倍)

　　2. 导管　闰管较长,管径细,分支多,管壁为单层扁平或立方上皮(图 8-20)。闰管远端逐渐汇合形成小叶内导管,后者再汇合形成小叶间导管。小叶间导管继之汇合成一条贯穿胰腺全长的主导管,并在胰头部与胆总管汇合,开口于十二指肠大乳头。从小叶内导管到主导管,随着管腔逐渐增大,其上皮由单层立方逐渐变为单层柱状,主导管为单层高柱状上皮,并可见有杯状细胞。导管上皮细胞可分泌水和电解质,后者以碳酸氢盐为主,其分泌活动受促胰液素的调节。

　　3. 胰液　是最重要的消化液,正常成人每日分泌 1 500～3 000 ml,为碱性水样液体,pH 7.8～8.4,内含多种消化酶和丰富的电解质。后者主要为碳酸氢钠,能中和进入十二指肠的胃酸。

(二) 内分泌部

　　胰腺的内分泌部在 HE 染色中为着色浅淡的内分泌细胞团,呈岛屿状散布于胰腺腺泡之间,故又称胰岛(pancreas islet)(图 8-18)。胰岛大小不一,直径为 75～500 μm,由 10 多个到数百个细胞构成,团索状的细胞间有丰富的有孔毛细血管。人胰岛细胞 HE 染色不易区分,用 Mallory-Azan 染色方法可显示 A、B、D 三种细胞。

　　1. A 细胞(甲细胞,α 细胞)　约占胰岛细胞总数的 20%,细胞较大,分布在胰岛的周边。A 细胞分泌高血糖素(glucagon),能促进肝细胞将糖原分解为葡萄糖并可抑制糖原合成,使血糖升高。患 A 细胞肿瘤时会使血糖过高而从尿中排出,出现尿糖。

　　2. B 细胞(乙细胞,β 细胞)　约占胰岛细胞总数的 70%,主要位于胰岛的中央。B 细胞分泌胰岛素(insulin),与高血糖素的作用相反。胰岛素和高血糖素的协同作用使血糖水平保持动态平衡。若 B 细胞分泌胰岛素不足,可致血糖升高而从尿中排出,即为糖尿病。若 B 细胞发生肿瘤或细胞功能亢进,胰岛素分泌过多,可导致低血糖症。

　　3. D 细胞(丁细胞,δ 细胞)　约占胰岛细胞总数的 5%,散布在 A、B 细胞之间,并与 A、B 细胞紧密相贴,细胞间有缝隙连接。D 细胞分泌生长抑素,以旁分泌方式直接作用于邻近的 A 细胞、B

细胞或 PP 细胞,抑制这些细胞的分泌活动。

胰岛中还含有数量极少的其他细胞,如主要分布于胰岛周边的 PP 细胞,分泌胰多肽 (pancreatic polypeptide),具有抑制胃肠运动、胰液分泌及胆囊收缩的作用;D1 细胞,分泌血管活性肠肽(VIP),促进胰腺腺泡和 A、B 细胞的分泌;分泌胃泌素刺激胃酸分泌等。

三、肝

肝(liver)是人体最大的腺体,成人肝约占体重的 2%。肝细胞分泌胆汁经胆管入十二指肠,参与脂类和脂溶性物质的消化,故将其列为消化腺。由消化道吸收的营养物质除脂质外,均经肝门静脉运送入肝脏,进行合成、分解、转化、贮存,故肝具有极其复杂的生化功能,参与糖、蛋白质、脂类、激素、药物等的代谢,并可合成多种蛋白质及其他物质,直接分泌入血。此外,肝还具有防御、造血的功能。

肝表面的被膜大部分为浆膜。肝门部的结缔组织随门静脉、肝动脉的分支和肝管的属支伸入肝实质,将实质分隔成许多肝小叶。肝小叶之间各种管道密集的部位为门管区(图 8-21)。

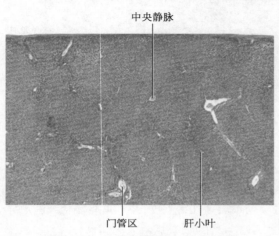

图 8-21 人肝光镜图(HE 染色,低倍)

(一)肝小叶

肝小叶(hepatic lobule)是肝的基本结构单位,长约 2 mm,宽约 1 mm,成人肝有 50 万～100 万个肝小叶,正常相邻肝小叶常连成一片,分界不清(图 8-21)。肝小叶中央有一条贯通其长轴的静脉,即中央静脉(central vein),肝板以其为中心呈放射状排列。肝板(hepatic plate)是由单层肝细胞排列形成的凹凸不平的板状结构,其断面呈索条状称肝索(hepatic cord),相邻肝板分支吻合形成迷路状。肝板之间的不规则腔隙为肝血窦,经肝板上的孔相互间沟通连接成网状。相邻肝细胞邻接面的胞膜局部凹陷,围成胆小管。肝板、肝血窦和胆小管在肝小叶内形成各自独立而又密切相关的复杂网络(图 8-22～图 8-24)。

1. 肝细胞(hepatocyte) 约占肝内细胞总数的 80%,呈多面体,直径 15～30 μm,有血窦面、胆小管面和肝细胞邻接面(图 8-25)。血窦面有发达的微绒毛,使该面的表面积扩大了 5～6 倍。HE 染色中,胞质呈嗜酸性,功能活跃时可见弥散分布的嗜碱性团块,胞质中的糖原和脂滴大多消失而呈小空隙状。肝细胞核大而圆,居中,双核较多,核内常染色质丰富,染色浅,核仁明显(图 8-24)。肝细胞中还有较多为多倍体细胞,如正常成人肝的四倍体细胞占 60% 以上,这可能与肝细胞长期保持活跃的功能活动和旺盛的物质更新及肝潜在的强大再生能力有关。电镜下,胞质内各种细胞器都很丰富(图 8-25),为体内细胞之最。肝的生物化学功能都是由肝细胞来执行的。

(1)粗面内质网:成群分布于核周围、线粒体和肝血窦附近,形成胞质中嗜碱性的团块,能合成多种重要的血浆蛋白,如白蛋白、纤维蛋白原、凝血酶原、脂蛋白、补体等。

(2)滑面内质网:为许多散在的小管和小泡,膜上有多种酶系规律地分布,如氧化还原酶、水解酶、合成酶和转移酶等。这些酶对细胞摄取的有机物进行连续的合成、分解、结合、转化等反应,

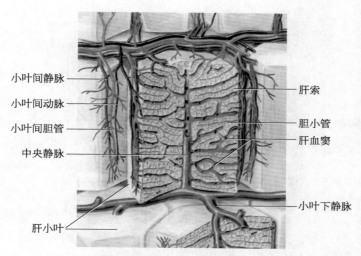

小叶间静脉

小叶间动脉

小叶间胆管

中央静脉

肝小叶

肝索

胆小管

肝血窦

小叶下静脉

图 8-22 肝小叶立体结构模式图

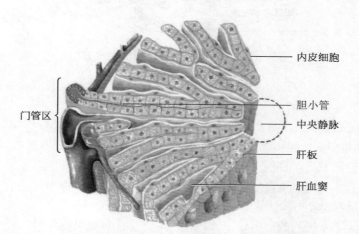

门管区

内皮细胞

胆小管

中央静脉

肝板

肝血窦

图 8-23 肝板、肝血窦与胆小管关系模式图

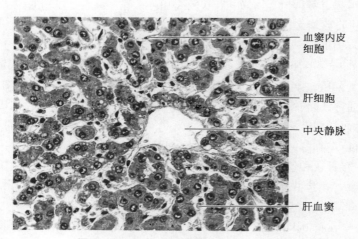

血窦内皮细胞

肝细胞

中央静脉

肝血窦

图 8-24 肝小叶光镜图(HE 染色,高倍)

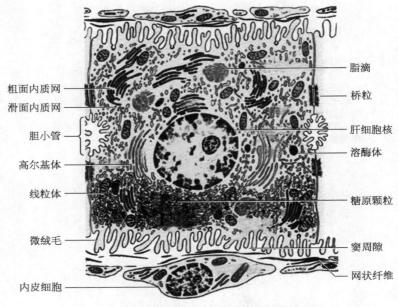

粗面内质网

滑面内质网

胆小管

高尔基体

线粒体

微绒毛

内皮细胞

脂滴

桥粒

肝细胞核

溶酶体

糖原颗粒

窦周隙

网状纤维

图 8-25　肝细胞与肝血窦超微结构模式图

因此具有多种功能,如参与胆汁的合成、脂类代谢、糖代谢、激素代谢以及对吸收的药物、腐败产物等物质的生物转化、解毒等。

(3) 高尔基体:粗面内质网合成的蛋白质和脂蛋白中,一部分转移至高尔基体,经加工后再以分泌小泡由血窦面排出。近胆小管处的高尔基体特别发达,与胆汁的分泌有关。

(4) 线粒体:遍布胞质内,每个肝细胞内约有 2 000 个,为肝细胞的功能活动提供能量。

(5) 溶酶体:数量和种类均较多,大小不等,多见于胆小管、高尔基体附近,参与肝细胞的代谢和细胞器的更新过程,也参与胆红素的转运及铁的贮存。

(6) 微体:为大小不等的圆形小体,呈均质状,主要含过氧化氢酶和过氧化物酶,它们将细胞代谢中产生的过氧化氢还原为水,从而消除其对细胞的毒性作用。

此外,肝细胞中还有多种包含物,如糖原、脂滴和色素等。糖原是血糖的贮备形式,受胰岛素和高血糖素的调节,进食后增多,饥饿时减少。正常时脂滴少,而在某些肝病时可以增多。脂褐素随着年龄增高而增多。

2. 肝血窦(hepatic sinusoid)　腔大而不规则,大小不一,窦壁内皮细胞有大量大小不等的窗孔(直径 0.1~2 μm,无隔膜),常有 0.1~0.5 μm 的细胞间隙,有的可达 1 μm。内皮外无基膜,仅有少量的网状纤维,故通透性高,除血细胞和乳糜微粒外,血浆的各种成分均可自由出入。从胃肠吸收大量物质的门静脉血和携带氧气的肝动脉血,经小叶间静、动脉注入肝血窦,而后汇入中央静脉。位于肝血窦内的肝巨噬细胞,又称库普弗细胞(Kupffer cell)(图 8-26),其形态不规则,表面有大量皱褶、微绒毛,以许多板状和丝状伪足附着在内皮上,或穿过内皮窗孔和细胞间隙伸入窦周隙。胞质内有发达的溶酶体,并常见有吞噬体和吞饮泡。在清除从门静脉入肝的抗原异物、清除衰老的血细胞、监视肿瘤、调节机体免疫应答等方面发挥着重要的作用。

3. 窦周隙(perisinusoidal space)　又称 Disse 间隙,为肝血窦壁与肝板之间的狭小间隙,宽约 0.4 μm(图 8-25)。窦周隙内充满了血浆,肝细胞血窦面的大量微绒毛浸泡在血浆中,可与血浆进

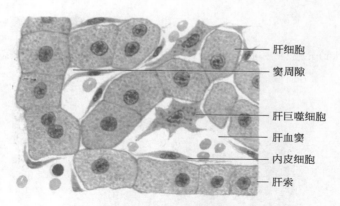

图 8-26 肝细胞与肝血窦结构示意图

行充分而高效的物质交换。窦周隙内有一种形态不规则的贮脂细胞(fat storing cell),它们有突起附于内皮细胞的基底面和肝细胞的表面,或伸入肝细胞之间,主要特征是胞质内含有许多脂滴。HE 染色不易鉴别,用氯化金或硝酸银浸染法或免疫组织化学法可清楚显示。其功能之一是贮存人体 70%~85% 的维生素 A,当机体需要时释放入血;另一功能是合成胶原纤维(正常时受抑制),与肝的纤维增生性病变有关。

4. 胆小管(bile canaliculi) 是相邻肝细胞的胆小管面的细胞膜局部凹陷围成的微细管道,在肝板内相互连接成网。管径粗细较均匀,直径 0.5~1 μm。肝细胞在胆小管面形成许多微绒毛,突入胆小管腔(图 8-25)。胆小管周围的肝细胞膜间有连接复合体,防止胆汁外溢入血。当肝细胞发生变性、坏死或胆道堵塞、内压增高时,胆小管的正常结构遭到破坏,胆汁经窦周隙溢入血液,导致黄疸的出现。

胆小管内的胆汁从肝小叶中央流向周边,汇入小叶边缘的赫林管(Hering canal)。赫林管由立方细胞构成,在门管区汇入小叶间胆管。有人认为,赫林管上皮细胞具有干细胞的性质,在肝再生过程中能增殖分化为肝细胞。

(二) 门管区

相邻肝小叶之间呈三角形或椭圆形的结缔组织区域,称门管区(portal area)或汇管区,每个肝小叶周围有 3~4 个门管区。其中有三种伴行的管道,即小叶间动脉、小叶间静脉和小叶间胆管(图 8-22、图 8-23、图 8-27)。小叶间动脉管壁较厚、腔小而规则;小叶间静脉管壁薄、腔大而不规则;小叶间胆管由单层立方上皮构成,向肝门方向汇集,最后形成左、右肝管出肝。

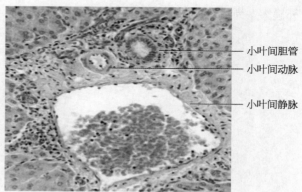

图 8-27 肝门管区光镜图(HE 染色,高倍)

此外,在非门管区的小叶间结缔组织内还有单独走行的小叶下静脉,由中央静脉汇集而成,小叶下静脉汇集形成肝静脉出肝后连于下腔静脉。

四、胆囊

胆囊(gall bladder)分颈、体和底三部分,颈与胆囊管相连。胆囊壁由黏膜、肌层和外膜三层结构组成(图8-28)。

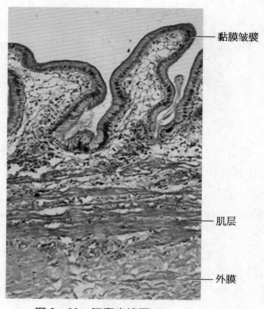

黏膜皱襞

肌层

外膜

图8-28　胆囊光镜图(HE染色,低倍)

黏膜由上皮和固有层构成,形成许多高而分支的皱襞。上皮为单层柱状上皮,细胞游离面有微绒毛,主要功能为吸收,也有一定的分泌作用。固有层较薄,富含血管和淋巴管。肌层为平滑肌,底部的肌层较厚,颈部次之,体部则最薄。肌纤维呈纵行或螺旋状排列,肌束间有较多弹性纤维。外膜大多为浆膜。

（杨　　岚）

第九章　呼　吸　系　统

呼吸系统是机体新陈代谢过程中进行呼吸作用的管道系统，包括鼻、咽、喉、气管、主支气管和肺等器官。从鼻腔到肺内的终末细支气管为导气部，是气体进出的通道；从肺内的呼吸性细支气管至肺泡为呼吸部，是气体交换的场所。

第一节　鼻 腔 和 喉

一、鼻腔

鼻腔的前下部为鼻前庭，后上部为固有鼻腔。

（一）鼻前庭

鼻前庭是邻近外鼻孔的部位。黏膜表面为非角化的复层扁平上皮，近外鼻孔处与皮肤表皮相移行。此处有鼻毛，可阻挡空气中的尘埃等异物。固有层为细密的疏松结缔组织，内有毛囊、皮脂腺和汗腺。

（二）固有鼻腔

固有鼻腔表面覆以黏膜，根据黏膜的结构和功能不同，分为呼吸区和嗅区。

1. 呼吸区（respiratory region）　包括中鼻甲、下鼻甲、鼻道和鼻中隔中下部的黏膜，占黏膜的大部分。活体观察时，因富含血管而呈粉红色。上皮为假复层纤毛柱状上皮，杯状细胞较多。纤毛向咽部摆动，可将黏着有细菌、灰尘等异物的黏液推向咽部而被咳出。固有层内有腺体和丰富的静脉丛，对吸入的空气有加温和湿润的作用。

2. 嗅区（olfactory region）　位于上鼻甲、鼻中隔上部及鼻腔顶部，活体观察呈棕黄色。嗅区

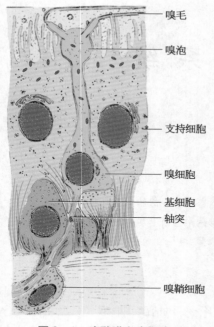

嗅毛

嗅泡

支持细胞

嗅细胞

基细胞
轴突

嗅鞘细胞

**图9-1 嗅黏膜上皮细胞
超微结构模式图**

黏膜由嗅上皮和固有层组成,嗅上皮为假复层柱状上皮,含嗅细胞、支持细胞和基细胞,无纤毛细胞和杯状细胞(图9-1)。

(1)嗅细胞(olfactory cell):呈梭形,夹在支持细胞之间,为双极神经元。核圆,位于细胞基部。其树突伸至上皮表面,末端膨大称嗅泡。从嗅泡放射状发出10～30根嗅毛,平铺在上皮表面的浆液层中,感受化学物质刺激。嗅细胞的轴突细长,穿过基膜入固有层内,形成无髓神经纤维束,继而穿筛孔连于嗅球。

(2)支持细胞(supporting cell):呈高柱状,顶部宽大,基部细小,游离面有许多微绒毛。细胞核位于胞质上部,胞质内有黄色色素颗粒。支持细胞数量较多,有支持和分隔嗅细胞的作用。

(3)基细胞(basal cell):为胞体较小的锥体形细胞,位于上皮基底部,可增殖分化为嗅细胞和支持细胞。

固有层富含血管和许多浆液性嗅腺。嗅腺分泌的浆液排至上皮表面,可清洁上皮,并能溶解空气中的化学物质,刺激嗅毛,保持嗅细胞感受刺激的敏感性。

二、喉

喉腔内覆黏膜,由上皮和固有层组成。在会厌、喉前庭、声襞等处的上皮为复层扁平上皮,其余部分为假复层纤毛柱状上皮。声襞处的固有层较厚,可分为三层,浅层为疏松结缔组织,炎症时易发生水肿;中层和深层以弹性纤维和胶原纤维为主,二层共同构成声韧带。声韧带深面是声带肌,收缩时可使声襞变短、松弛。声襞、声韧带、声带肌共同构成声带,是发音的主要结构。

(杨恩彬)

第二节 气管和主支气管

一、气管

气管管壁由内向外依次分为黏膜、黏膜下层和外膜(图9-2)。

(一)黏膜

黏膜可分为上皮和固有层,两层之间可见较为明显的基膜。

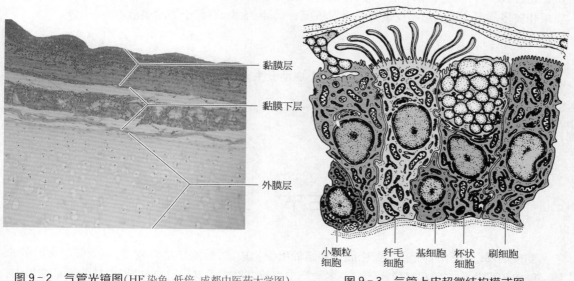

黏膜层

黏膜下层

外膜层

图9-2　气管光镜图(HE染色,低倍,成都中医药大学图)

小颗粒细胞　纤毛细胞　基细胞　杯状细胞　刷细胞

图9-3　气管上皮超微结构模式图

1. 上皮　为假复层纤毛柱状上皮,由纤毛细胞、杯状细胞、基细胞、刷细胞、小颗粒细胞等构成(图9-3)。

(1) 纤毛细胞(ciliated cell)：呈柱状,游离面有纤毛,每个细胞约有300根,纤毛向喉部摆动,有利于细菌和异物的排出。

(2) 杯状细胞：分泌黏蛋白,与混合腺分泌物在上皮表面共同形成黏液屏障,黏附吸入空气中的尘粒和细菌。慢性支气管炎患者的纤毛运动能力减弱,同时,杯状细胞和黏膜下层混合腺细胞分泌增多,可积聚成痰,阻塞气道。

(3) 基细胞：位于上皮基部,胞体较小,呈锥体形,是一种未分化的干细胞,可增殖分化为其他上皮细胞。

(4) 刷细胞(brush cell)：呈柱状,散在分布,数目较少,其游离面有排列整齐的微绒毛,形如毛刷,故名刷细胞,功能不明。

(5) 小颗粒细胞(small granulated cell)：属于神经内分泌细胞(neuroendocrine cell),胚胎时期散布于各部呼吸道黏膜上皮内,出生后数量减少,分布范围变小。此类细胞分泌5-羟色胺等物质,可调节呼吸道平滑肌的收缩和腺体的分泌。

2. 固有层　含有弹性纤维、淋巴组织、浆细胞和肥大细胞等。浆细胞与上皮细胞联合产生sIgA,释放到上皮表面,能破坏或抑制吸入的抗原性物质,杀灭细菌、病毒,增强局部免疫功能。sIgA分泌量因人而异,缺少sIgA的人(如新生儿)易发生呼吸道感染。

(二) 黏膜下层

由疏松结缔组织构成,与固有层之间无明显界限。组织内含有较多混合腺、血管、淋巴管和神经等,还有淋巴组织和浆细胞。

(三) 外膜

由14～16个"C"形的透明软骨环和疏松结缔组织构成,软骨环之间以弹性纤维构成的环状韧带相连接,使气管保持通畅并有一定弹性。气管后壁为膜性部,其中有弹性纤维构成的韧带、平滑肌束和较多的混合腺。咳嗽反射时平滑肌收缩,气管腔缩小,有利于清除痰液。

二、主支气管

主支气管管壁结构与气管相似,管径向下逐渐变小,经肺门入肺,分支为叶支气管。

（杨恩彬）

第三节 | 肺

肺表面覆以光滑的胸膜脏层,由间皮和结缔组织构成,可分泌少量浆液,以减少肺缩张时的摩擦。肺组织可分为实质和间质两部分。实质指支气管在肺内的各级分支和肺泡,其间的结缔组织、血管、淋巴管和神经等构成间质。主支气管入肺门后反复分支呈树枝状,称支气管树,由上到下依次分为叶支气管、段支气管、小支气管、细支气管、终末细支气管、呼吸性细支气管、肺泡管、肺泡囊、肺泡等。每个细支气管连同它的分支和肺泡构成一个肺小叶(pulmonary lobule)(图 9 - 4),是肺的结构单位。各肺小叶间以结缔组织相隔。

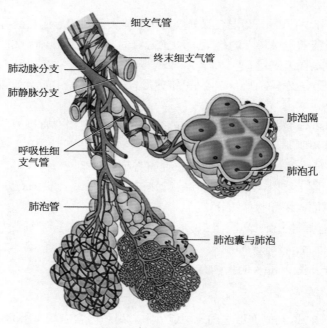

细支气管

终末细支气管

肺动脉分支

肺静脉分支

肺泡隔

呼吸性细支气管

肺泡孔

肺泡管

肺泡囊与肺泡

图 9 - 4　肺小叶模式图

肺实质可分为两部分：从叶支气管至终末细支气管为肺的导气部;从呼吸性细支气管至肺泡为肺的呼吸部。

一、肺的导气部

随着支气管不断分支,管径渐小,管壁渐薄,结构渐趋简单(图9-5)。

(一)叶支气管至小支气管

管壁结构与主支气管相似。上皮为假复层纤毛柱状上皮,随管径变小逐渐变薄;杯状细胞、腺体、软骨片逐渐减少;平滑肌相对增多。

(二)细支气管

细支气管(bronchiole)管径约 1 mm,上皮由起始段的假复层纤毛柱状上皮逐渐变为单层纤毛柱状上皮,杯状细胞、软骨片、腺体逐渐减少或消失,环行平滑肌明显,黏膜常向管腔内突出形成纵行皱襞。

(三)终末细支气管

终末细支气管(terminal bronchiole)内径

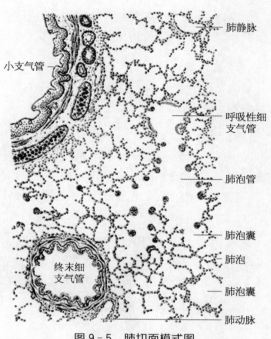

图9-5 肺切面模式图

约0.5 mm。上皮为单层柱状上皮,部分细胞有纤毛,杯状细胞、软骨片、腺体完全消失,平滑肌形成完整的环行平滑肌层,黏膜皱襞明显。细支气管和终末细支气管的平滑肌收缩或舒张,能调节进出肺小叶的气体流量。若平滑肌痉挛性收缩,使管腔变细,气流量减少,可引起呼吸困难。

电镜下,细支气管和终末细支气管的黏膜上皮内有两种细胞,一种为纤毛细胞,另一种为无纤毛细胞,后者为克拉拉细胞(Clara cell)。克拉拉细胞呈高柱状,游离面呈圆顶状突向管腔,顶部胞质内含有许多致密的分泌颗粒。克拉拉细胞的功能目前还不十分明确,因其分泌物内含有蛋白酶、黏多糖酶和水解酶,故推测可能与分解黏液,保持呼吸道通畅有关;也有人认为克拉拉细胞可对吸入的毒物或某些药物进行转化和解毒;上皮损伤时,克拉拉细胞还可分裂分化为纤毛细胞。

二、肺的呼吸部

呼吸部在终末细支气管以下,包括呼吸性细支气管、肺泡管、肺泡囊和肺泡,由于各段均有能进行气体交换的肺泡,所以称为呼吸部(图9-5)。

(一)呼吸性细支气管

呼吸性细支气管(respiratory bronchiole)为导气部过渡到呼吸部的管道。管壁不完整,可见散在的肺泡开口。黏膜上皮由单层柱状上皮逐渐移行为单层立方上皮,无杯状细胞,有克拉拉细胞和少许纤毛细胞,上皮下有散在的平滑肌及弹性纤维;在肺泡开口处上皮进一步变薄,移行为单层扁平上皮。

(二)肺泡管

肺泡管(alveolar duct)是呼吸性细支气管的分支,管壁上有更多的肺泡开口,故其自身的管壁组织很少,只存在于相邻肺泡开口之间,上皮为单层立方或单层扁平上皮,上皮下有平滑肌,环绕在肺泡开口周围,在切片上呈明显的结节状膨大。

(三) 肺泡囊

肺泡囊(alveolar sac)与肺泡管相连,实为数个肺泡的共同通道,结构与肺泡管相似,但在肺泡开口处无平滑肌,故无结节状膨大。

(四) 肺泡

肺泡(pulmonary alveoli)呈半球形小囊状,直径 $200\sim250~\mu m$,开口于肺泡囊、肺泡管及呼吸性细支气管,为气体交换的场所。成人有 3 亿～4 亿个肺泡,深吸气时总面积可达 $100~m^2$。肺泡壁很薄,衬有单层肺泡上皮。相邻肺泡之间的薄层结缔组织称肺泡隔(图 9-6)。

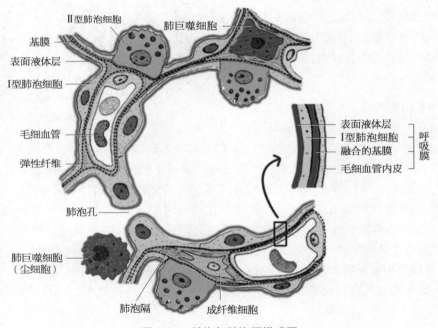

图 9-6　肺泡与肺泡隔模式图

1. **肺泡上皮**　因肺泡壁很薄,在光镜下难以识别上皮结构。电镜下,肺泡上皮由单层上皮细胞构成,上皮细胞分为Ⅰ型肺泡细胞和Ⅱ型肺泡细胞两种(图 9-6)。

(1) Ⅰ型肺泡细胞(type Ⅰ alveolar cell):数量较少,但因胞体薄而大,故覆盖了肺泡约 97% 的表面积,是气体交换的部位。细胞有核部分略厚,凸向肺泡腔面;其余部分扁平,厚约 $0.2~\mu m$。电镜下,胞质内细胞器不发达,有吞饮小泡。相邻细胞之间有连接复合体,可防止组织液漏入肺泡腔。Ⅰ型肺泡细胞无增殖能力,损伤后由Ⅱ型肺泡细胞增殖分化补充。

(2) Ⅱ型肺泡细胞(type Ⅱ alveolar cell):细胞呈圆形或立方形,核圆,胞质染色较淡,呈泡沫状。电镜下,细胞游离面有短小的微绒毛,胞质内有丰富的线粒体、溶酶体、粗面内质网和高尔基复合体,以及许多分泌颗粒。分泌颗粒外包薄膜,内含磷脂,呈同心圆或平行排列的板状结构,故称板层小体(lamellar body)(图 9-7)。板层小体内容物被释放在肺泡内表面,形成一层薄膜,称肺泡表面活性物质(pulmonary surfactant,PS),有降低肺泡表面张力及稳定肺泡形态等作用。呼气时肺泡表面活性物质密度增高,使肺泡表面张力减小,防止肺泡萎陷;吸气时表面活性物质密度降低,使肺泡表面张力增大,防止肺泡过度膨胀。某些疾病引起肺泡表面活性物质分泌减少或被破坏变性,均可导致肺泡萎陷而发生呼吸困难。表面活性物质也存在于小气道内,可保持小气道在呼气末处于开放状态。

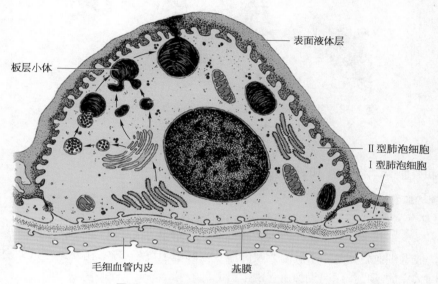

图9-7 Ⅱ型肺泡细胞超微结构模式图

2. 肺泡隔(alveolar septum) 是相邻肺泡之间的薄层结缔组织,内含丰富的弹性纤维和毛细血管网,以及成纤维细胞、肺巨噬细胞、浆细胞、肥大细胞等(图9-6)。弹性纤维有助于肺泡扩张之后的回缩,某些老年人可因弹性纤维退化变性,肺泡不能回缩而经常处于过度扩张状态,久之易形成肺气肿。

肺泡隔内的毛细血管紧贴肺泡上皮,两者的基膜大部分融合,有些部位两层基膜间有薄层结缔组织。肺泡表面液体层、Ⅰ型肺泡细胞与基膜、毛细血管基膜与内皮等结构是气体交换的必经之路,称呼吸膜(respiratory membrane)或气-血屏障(blood-air barrier),膜的总厚度仅为0.2～0.5 μm,有利于气体分子迅速通过(图9-6)。

肺巨噬细胞(pulmonary macrophage)属于单核巨噬细胞系统。主要分布于肺间质,尤以肺泡隔内为多,也可进入肺泡腔。细胞体积较大,具有活跃的吞噬、免疫和分泌功能,可吞噬肺泡腔或肺间质内的灰尘和异物,对肺的净化起重要作用。吞噬灰尘或异物后的巨噬细胞称尘细胞(dust cell),光镜下可见其胞质内有被吞噬的棕黑色颗粒(图9-8)。尘细胞一部分经呼吸道随黏液排出,另一部分则沉积在肺间质内或进入淋巴管。

3. 肺泡孔(alveolar pore) 是相邻肺泡之间相连通的小孔(图9-6),可平衡肺泡间气体压力。一旦有终末细支气管阻塞时,可经肺泡孔建立侧支通气,防止肺泡萎缩塌陷。但在肺感染时,肺泡孔也是炎症蔓延的渠道。

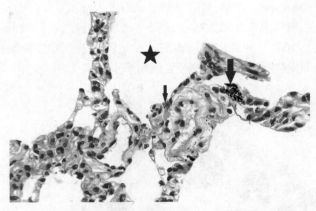

图 9-8　肺的尘细胞光镜图(HE 染色,高倍,成都中医药大学图)

➡ 尘细胞　★ 肺泡腔

三、肺的血管、淋巴管和神经

(一)肺的血管

肺的血管有两套,一套为功能性血管,另一套为营养性血管。

1. 肺动脉和肺静脉　为功能性血管。肺动脉携带静脉血由右心室入肺,沿支气管分支而分支,其终端形成毛细血管网分布于肺泡囊及肺泡并与肺泡上皮相接触,在此进行气体交换,把静脉血变成动脉血,完成呼吸作用。毛细血管网汇合成肺静脉,经肺门出肺。

2. 支气管动脉和支气管静脉　为营养性血管,是胸主动脉和肋间动脉的分支,随支气管入肺,沿支气管树分支形成毛细血管,营养支气管和肺组织。上述毛细血管部分汇入肺静脉,部分汇集形成支气管静脉,与支气管伴行,由肺门出肺。支气管动脉分支还供应脏胸膜和肺淋巴结。

(二)肺的淋巴管

肺实质内的淋巴管,沿支气管树走行,彼此相互吻合,最后回流到肺门淋巴结。脏胸膜的淋巴管彼此连接,汇成较大的淋巴管,也流入肺门淋巴结。

(三)肺的神经

肺的传出神经纤维(交感神经和副交感神经)和传入神经纤维在肺门形成肺丛,然后入肺,沿着支气管管壁进行分支。传出神经末梢分布于支气管树平滑肌、血管平滑肌和腺体,交感神经纤维为肾上腺素能神经,兴奋时使支气管平滑肌松弛。副交感神经为胆碱能神经,兴奋时使支气管平滑肌收缩。传入神经纤维末梢,分布于支气管树管壁黏膜内及肺泡上皮,纤维出肺后行于迷走神经内,将肺内的刺激传入脑呼吸中枢。

(杨恩彬)

第十章 泌 尿 系 统

导学

1. 掌握：肾单位和集合管系的位置、各部形态结构及与尿液形成的功能关系。
2. 熟悉：球旁复合体的位置、结构与功能；肾血循环的特点。
3. 了解：肾间质、输尿管和膀胱的结构特征。

泌尿系统由肾、输尿管、膀胱和尿道组成。肾是泌尿器官，产生尿液，排出体内的代谢废物，同时对人体水盐代谢和离子平衡起调节作用，从而维持机体内环境稳定。此外，肾还能分泌多种生物活性物质，调节机体生理功能。

第一节 肾

肾表面有致密结缔组织构成的被膜。肾实质分为皮质和髓质。肾皮质位于周边呈红褐色，肾皮质深入肾髓质之间的部分称肾柱。肾髓质位于皮质深部，由 15～20 个肾锥体(renal pyramid)组成。肾锥体底部朝向皮质，尖端钝圆，伸入肾小盏内，称肾乳头，乳头管开口于此(图 10-1)。

肾锥体的底与皮质相连接，二者分界不清。由肾锥体底呈辐射状伸入皮质的条纹称髓放线(medullary ray)，在髓放线之间的肾皮质称皮质迷路(cortical labyrinth)。每条髓放线与其周围的皮质迷路组成一个肾小叶，小叶之间有血管通行。一个肾锥体与其相连的皮质组成一个肾叶。

肾实质由大量肾单位和集合管系组成(图 10-1)。每个肾单位包括一个肾小体和一条与其相连的肾小管。肾小管末端汇入集合管系。它们均为单层上皮性管道，合称泌尿小管。肾内的少量结缔组织、血管和神经等，统称肾间质(图 10-2)。

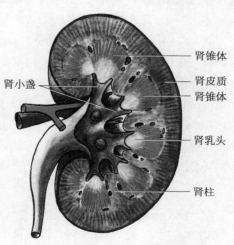

肾锥体
肾皮质
肾锥体

肾小盏

肾乳头

肾柱

图 10-1 肾冠状切面模式图

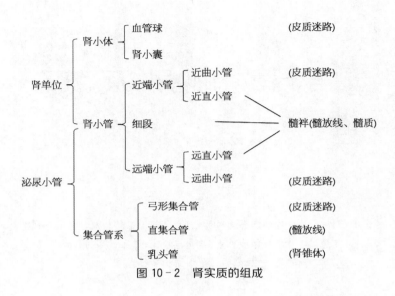

图 10-2   肾实质的组成

一、肾单位

肾单位(nephron)是形成尿液的结构和功能单位,由肾小体和肾小管两部分组成(图 10-3)。每个肾约有 100 万个肾单位。

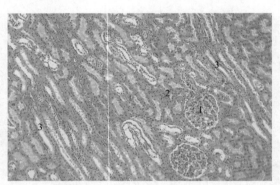

图 10-3   肾皮质光镜图(HE 染色,低倍)
1. 肾小体;2. 肾小管;3. 髓放线

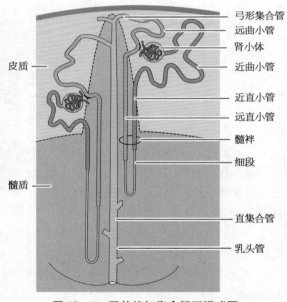

图 10-4   肾单位与集合管系模式图

肾小体位于皮质迷路和肾柱内,根据其在皮质中的分布位置将肾单位分为浅表肾单位和髓旁肾单位(图 10-4)。浅表肾单位的肾小体位于皮质浅层和中层,体积较小,髓袢和细段较短,约占肾单位总数的 85%,对尿的形成起重要作用;髓旁肾单位的肾小体位于皮质深部,体积较大,髓袢和细段较长,约占肾单位总数的 15%,对尿的浓缩有重要意义。

(一) 肾小体

肾小体(renal corpuscle)呈球形,直径约 200 μm,由血管球和肾小囊组成。临床上"肾小球"这一术语常被用来指整个肾小体。肾小体一端有微动脉出入称血管极,另一端与近曲小管相连,称尿极(图 10-5、图 10-6)。

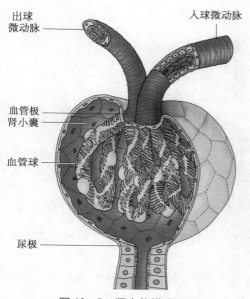

图 10－5　肾小体模式图

出球微动脉　入球微动脉　血管极　肾小囊　血管球　尿极

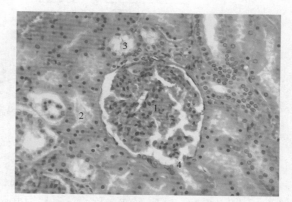

图 10－6　肾皮质光镜图（HE 染色,高倍）
1. 血管球；2. 近曲小管；3. 远曲小管；4. 尿极

1. **血管球**（glomerulus）　是包裹在肾小囊中盘曲成团的毛细血管，由入球微动脉从血管极进入肾小囊内反复分支形成网状毛细血管袢。袢状的毛细血管于近血管极处汇合成出球微动脉，离开肾小囊（图 10－5）。入球微动脉管径比出球微动脉粗，因此血管球内的血压较高，当血液流经血管球时，大量水和小分子物质滤出管壁进入肾小囊内。血管球毛细血管为有孔毛细血管，孔径 50～100 nm，内皮细胞窗孔多无隔膜封闭，利于血液中小分子物质滤过，但血细胞、血小板和大分子物质不能滤过。

血管系膜（mesangium）又称球内系膜，位于血管球毛细血管之间，主要由球内系膜细胞和系膜基质组成。光镜下，系膜细胞不易与内皮细胞区分，其主要功能有：合成基膜和系膜基质；吞噬和降解沉积在基膜上的免疫复合物，维持基膜通透性；细胞收缩可调节毛细血管管径，调节血管球内血流量；合成多种生物活性物质。系膜基质填充于系膜细胞之间，对血管球起支持作用。

2. **肾小囊**（renal capsule）　是肾小管起始部膨大凹陷形成的双层囊，内有血管球（图 10－5）。肾小囊外层（肾小囊壁层）为单层扁平上皮，在肾小体尿极与近曲小管上皮相连续。在血管极处凹陷为肾小囊内层（肾小囊脏层），两层上皮之间的狭窄腔隙称为肾小囊腔，与近曲小管腔相通。内层细胞高度特化称为足细胞（podocyte），胞体较大，伸出几个初级突起，继而再分成许多指状的次级突起。相邻次级突起相互嵌合，呈栅栏状，紧贴在毛细血管基膜外（图 10－7、图 10－8）。突起之间有宽约 25 nm 的裂隙称裂孔，裂孔上盖着一层

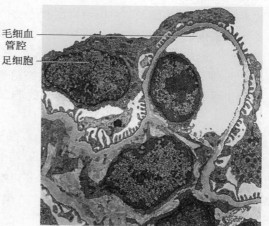

毛细血管腔　足细胞

图 10－7　血管球透电镜图

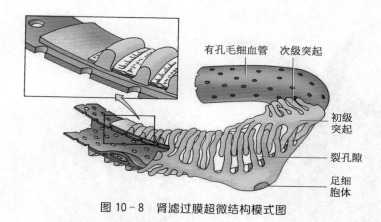

图 10-8　肾滤过膜超微结构模式图

厚 4～6 nm 的裂孔膜。次级突起内含较多微丝,微丝收缩可改变裂孔的宽度,调节血管球的滤过率。

　　当血液流经血管球毛细血管时,管内血压较高,血浆内部分物质经有孔内皮、基膜和足细胞裂孔膜滤入肾小囊腔。这三层结构称为滤过膜(filtration membrane)或滤过屏障(filtration barrier)(图 10-7、图 10-8)。滤到肾小囊腔的液体称原尿,原尿除不含大分子的蛋白质外,成分与血浆相似。成人一昼夜两肾可形成原尿约 180 L。

　　生理情况下,分子量低于 70 kDa 且带正电荷的物质可通过滤过膜,如葡萄糖、氨基酸、多肽、尿素、电解质和水等。若滤过膜受损,带负电荷的蛋白,甚至血细胞也可滤出,导致蛋白尿和血尿。

(二)肾小管

　　肾小管(renal tubule)由单层上皮细胞围成,包括近端小管、细段和远端小管三部分(图 10-4),具有重吸收和分泌、排泄等作用。

　　1. 近端小管(proximal tubule)　为肾小管中最长最粗的一段,长约 14 mm,管径 50～60 μm,管腔不甚规则。包括近曲小管(近端小管曲部)和近直小管(近端小管直部)两段。

　　(1)近曲小管(proximal convoluted tubule):位于皮质内,与肾小体尿极相连,弯曲蟠行于肾小体附近。近曲小管的管壁上皮细胞为立方形或锥体形,胞体较大,细胞界限不清;细胞核圆,靠近基底部;胞质嗜酸性。细胞游离面有刷状缘。电镜下,可见刷状缘由密集排列的微绒毛构成,扩大游离面的表面积;侧面有许多侧突,相邻细胞的侧突相互嵌合,故光镜下细胞分界不清;细胞基底部的胞膜内陷,形成质膜内褶,内褶之间有纵向排列的杆状线粒体,形成光镜下的纵纹(图 10-9、图 10-10)。侧突和质膜内褶使细胞侧面及基底面与细胞间质之间的物质交换面积增大,有利于重吸收物的排出。在细胞基部的胞膜上有丰富的 Na^+-K^+-ATP 酶,可将细胞内 Na^+ 泵出。

　　(2)近直小管:为近曲小管的延续,在髓放线和肾锥体内直行,它的结构与近曲小管相似,但上皮细胞较矮,微绒毛、侧突和质膜内褶等均不如近曲小管发达。

　　近端小管是原尿重吸收的主要场所。原尿中几乎所有的葡萄糖、氨基酸和大部分水、Na^+ 等均在此重吸收。同时,近端小管还向管腔内分泌 H^+、NH_3、肌酐和马尿酸等,还能转运和排出血液中的外来物质,如酚红、青霉素等药物。

　　2. 细段(thin segment)　位于髓放线和肾锥体内,管径细,直径 10～15 μm,管壁为单层扁平上

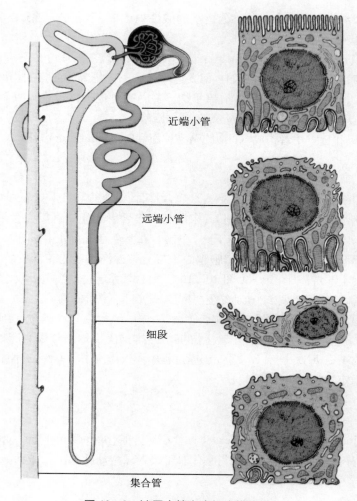

近端小管

远端小管

细段

集合管

图 10-9　泌尿小管上皮细胞模式图

皮,核突向管腔,胞质着色较浅,无刷状缘,微绒毛短而稀疏(图 10-9)。由于上皮很薄,有利于水和离子通透。

3. 远端小管(distal tubule)　由远直小管(远端小管直部)和远曲小管(远端小管曲部)构成。远端小管管腔大而规则,管壁的上皮细胞呈立方形,比近端小管细胞小,核位于胞体中央或近游离面,胞质着色浅,游离面无刷状缘,基部纵纹较明显(图 10-9、图 10-10)。

(1) 远直小管:与细段连接,从肾锥体和髓放线上行至皮质,属髓袢升支。管径约 30 μm,长约 9 mm。基部质膜内褶发达,内褶间的线粒体细长。基部胞膜上的 Na^+-K^+-ATP 酶丰富,该酶能主动

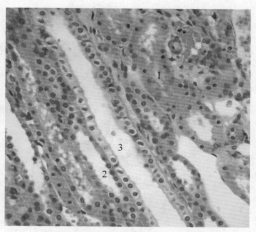

图 10-10　泌尿小管光镜图(HE 染色,高倍)
1. 近端小管;2. 远端小管;3. 集合管

向间质转运 Na^+。细胞膜上还有一种不通透水的酸性糖蛋白,阻止水的通过。因此,间质呈高渗透压状态,有利于集合管系对水的重吸收。

(2) 远曲小管(distal convoluted tubule):位于皮质内,直径 $35\sim45\ \mu m$,长 $4.6\sim5.2\ mm$,其结构与直部相似,但质膜内褶和线粒体不如直部发达。远曲小管是离子交换的场所,细胞能吸收水、Na^+,排出 K^+、H^+、NH_3,从而维持体液酸碱平衡。醛固酮可促进该段重吸收 Na^+,排出 K^+。抗利尿激素能促进该段对水的重吸收,浓缩尿液,减少尿量。

近直小管、细段和远直小管构成"U"形的结构称髓袢(medullary loop)(图 10 - 4)。

二、集合管系

集合管系(collecting duct system)包括弓形集合管、直集合管和乳头管三段(图 10 - 4)。弓形集合管位于皮质迷路内,起端连接远曲小管,末端与直集合管相连。直集合管沿着髓放线向下直行达肾锥体,至肾乳头处改称乳头管,开口于肾小盏。直集合管下行途中有许多远曲小管汇入,使直集合管的管径逐渐变粗,管壁的上皮细胞也由单层立方逐渐增高为单层柱状,浅淡的胞质和清晰的细胞界限是其主要特征(图 10 - 9、图 10 - 10)。集合管系能进一步重吸收水和进行离子交换,参与尿液浓缩、机体酸碱平衡调节,其功能受醛固酮和抗利尿激素的调节。

肾小体过滤出的原尿,流经肾小管和集合管后,原尿中绝大部分水、营养物质和无机盐等被重吸收入血,部分离子也在此进行交换,小管上皮细胞还排泌出机体部分代谢产物,最终形成终尿,终尿量仅为原尿的 1%,每日 $1\sim2\ L$。肾在泌尿过程中不仅排出了代谢废物,而且对维持机体水盐平衡和内环境的稳定起重要作用。

三、球旁复合体

球旁复合体(juxtaglomerular complex)也称肾小球旁器(juxtaglomerular apparatus),是由球旁细胞、致密斑和球外系膜细胞组成,位于肾小体血管极入球微动脉和出球微动脉之间的夹角处(图 10 - 11)。

(一) 球旁细胞

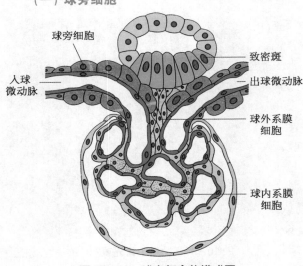

图 10 - 11　球旁复合体模式图

球旁细胞(juxtaglomerular cell)是在入球微动脉靠近血管极处,由血管壁平滑肌细胞特化而成(图 10 - 11)。细胞胞体较大,呈立方形或多边形,胞质呈弱嗜碱性。电镜下,粗面内质网和核糖体丰富,高尔基复合体发达。胞质内有丰富的分泌颗粒,颗粒内含肾素(renin)。肾素是一种蛋白水解酶,它能使血浆中的血管紧张素原变成血管紧张素Ⅰ,后者在血管内皮细胞分泌的转换酶作用下转变为血管紧张素Ⅱ。血管紧张素可使血管平滑肌收缩,血压升高,增强滤过作用。血管紧张素Ⅱ还可促进醛固酮分泌,保 Na^+ 排 K^+,促进水分重吸收,扩大血容量,升高血压。

(二) 致密斑

致密斑(macula densa)是由远曲小管靠近血管极一侧的上皮细胞形成的椭圆形斑块(图 10-6、图 10-11)。此处细胞呈高柱状,排列密集;核椭圆形,靠近细胞顶部;胞质着色浅。致密斑为离子感受器,能感受远曲小管滤液中 Na^+ 浓度变化,并将信息传给球旁细胞,使球旁细胞分泌肾素,调节水盐代谢。

(三) 球外系膜细胞

球外系膜细胞(extraglomerular mesangial cell)是一群位于血管极三角区内的细胞(图 10-11)。该细胞与球旁细胞、球内系膜细胞之间有缝隙连接,因此认为它在球旁复合体功能活动中,承担信息传递作用。

四、肾间质

肾间质是指肾单位和集合管之间存在的少量结缔组织。在肾间质中,有一种特殊的星形细胞,称间质细胞,其长轴与肾小管或集合管垂直,能分泌前列腺素和形成间质内纤维和基质。

五、肾血液循环的特点

肾血液循环有以下特点:① 肾动脉直接起于腹主动脉,血流量大,血管阻力低,每 4～5 min 流经双肾的血量等于人体的全部血量。② 肾小体入球微动脉管径比出球微动脉粗,使血管球内血流量大,血压高,有利于滤过。③ 在肾内血管通路中出现两次毛细血管,一是血管球毛细血管袢,二是出球微动脉离开肾小体后形成的球后毛细血管网,由于血流经血管球时大量水分被滤出,因此球后毛细血管内血液的胶体渗透压高,有利于肾小管上皮细胞重吸收的物质进入血流。④ 髓质内直小血管袢与髓袢紧密伴行,有利于肾小管和集合管的重吸收和尿液浓缩。⑤ 肾皮质血流量大,流速快,大约90%血液流经肾皮质,而肾髓质血流量小,流速慢。

第二节　排 尿 管 道

肾产生的终尿经肾盏、肾盂、输尿管、膀胱及尿道组成的排尿管道排至体外。排尿管道各部分的组织结构相似,均由黏膜、肌层和外膜组成,从肾小盏到膀胱这三层结构逐渐增厚。黏膜由变移上皮和固有层结缔组织构成。肌层由平滑肌构成,膀胱肌层厚,可分为内纵、中环和外纵三层;尿道内口处,环行肌增厚形成括约肌。外膜除膀胱顶部有浆膜覆盖外,其余均为纤维膜。

(龚圆渊)

第十一章 皮 肤

导学

1. 掌握：表皮角质形成细胞的分层及形态。
2. 熟悉：表皮非角质形成细胞的种类、功能；真皮的结构。
3. 了解：皮肤附属器的组成、结构和功能。

皮肤(skin)被覆于身体表面，是人体最大的器官，约占体重的 16％，其面积为 1.2～2.0 m^2，厚 1.5～4 mm。皮肤由表皮和真皮构成，借皮下组织与深层组织相连。皮肤有毛、皮脂腺、汗腺和指 (趾)甲等附属器(图 11-1、图 11-2)。皮肤与外界环境接触，能阻挡异物和病原体侵入，防止体液 丢失，对人体有重要的屏障保护作用。皮肤及其附属器还具有分泌、排泄、吸收和调节体温等功能。 皮肤内有丰富的神经末梢，具有痛、温、触和压觉的感知功能。

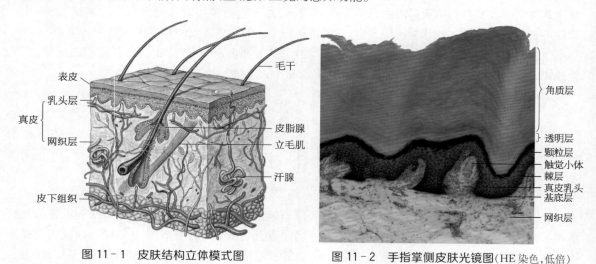

图 11-1 皮肤结构立体模式图   图 11-2 手指掌侧皮肤光镜图(HE 染色，低倍)

第一节 表 皮

表皮(epidermis)是皮肤的浅层，由角化的复层扁平上皮构成。表皮平均厚约 0.1 mm，手掌和足底最厚可达 1.5 mm,眼睑处最薄约 0.04 mm。表皮细胞分为两大类:一类为角质形成细胞,占表皮细胞的绝大多数,主要功能是形成角蛋白,参与表皮角化;另一类为非角质形成细胞,数量少,分散在角质形成细胞之间,包括黑素细胞、郎格汉斯细胞和梅克尔细胞。

一、角质形成细胞

按角质形成细胞的形态和功能,表皮由深至浅可分为五层:基底层、棘层、颗粒层、透明层和角质层(图 11-2~图 11-4)。分布于手掌和足底的表皮较厚,五层结构最典型;在颜面部和腋窝等处的表皮较薄,颗粒层和透明层不明显,角质层较薄。

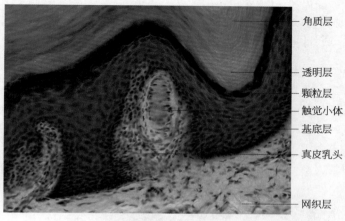

角质层
透明层
颗粒层
触觉小体
基底层
真皮乳头
网织层

图 11-3 手指掌侧皮肤光镜图(HE 染色,高倍)

1. **基底层**(stratum basale) 附着于基膜上,由 1 层低柱状或立方形基底细胞(basal cell)组成。核圆形或椭圆形,相对较大,染色较浅;胞质呈强嗜碱性,可见黄褐色黑素颗粒。电镜下,胞质内含丰富的游离核糖体,有散在或成束分布的角蛋白丝(张力丝);角蛋白丝属于中间丝,具有很强的张力。基底细胞与相邻细胞间有桥粒相连,与基膜以半桥粒相连。基底细胞是表皮的干细胞,可不断地分裂增殖并向浅表推移,分化为棘细胞并丧失分裂能力。

2. **棘层**(stratum spinosum) 由 4~10 层多边形棘细胞组成。细胞体积较大,表面伸出许多棘状突起;核圆形;胞质丰富,呈弱嗜碱性。电镜下,相邻棘细胞的突起以桥粒相连,胞质内含许多游离核糖体,角蛋白丝形成许多较粗的角蛋白丝束,并附着于桥粒上;胞质中还可见许多卵圆形的膜被颗粒,内含糖脂和固醇,呈明暗相间的板层状,故称板层颗粒,主要分布于细胞周边。棘层的深层细胞中可见少量黑素颗粒。

3. **颗粒层**(stratum granulosum) 由 3~5 层梭形细胞组成。颗粒层细胞的核和细胞器逐渐退化,胞质内含有许多形态不规则、强嗜碱性的透明角质颗粒。电镜下,透明角质颗粒无膜包裹,呈致密均质状,角蛋白丝包绕在透明角质颗粒周围或穿入其中;胞质内板层颗粒增多。板层颗粒以胞吐方式将内容物排入细胞间隙,有助于上皮细胞间的粘连,构成阻止水溶性物质透过的重要屏障。

4. **透明层**(stratum lucidum) 由 2~3 层扁平细胞组成。细胞界限不清,胞核和细胞器均消失,HE 染色切片上,此层呈嗜酸性,折光性强。细胞的超微结构与角质层相似。

5. **角质层**(stratum corneum) 为表皮的表层,由多层扁平的角质细胞组成。细胞干硬,是完全角化的死细胞,无核和细胞器,胞质内充满角蛋白。HE染色切片中,细胞呈均质状,轮廓不清,嗜酸性。电镜下,细胞内充满由密集、粗大的角蛋白丝束与均质状透明角质颗粒蛋白形成的角蛋白,胞膜因内面附有不溶性蛋白质而增厚并坚固。细胞间隙充满由脂质构成的膜状物。表层细胞间的桥粒消失,细胞连接松散,脱落后成为皮屑。

　　表皮由基底层到角质层的结构变化,反映了角蛋白形成细胞增殖、分化、移动和脱落的新陈代谢过程。同时也反映了角质形成细胞形成角蛋白,表皮角化的过程。表皮细胞更新周期为3～4周。

　　表皮是皮肤的重要保护层,是阻止物质出入的屏障,对多种物理和化学性刺激有很强的耐受力,能阻挡异物和病原体侵入,并能防止组织液丧失。

二、非角质形成细胞

　　1. 黑素细胞(melanocyte)　　能生成黑色素,分布于基底细胞之间,胞体较大,有许多突起伸入基底细胞和棘细胞之间(图11-4)。HE染色切片中,胞体呈圆形,核深染,胞质透明,突起不易辨认。电镜下,黑素细胞与角质形成细胞之间无桥粒连接,胞质内有丰富的核糖体和粗面内质网,高尔基复合体发达;同时还有圆形或卵圆形的黑素体(melanosome)颗粒,黑素体有单位膜包裹,内含酪氨酸酶,能将酪氨酸转化成黑色素。黑素体充满黑色素后成为黑素颗粒(melanin granule),光镜下呈黄褐色。黑素颗粒迁移、聚集于细胞末端、脱落形成泡状结构,再融合于角质形成细

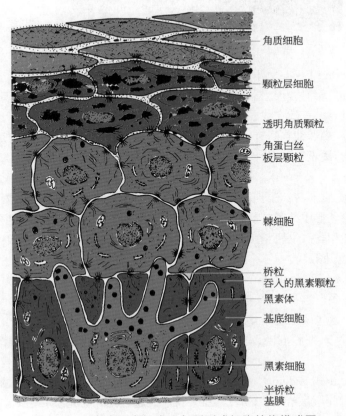

图 11-4　表皮黑素细胞及角质形成细胞结构模式图

胞内,分布于其核的周围。故黑素颗粒于黑素细胞中很少,在角质形成细胞中较多。黑色素能吸收和散射紫外线,保护表皮深层的幼稚细胞不受辐射损伤。紫外线可使酪氨酸活性增强,合成的黑色素增加。

人种间黑素细胞数量无明显差异,但黑素颗粒的大小、多少及在皮肤的分布部位,可决定不同种族或同一个体不同部位皮肤颜色的差异。黑种人的黑素颗粒大而多,分布于表皮全层;白种人的黑素颗粒小而少,主要分布于基底层;黄种人介于两者之间。

2. 郎格汉斯细胞(Langerhans cell)　散在于棘细胞之间,有多个突起。电镜下可见胞质内有杆状或网球拍状的伯贝克颗粒(Birbeck granule)。该细胞为皮肤的抗原提呈细胞,能参与免疫应答,并在免疫监视中起重要作用。

3. 梅克尔细胞(Merkel's cell)　是具有短指状突起的细胞,数目很少,大多位于表皮基底细胞之间。电镜下可见胞质内有许多高电子密度的分泌颗粒,基底面可与感觉神经末梢形成突触,故认为该细胞能感受触觉刺激。

(韩永明)

第二节　真　皮

真皮(dermis)位于表皮下方,由致密结缔组织构成,与表皮及皮下组织相接连。毛、皮脂腺、汗腺位于其中。真皮可分为乳头层和网织层(图 11-1、图 11-2)。

1. 乳头层(papillary layer)　是紧靠表皮的薄层较致密结缔组织,借基膜与表皮相连,并向表皮突出形成许多乳头状的真皮乳头(dermal papillae),使表皮与真皮的连接面积增大,连接更牢固。乳头层内含丰富的毛细血管,有利于表皮从真皮中获得营养。有些乳头内有游离神经末梢和触觉小体(图 11-3)。

2. 网织层(reticular layer)　在乳头层下方,较厚,为真皮的主要部分,与乳头层无明显的分界(图 11-2)。网织层由致密结缔组织组成,胶原纤维粗大,交织成网,弹性纤维夹杂其间,使皮肤有较大的韧性和弹性。此层内有许多血管、淋巴管、神经束及附属器,深部常见环层小体。

皮下组织(hypodermis)即解剖学中所称的浅筋膜,由疏松结缔组织和脂肪组织组成(图 11-1),皮下组织将皮肤与深部的组织连接在一起,并使皮肤有一定的可动性。皮下组织的厚薄随个体、年龄、性别和部位而异。

(韩永明)

第三节 皮肤的附属器

一、毛

人体除手掌和足底等部位外,大部分皮肤都长有毛(hair)。

毛分为毛干、毛根和毛球三部分(图11-5)。毛干露在皮肤外面;毛根位于皮肤内,上皮和结缔组织包被毛根形成毛囊;毛根和毛囊下端合为一体,形成膨大的毛球;富有血管和神经的结缔组织突入毛球底面称毛乳头。毛球是毛和毛囊的生长点。毛和毛囊斜长在皮肤内,在毛根与皮肤表面呈钝角的一侧有一束平滑肌连接毛囊和真皮,称竖毛肌(图11-1)。竖毛肌受交感神经支配,寒冷或惊恐刺激可使竖毛肌收缩,皮肤呈现"鸡皮疙瘩"。

毛有生长周期,身体各部位毛的生长周期长短不等,头发的生长周期通常为3~5年。毛发颜色取决于毛干内角质细胞中的黑色素含量,黑色素颗粒缺乏时,毛发呈白色。

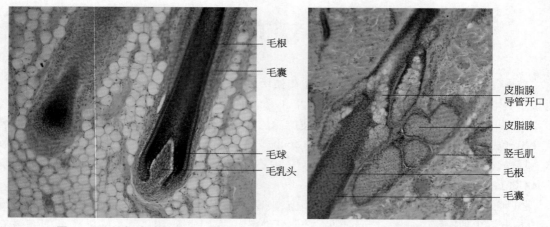

图11-5 毛根光镜图(HE染色,高倍)	图11-6 皮脂腺光镜图(HE染色,高倍)

二、皮脂腺

皮脂腺(sebaceous gland)为泡状腺,位于毛囊和竖毛肌之间。导管大多开口于毛囊上段,也可直接开口于皮肤表面。腺泡周边细胞较小,有很强的增殖能力。腺泡中心细胞较大,呈多边形,核固缩,胞质内充满脂滴(图11-1、图11-6)。分泌时,整个腺细胞解体,连同脂滴一起排出,即为皮脂。皮脂腺的发育和分泌受性激素的调节,青春期分泌活跃。皮脂具有滋润皮肤和杀菌作用。皮脂分泌过多,腺导管阻塞易形成痤疮;皮脂分泌过少,皮肤与毛发干枯,失去光泽。

三、汗腺

汗腺(sweat gland)遍布于全身的皮肤,不同部位的皮肤内,汗腺数目有显著差别,以手掌和足底最多。汗腺是单曲管状腺,分泌部位于真皮深层和皮下组织中,盘曲成团。腺上皮为 1～2 层淡染的立方形或锥形细胞组成,外方有肌上皮细胞,其收缩有助排出分泌物。导管部管腔较细,管壁由两层较小的立方上皮细胞围成,胞质弱嗜碱性。导管直行穿过真皮,管腔在表皮内呈螺旋状走行,开口于皮肤表面(图 11-1)。

汗腺分泌的汗液除含大量水分外,还含钠、钾、氯、乳酸盐和尿素。汗液分泌(出汗)是身体散热的重要方式,对调节体温起重要作用。此外,还有湿润皮肤、排泄代谢产物和离子等作用。

在腋窝、乳晕和阴部等处,有一种大汗腺,称顶泌汗腺。其分泌物为黏稠的乳状液,含蛋白质、碳水化合物和脂类等,分泌物被细菌分解后产生特别的气味。分泌过盛而致气味过浓时,则称狐臭。顶泌汗腺受性激素刺激,青春期分泌旺盛,老年时退化。

四、指(趾)甲

指(趾)甲由甲体及其周围和下方的几部分组织组成。甲体是长在指(趾)末节背面的外露部分,为坚硬透明的长方形角质板,由多层连接牢固的角化细胞构成。甲体下面的组织称甲床,由非角化的复层扁平上皮和真皮构成。甲体的近端埋在皮肤所成的深凹内,称甲根。甲体两侧嵌在皮肤形成的甲襞内。甲体与甲襞之间的沟称甲沟。甲根周围的细胞称甲母质,它是甲体的生长区。指(趾)甲受损或拔除后,只要甲母质保留,甲仍能再生。

(韩永明)

第十二章 感觉器官

导学

1. 掌握:角膜、视网膜的结构。
2. 熟悉:眼球壁和眼球内容物的结构特点及功能。
3. 了解:眼附属器和内耳的结构、功能。

感觉器官包括眼、耳、鼻、舌和皮肤中的各种感受器,能感受视觉、听觉、平衡觉、嗅觉、味觉、触觉和压觉等。本章仅叙述眼和耳。

第一节 眼

眼是视觉器官,由眼球及附属器组成。眼球包括眼球壁和眼球内容物(图12-1)。

一、眼球壁的结构

由外向内可分为纤维膜、血管膜和视网膜三层。

(一) 纤维膜

纤维膜(fibrous tunic)是眼球壁的最外层,主要由致密结缔组织构成,保护眼球内部结构和维持眼球的形状。纤维膜前1/6为透明的角膜,后5/6为乳白色坚韧不透明的巩膜。巩膜与角膜交界的移行处称角膜缘。

1. 角膜(cornea) 位于眼球的前方,无色透明,无血管和淋巴管。角膜从前向后可以分为五层(图12-1、图12-2)。

(1) 角膜上皮(corneal epithelium):为非角化的复层扁平上皮,由5~6层排列整齐的细胞组成。上皮基部平坦,细胞无色素,再生能力强,损伤后易修复。上皮内有丰富的游离神经末梢,感觉十分敏锐。

(2) 前界层(anterior limiting lamina):为不含细胞的透明均质薄层,内有胶原原纤维和基质。损伤后不能再生。

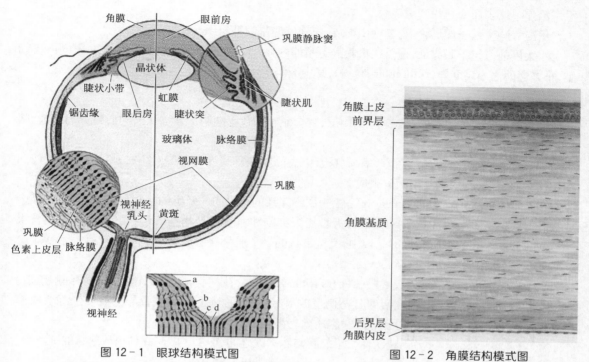

图 12-1 眼球结构模式图

a. 节细胞；b. 双极细胞；c. 视杆细胞；d. 视锥细胞

图 12-2 角膜结构模式图

（3）角膜基质（corneal stroma）：为角膜中最厚的一层，约占整个角膜厚度的90%，由许多与表面平行排列的胶原原纤维组成，纤维排列成层，相邻板层的纤维互相垂直。纤维板层间可见有细长突起的角膜细胞，能产生纤维和基质。基质中含较多水分，无血管、淋巴管，无色素颗粒，使角膜透明。此层损伤常形成角膜瘢痕，影响视力。但因其无血管和淋巴管，故角膜移植成功率较高。

（4）后界层（posterior limiting lamina）：较前界层薄，也由胶原原纤维和基质组成。它在角膜缘伸向虹膜根部，形成小梁网（trabecular meshwork）（图12-3）。

（5）角膜内皮（corneal endothelium）：位于角膜的最内面，为单层扁平上皮。细胞间有紧密连接，能阻挡房水进入。上皮细胞参与后界层的形成与更新。角膜内皮细胞无再生能力。

2. 巩膜（sclera） 乳白色，坚韧不透明，由大量粗大的胶原纤维交织而成，内含少量血管、神经、成纤维细胞及色素细胞。

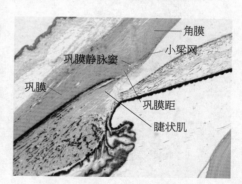

图 12-3 角膜缘光镜图（HE染色，低倍）

3. 角膜缘（corneal limbus） 角膜缘内侧部的巩膜静脉窦（sclerae venous sinus）和小梁网是房水循环的重要结构。在巩膜静脉窦内侧，巩膜组织向前突出，称巩膜距（scleral spur），小梁网和睫状肌均附于此（图12-3）。

角膜缘上皮细胞层数常超过10层，内含郎格汉斯细胞和黑素细胞，其基底部细胞具有干细胞特征，能不断分裂增生，向角膜中央方向迁移，补充角膜基底层。目前，临床上已经开展角膜缘移植手术治疗眼球表面的一些严重疾病。

巩膜静脉窦是一环形管道,管壁由内皮、不连续的基膜等组织构成。

小梁网前方起于后界层,覆盖在巩膜静脉窦的内侧,小梁的轴心为胶原纤维,表面覆以内皮细胞,小梁之间为小梁间隙(trabecular space),其中充满房水。

(二)血管膜

血管膜(vascular tunic)是眼球壁的中层,富含血管和色素细胞。该层从前向后可分为虹膜、睫状体和脉络膜三个部分。

1. **虹膜(iris)** 位于角膜后方,呈圆盘状,中央的圆孔称瞳孔(pupil)(图 12-1)。虹膜由前向后由前缘层、虹膜基质和虹膜上皮组成。

(1)前缘层(anterior border layer):由一层不连续的扁平的成纤维细胞和色素细胞构成。

(2)虹膜基质(iris stroma):为含有大量黑素细胞和血管的疏松结缔组织。黑素细胞中含大量的黑素颗粒。在靠近瞳孔缘的基质中,有宽带状的平滑肌环绕瞳孔排列,称瞳孔括约肌,受副交感神经支配,收缩时使瞳孔缩小。

(3)虹膜上皮:又称视网膜虹膜部(pars iridica retinae),属视网膜盲部,由前后两层细胞组成。前层特化为肌上皮细胞,在瞳孔括约肌外侧呈放射状排列,称瞳孔开大肌,受交感神经支配,收缩时使瞳孔开大;后层细胞较大,呈立方形,胞质内充满黑素颗粒。

2. **睫状体(ciliary body)** 睫状体位于虹膜与脉络膜之间,前1/3肥厚并伸出放射状的睫状突,后2/3逐渐变平,终止于锯齿缘。睫状体由睫状肌、基质与上皮组成(图 12-1)。

(1)睫状肌:为平滑肌,肌纤维的排列有三种方向,外侧为纵行,中间呈放射状,内侧为环行。它们具有调节晶状体曲度和小梁间隙大小的作用。

(2)基质:为富含血管和色素细胞的结缔组织,主要分布在睫状体内侧和睫状突中。

(3)睫状体上皮:又称视网膜睫状体部(pars ciliaris retinae),也属视网膜盲部,由两层细胞组成。外层为立方形的色素细胞,内有粗大的色素颗粒。内层为立方形或矮柱状的非色素细胞,内质网和高尔基复合体较发达,参与玻璃体的形成和分泌房水。

睫状突与晶状体之间通过睫状小带(ciliary zonule)相连(图 12-1),睫状小带是由许多直径为 11~12 nm 的管状微原纤维构成。睫状肌收缩时,睫状体突向前方内侧,睫状小带松弛,晶状体变凸;睫状肌松弛时,睫状小带紧张,晶状体被拉平。借此调节晶状体曲度,从而对视力进行调节。

3. **脉络膜(choroid)** 脉络膜为血管膜的后 2/3 部分,填充在巩膜与视网膜之间,为富含血管和黑素细胞的疏松结缔组织(图 12-1、图 12-4)。

(三)视网膜

视网膜(retina)位于血管膜的内面,分为虹膜部、睫状体部和脉络膜部。前两部无感光作用,称为盲部;脉络膜部具有感光作用,又称为视网膜视部。视网膜视部由外向内分为色素上皮层和神经层。

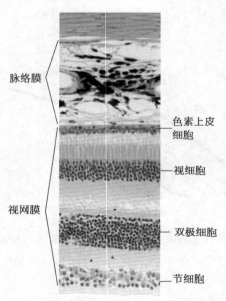

图 12-4 脉络膜及视网膜光镜图
(HE 染色,高倍)

脉络膜

视网膜

色素上皮细胞

视细胞

双极细胞

节细胞

1. **色素上皮层**（pigment epithelial layer） 是视网膜的最外层，为单层立方上皮（图 12-5）。细胞基底部紧附于脉络膜，细胞顶部与视细胞相接触，并有大量的突起伸入视细胞之间，但两者之间不形成结构上牢固的连接，所以视网膜剥离常发生在这两者之间。色素上皮胞质内含有大量的黑素颗粒和溶酶体。黑素颗粒可防止强光对视细胞的损伤。溶酶体能吞噬视细胞脱落下来的膜盘。色素上皮还可贮存维生素 A，参与视紫红质的再生。相邻色素上皮细胞间的紧密连接构成血-视网膜屏障。

2. **神经细胞层** 主要由三层细胞构成，由外向内依次是视细胞层、双极细胞层、节细胞层。

（1）**视细胞**（visual cell）：又称感光细胞（photoreceptor cell），属双极神经元，有内突和外突。视细胞可分为视杆细胞和视锥细胞两种（图 12-5）。

1）**视杆细胞**（rod cell）：数量多，中央凹处无视杆细胞。视杆细胞胞核较小，染色较深，外突呈细长的杆状，

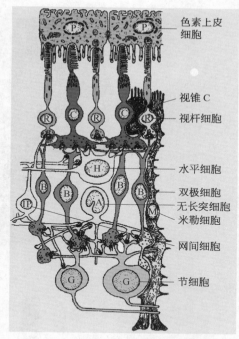

图 12-5 视网膜细胞构成模式图

称为视杆。视杆分内节与外节两段，内节是合成感光蛋白的部位，外节为感光部位，含有许多平行排列的膜盘（membranous disc），它们是由外节基部一侧的胞膜内陷，并与胞膜分离后独立形成（图 12-6）。膜盘不断更新，由外节基部向顶部推移，顶部衰老的膜盘不断脱落，并被色素上皮细胞吞噬。膜盘上镶嵌的感光物质称视紫红质（rhodopsin），感受弱光。视紫红质由 11-顺视黄醛和视蛋白组成。维生素 A 是合成 11-顺视黄醛的原料。因此，当人体维生素 A 不足时，视紫红质缺乏，易患夜盲症。视杆细胞的内突末端膨大呈小球状，与双极细胞和水平细胞形成突触（图 12-5）。

2）**视锥细胞**（cone cell）：数量少，多集中在黄斑，越向周围越少。细胞形态与视杆细胞近似。不同的是视锥细胞的胞核较大，染色较浅，外突呈短圆锥状，称视锥。视锥也分内节和外节。外节内的膜盘大多与胞膜不分离，顶部膜盘也不脱落（图 12-6），膜盘上嵌有能感受强光和色彩的视色素，由内节不断合成和补充。人和绝大多数哺乳动物有三种视锥细胞，分别含红敏色素、蓝敏色素和绿敏色素。如缺少感红光（或绿光）的视锥细胞，则不能分辨红（或绿）色，为红（或绿）色盲。视锥细胞的内突末端膨大呈足状，可与一个或多个双极细胞的树突以及水平细胞形成突触（图 12-5）。

（2）**双极细胞**（bipolar cell）：为连接视细胞和节细胞的纵向联络神经元。外侧的树突与视细胞内突形成突触，内侧的轴突与节细胞的树突形成突触。少数双极细胞只与一个视锥细胞和一个节细胞形成突触，大多数双极细胞可与多个视细胞和多个节细胞形成突触（图 12-5）。

此层还有水平细胞（horizontal cell）和无长突细胞（amacrine cell）等中间神经元，参与局部环路的组成，与视觉信号的传导和调控有关（图 12-5）。放射状胶质细胞（radial neuroglial cell）又称米勒细胞（Müller cell），为视网膜内的一种神经胶质细胞。细胞狭长而不规则，几乎贯穿神经细胞层，突起为叶片状（图 12-5）。放射状胶质细胞具有营养、支持、绝缘和保护作用。

（3）**节细胞**（ganglion cell）：为有长轴突的多极神经元。胞体较大。树突与双极细胞形成突

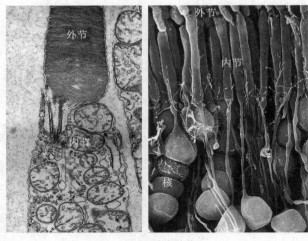

a. 视细胞电镜像

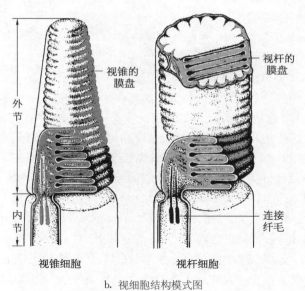

b. 视细胞结构模式图

图 12-6　视细胞超微结构

触;轴突向眼球后极汇集形成视神经穿出眼球(图 12-5)。

(四) 黄斑和视神经乳头

在眼底,视网膜后极有一浅黄色区域,称黄斑(macula lutea),黄斑的中央有一小凹称中央凹(central fovea)。中央凹的视网膜最薄,此处除色素上皮外,只有视锥细胞,它们与双极细胞和节细胞形成一对一的通路,是视觉最敏感区域(图 12-7)。

视神经穿出眼球的部分,称视神经乳头(papilla of optic nerve),此处缺乏视细胞,无感光作用,故又称生理盲点(图 12-8)。

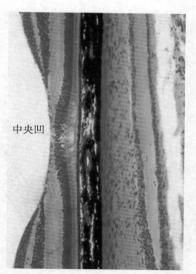

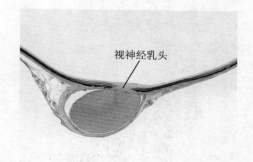

图 12-7　视网膜的黄斑和中央凹光镜图(HE 染色,低倍)　　**图 12-8　视神经乳头光镜图**(HE 染色,低倍)

二、眼球内容物

(一) 晶状体

晶状体(lens)为具有弹性的双凸镜透明体,前面较平,后面较凸,前后面交界处为赤道板。晶状体前方有一层立方形的晶状体上皮,在赤道板处渐变为细长的柱状,称晶状体纤维,新形成的纤维位于浅层构成晶状体的皮质;老的纤维细胞核消失,含水量减少,被推向中央,构成晶状体核。晶状体内无血管和神经,营养由房水供给。老年人晶状体的弹性减弱,透明度降低,甚至混浊,称老年性白内障。

(二) 玻璃体

玻璃体(vitreous body)位于晶状体和视网膜之间,为无色透明的胶状体。含水量达 99%,其余为无机盐、透明质酸、玻璃蛋白及胶原原纤维等。玻璃体液化时,患者可感到眼前有飘动的黑点,临床称"飞蚊症"。晶状体后极至视神经乳头中央的透明管,是胚胎时期玻璃体动脉的遗迹。

(三) 房水

房水(aqueous humor)充满于眼房内,为含少量蛋白质的无色透明液体,呈弱碱性。房水由睫状体血管内的血液渗出以及非色素上皮细胞分泌的产物组成。房水从眼后房经瞳孔至眼前房,然后沿前房角经小梁网间隙进入巩膜静脉窦,最终从静脉导出。房水的产生和排出保持动态平衡,维持正常眼内压,并对晶状体和角膜等有营养作用。如果房水回流受阻,眼球内压增高,就会导致青光眼。

三、眼附属器

(一) 眼睑

眼睑(eyelid)覆盖于眼球前方,有保护眼球的作用。眼睑由前向后分为五层(图 12-9)。

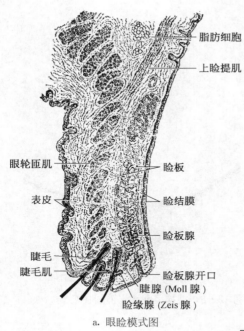

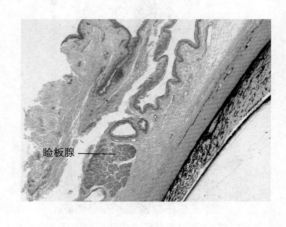

a. 眼睑模式图   b. 眼睑光镜图(HE 染色, 低倍)

图 12 - 9 眼睑

1. **皮肤** 薄而柔软。睑缘有 2~3 列睫毛, 睫毛根部的皮脂腺称睑缘腺, 又称 Zeis 腺。睑缘处还有一种腺腔较大的汗腺称睫腺, 又称 Moll 腺, 开口于睫毛毛囊或睑缘。两种腺体炎症时形成麦粒肿。

2. **皮下组织** 为薄层疏松结缔组织, 脂肪很少或无, 因此易发生水肿和淤血。

3. **肌层** 主要为骨骼肌, 包括眼轮匝肌和上睑提肌。

4. **睑板** 由致密结缔组织构成, 质地坚韧, 构成眼睑的支架。睑板内有许多平行排列的分支管泡状脂腺, 称睑板腺, 导管开口于睑缘, 分泌物有润滑睑缘和保护角膜的作用。若分泌物阻塞导管, 可引起霰粒肿。

5. **睑结膜** 为薄层黏膜, 表面为含杯状细胞的复层柱状上皮, 上皮下是富含弹性纤维的固有层。

(二) 泪腺

泪腺(lacrimal gland)为浆液性复管状腺, 腺上皮为单层立方或柱状, 泪腺分泌泪液, 保持角膜和结膜的湿润、清洁及杀菌作用。

（张　娜）

第二节 | 耳

耳由外耳、中耳和内耳三部分组成。外耳、中耳收集和传导声波, 内耳是听觉和位觉感受器所在部位。

一、外耳

外耳(external ear)包括耳郭、外耳道和鼓膜(tympanic membrane)。耳郭由弹性软骨和薄层皮肤构成。外耳道的外侧段为软骨部，内侧段为骨部，表面覆以皮肤，皮下组织很少，皮肤与骨膜紧密相贴，而且感觉神经末梢丰富，因此外耳道发生疖肿时压迫神经，疼痛较剧烈。在软骨部的皮肤内有大汗腺，称耵聍腺(ceruminous gland)，腺体的分泌物称耵聍。鼓膜为卵圆形的半透明膜，有三层结构：外层为复层扁平上皮，与外耳道表皮延续；内层为黏膜，由单层扁平上皮和薄层疏松结缔组织构成，与鼓室黏膜延续；中间层主要由两层胶原纤维束和少量弹性纤维组成。

二、中耳

中耳(middle ear)包括鼓室、咽鼓管和乳突小房(图12-10)。鼓室是颞骨内一个不规则的腔，内有三块听小骨。腔面和听小骨表面均覆盖有薄层黏膜，并延伸到乳突小房。上皮因覆盖部位不同而不同，上皮下为薄层结缔组织。咽鼓管为鼓室与咽的交通管道，前2/3为软骨部，后1/3为骨性部。近鼓室段的黏膜上皮为单层柱状；近鼻咽段的上皮为假复层纤毛柱状，纤毛向咽部摆动。

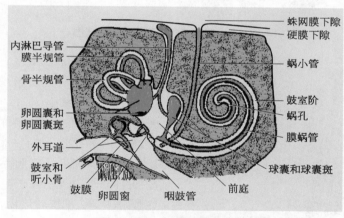

图12-10　中耳与内耳模式图

三、内耳

内耳(internal ear)位于颞骨岩部内，由两组管道组成，管道走向复杂，故称迷路(labyrinth)。迷路包括两部分：骨迷路和膜迷路。膜迷路腔内充满的液体称内淋巴，膜迷路与骨迷路之间的腔隙内充满外淋巴。内、外淋巴互不交通，有营养内耳和传递声波的作用。

(一)骨迷路

骨迷路从后至前包括：3个骨半规管、前庭和耳蜗(图12-10)。
骨迷路内的外淋巴可能由骨膜内的毛细血管血液渗透而来，也可能来自蛛网膜下隙内的脑脊液。

(二)膜迷路

膜迷路套在骨迷路内，可分为膜半规管、膜前庭(椭圆囊和球囊)和膜蜗管三部分，膜迷路的管腔相互连通(图 12 - 10)。在膜壶腹、椭圆囊外侧壁和球囊前壁的黏膜局部增厚突起,分别称壶腹嵴、椭圆囊斑和球囊斑,均为位觉感受器。人的膜蜗管围绕蜗轴盘旋两周半,切面呈三角形(图 12 - 11)。膜蜗管的顶壁为前庭膜,外侧壁的上皮中含有血管故称血管纹(stria vascularis),内淋巴由此处分泌而来。膜蜗管的底壁由内侧的骨螺旋板和外侧的膜螺旋板构成。膜螺旋板又称基底膜,基底膜的上皮增厚形成螺旋器,为听觉感受器。

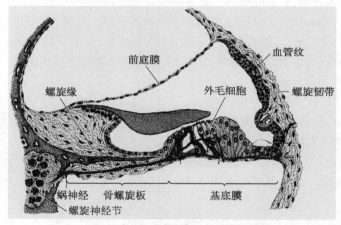

图 12 - 11　膜蜗管和螺旋器结构模式图

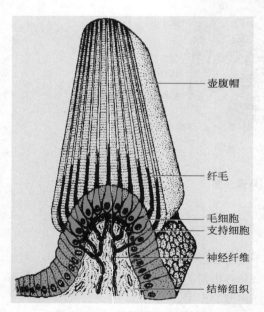

图 12 - 12　壶腹嵴结构模式图

1. **壶腹嵴**(crista ampullaris)　壶腹嵴是膜壶腹内局部黏膜增厚,呈嵴样的突起,表面覆以高柱状上皮,内含支持细胞和毛细胞(图 12 - 12)。毛细胞(hair cell)呈烧瓶状或柱状,位于嵴顶部的支持细胞之间,顶部有许多静纤毛,静纤毛一侧有一根较长的动纤毛,纤毛伸入圆顶状的壶腹帽内。壶腹帽由支持细胞分泌形成。前庭神经的纤维末梢分布于毛细胞的基部并形成突触。壶腹嵴感受头部旋转运动开始和终止时的刺激。由于 3 个半规管互相垂直排列,头部作任何方向旋转,均能导致半规管的内淋巴位移,发生壶腹帽的倾倒,从而刺激毛细胞,兴奋通过前庭神经传入脑。

2. **椭圆囊斑**(macula utriculi)和**球囊斑**(macula sacculi)　椭圆囊斑和球囊斑是椭圆囊和球囊壁黏膜局部增厚形成,斑块较壶腹嵴平坦,表面上皮结构与壶腹嵴相似,但毛细胞的纤毛较短,斑顶覆盖的胶质膜称位砂膜,内有细小的碳酸钙结晶,称位砂(图 12 - 13)。椭圆囊斑和球囊斑接受直线运动开始和终止时的刺激,以及头部处于静止时的位觉。由于两个斑的位置互成直角,位砂的比重大于内淋巴,故无论头部处于任何位置,位砂膜都可受地心引力的作用而刺激毛细胞。毛细胞感受的刺激经前庭神经传入纤维传入脑。

3. **螺旋器**(spiral organ)　又称 Corti 器,位于膜蜗管的基底膜上。螺旋器由支持细胞和毛细胞组成(图 12 - 11、图 12 - 14)。

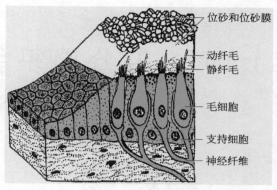

位砂和位砂膜
动纤毛
静纤毛
毛细胞
支持细胞
神经纤维

图 12-13　斑结构模式图

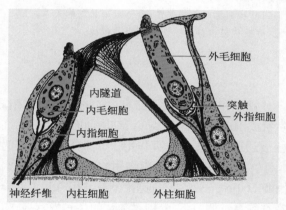

外毛细胞
内隧道
内毛细胞
内指细胞
突触
外指细胞
神经纤维　内柱细胞　外柱细胞

a. 螺旋器结构模式图

外毛细胞
内毛细胞
内隧道
内指细胞
内柱细胞
外柱细胞
外指细胞

b. 螺旋器光镜图（HE 染色,高倍)

图 12-14　螺旋器

(1) 支持细胞:主要有柱细胞和指细胞。柱细胞(pillar cell)排列为内、外两行,分别称内柱细胞和外柱细胞,细胞的基部较宽,并列于基底膜上,胞体中部细而长,彼此分离围成一个三角形的内隧道,细胞顶部彼此嵌合(图 12-14)。柱细胞起支持作用。指细胞(phalangeal cell)也分内指细胞和外指细胞。内指细胞位于内柱细胞内侧,只有 1 列;外指细胞位于外柱细胞外侧,有 3～5 列。指细胞呈杯状,基部位于基底膜上,顶部伸出一个指状突起抵达螺旋器的游离面。指细胞有支持毛细胞的作用。

(2) 毛细胞:是感受声波刺激的细胞。毛细胞分内毛细胞(inner hair cell)和外毛细胞(outer hair cell),分别位于内、外指细胞的胞体上(图 12-14)。内毛细胞排成 1 列,外毛细胞排成 3～4 列。毛细胞底部与来自耳蜗神经节细胞的树突形成突触;毛细胞顶部有许多静纤毛。螺旋缘表面的上皮细胞分泌胶质性物质形成盖膜(tectorial membrane),覆盖在螺旋器的上方。外毛细胞的静纤毛插入盖膜的胶质中。

基底膜内除有血管和神经外,还含有从蜗轴向外呈放射状排列的胶原样细丝束,称听弦(auditory string),人约有 20 000 根。从蜗底至蜗顶,听弦长度逐渐增长,因此,近蜗底部基底膜的共振频率高,越至蜗顶部,共振频率越低。螺旋器是听觉感受器。有些药物,如链霉素、庆大霉素使用不当,可使毛细胞损伤、退化,造成耳聋。

(张　娜)

第十三章 内分泌系统

导学

1. 掌握：甲状腺、肾上腺、垂体的光镜结构及其分泌的激素。
2. 熟悉：内分泌腺和不同功能内分泌细胞的结构共性；垂体与下丘脑的关系。
3. 了解：松果体的结构及功能；弥散神经内分泌系统的概念和组成。

内分泌系统(endocrine system)由独立的内分泌腺和散在于其他器官内的内分泌细胞组成。内分泌腺的结构特点是：腺细胞排列成团状、索状或围成滤泡状，无导管，细胞间有丰富的毛细血管。腺细胞的分泌物称激素(hormone)。激素主要通过血液循环发挥作用。少部分细胞分泌的激素可直接作用于邻近的细胞(旁分泌)和细胞本身(自分泌)。每种激素作用的特定器官或特定细胞，称为这种激素的靶器官(target organ)或靶细胞(target cell)。靶细胞上具有与相应激素特异结合的受体，激素与受体结合后，产生生理效应，在神经系统调节下，分别对人体的生长发育、新陈代谢和生殖等功能发挥重要的调控作用。

根据激素的化学性质，将内分泌细胞分为含氮激素分泌细胞和类固醇激素分泌细胞两类(表13-1)。

表13-1 两类内分泌细胞比较

细 胞	含氮激素分泌细胞	类固醇激素分泌细胞
超微结构特点	胞质中粗面内质网、高尔基复合体发达，有膜包被的分泌颗粒	胞质内含有滑面内质网、管状嵴线粒体和较多的脂滴
分泌的激素	含氮激素(包括氨基酸衍生物、胺类、肽类和蛋白质类激素)	类固醇激素
分布	甲状腺、甲状旁腺、腺垂体、肾上腺髓质、APUD系统	肾上腺皮质、睾丸间质、黄体

第一节 甲 状 腺

甲状腺外包薄层结缔组织被膜，实质由大量滤泡(follicle)构成，滤泡之间有丰富的有孔毛细血管,滤泡之间和滤泡上皮细胞之间有滤泡旁细胞。

一、滤泡

滤泡(follicle)由单层滤泡上皮细胞围成,呈不规则球形或卵圆形,大小不一,直径 0.02~ 0.9 mm。滤泡腔内充满胶质(colloid),是滤泡上皮细胞的分泌物,内含甲状腺球蛋白(图 13-1)。滤泡上皮细胞一般为立方形;核圆,居中;胞质呈弱嗜碱性。电镜下,胞质内有丰富的粗面内质网、线粒体和溶酶体,高尔基复合体发达,在胞质顶部常见分泌颗粒和胶质小泡(图 13-2)。甲状腺滤泡的形状可随功能状态而改变,功能活跃时,细胞呈矮柱状,滤泡腔内胶质减少;反之,细胞变为扁平形,滤泡腔内胶质增多。

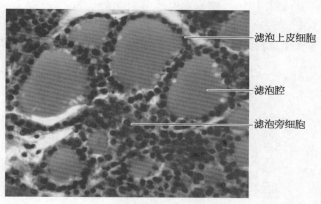

图 13-1　甲状腺光镜图(HE 染色,高倍)

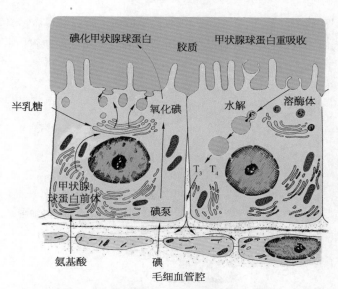

图 13-2　甲状腺滤泡上皮细胞超微结构及甲状腺激素合成与分泌模式图

甲状腺滤泡具有合成、贮存和分泌甲状腺激素(thyroid hormone)的功能。滤泡上皮细胞从血液中摄取酪氨酸,经粗面内质网和高尔基复合体形成甲状腺球蛋白释放入滤泡腔内;滤泡上皮细胞从血液中摄取的碘离子被氧化后也进入滤泡腔,与甲状腺球蛋白结合,形成碘化甲状腺球蛋白并贮存于腔内;在促甲状腺激素的作用下,滤泡上皮细胞以吞饮方式将碘化甲状腺球蛋白重吸收入胞质内,形成胶质小泡,胶质小泡与溶酶体融合,小泡内的甲状腺球蛋白被分解为四碘甲腺原氨酸(T_4)以及少量活性更强的三碘甲状腺原氨酸(T_3)两种甲状腺素,经细胞基底部释放入血(图13-2)。

甲状腺激素可加快新陈代谢,提高神经兴奋性,促进婴幼儿骨骼和神经系统发育。甲状腺功能亢进时,机体新陈代谢加快,耗氧量增多,出现消瘦、乏力等症状;甲状腺功能低下时,在婴幼儿可导致呆小症,在成年则可出现黏液性水肿。

二、滤泡旁细胞

滤泡旁细胞(parafollicular cell)是甲状腺内另一种内分泌细胞,数目较少,位于滤泡之间或滤泡上皮细胞之间,不与滤泡腔相接触。细胞较大,HE染色胞质着色浅(图13-1),镀银染色可见胞质内有黑色嗜银颗粒。电镜下,细胞基底部可见分泌颗粒,内含降钙素(calcitonin,CT),又称降钙素细胞。降钙素的主要作用是抑制破骨细胞活动,减少骨盐释放入血,并抑制肾小管对钙的重吸收,使血钙浓度降低。

(刘建春)

第二节 | 甲 状 旁 腺

甲状旁腺位于甲状腺侧叶后面,多为上、下两对,呈黄褐色卵圆形小体,外包结缔组织被膜。腺实质内腺细胞排列成索团状,其间有少量结缔组织和丰富的有孔毛细血管。腺细胞分主细胞和嗜酸性细胞两种(图13-3)。

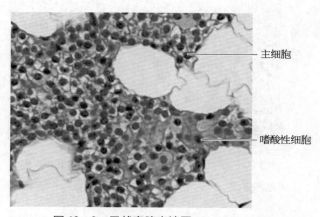

主细胞

嗜酸性细胞

图13-3 甲状旁腺光镜图(HE染色,高倍)

主细胞(chief cell):构成腺实质的主体,数量多,细胞小,呈多边形或圆形。HE染色胞质着色浅淡,内含分泌颗粒。主细胞分泌甲状旁腺激素,与降钙素相互拮抗,共同调节钙的代谢,维持机体血钙平衡。

嗜酸性细胞：单个或成群分布于主细胞之间,量较少,胞体较主细胞大;核小而着色深;胞质内充满嗜酸性颗粒,此颗粒即电镜下密集的线粒体。嗜酸性细胞功能不详。

（刘建春）

第三节　肾上腺

肾上腺外包结缔组织被膜,腺实质分为周边的皮质和中央的髓质两部分,均富含血窦。皮质来源于中胚层,髓质来源于外胚层,二者的发生和结构不同,功能密切相关。

一、皮质

肾上腺皮质占肾上腺体积的 80%～90%,因富含类脂而呈黄色。根据细胞的形态结构和排列特征,可将皮质由浅至深分为球状带、束状带和网状带(图 13 - 4)。各带细胞均分泌类固醇激素,具有类固醇激素分泌细胞的超微结构特点,尤以束状带细胞最为典型。

（一）球状带

球状带(zona glomerulosa)位于被膜下方,较薄,腺细胞排列成球状或团状。细胞较小,呈锥形或多边形,核小而深染;胞质染色略深,内含少量脂滴。球状带细胞分泌盐皮质激素(mineralocorticoid),如醛固酮(aldosterone),能促使肾远曲小管和集合管重吸收 Na^+ 及排出 K^+,起到“保钠排钾”的作用,从而参与水盐代谢调节。

（二）束状带

束状带(zona fasciculata)是皮质中最厚的部分。腺细胞排列成单行或双行细胞素。细胞较大,呈多边形,核大而圆,着色浅;胞质内富含脂滴,HE 染色,因脂滴溶解,使胞质呈浅染的泡沫状。电镜下,除脂滴外,还可见发达的滑面内质网和管状嵴线粒体。束状带细胞分泌糖皮质激素(glucocorticoid),对糖、蛋白质和脂肪代谢均有作用,还有抑制免疫应答和抗炎症反应等作用。若垂体肿瘤引起糖皮质激素分泌过多,可致库欣综合征。

（三）网状带

网状带(zona reticularis)位于皮质的最内层,较薄,腺细胞排列成索状,互相连接成网。细胞较小,核小,着色深;胞质内含脂褐素和少量脂滴。网状带细胞主要分泌雄激素,也分泌少量雌激素和糖皮质激素。

二、髓质

髓质位于肾上腺的中央,与网状带相接,主要由髓质细胞构成,腺细胞具有含氮激素分泌细胞的超微结构特点。髓质细胞排列成索状或网状,其间有血窦和少量结缔组织,髓质中央有中央静脉。髓质细胞呈多边形;核圆,着色浅;胞质嗜碱性。用重铬酸盐处理标本时,胞质内可见棕黄色的嗜铬颗粒,故髓质细胞又称嗜铬细胞(chromaffin cell)(图 13 - 4)。电镜下,嗜铬颗粒为有膜

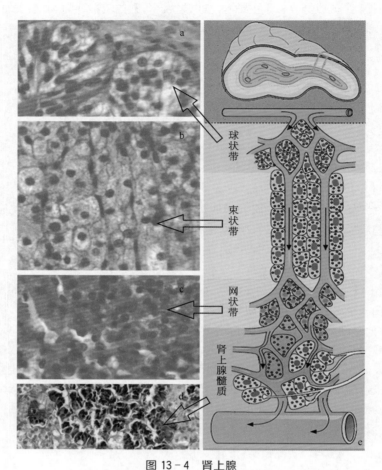

图 13 - 4　肾上腺

a、b、c、d. 光镜图(HE 染色,高倍);e. 模式图

包被的致密颗粒。大部分细胞的颗粒内含有肾上腺素(adrenaline),称肾上腺素细胞,占髓质细胞的 80%;少部分细胞的颗粒内含有去甲肾上腺素(noradrenaline),称去甲肾上腺素细胞。肾上腺素能提高心肌兴奋性,使心率加快,心脏和骨骼肌的血管扩张;去甲肾上腺素能使小血管收缩而升高血压。

除髓质细胞外,髓质内还可见散在分布的交感神经节细胞。髓质细胞与交感神经节细胞来源相同,故都受交感神经节前纤维支配。当交感神经兴奋时,神经末梢释放乙酰胆碱,引起髓质细胞释放肾上腺素和去甲肾上腺素。

肾上腺皮质和髓质的血窦相连续,大部分血液由皮质流向髓质,再汇入中央静脉离开肾上腺。流经髓质的血液中含有较高浓度的皮质激素,其中的糖皮质激素可增强嗜铬细胞所含的 N -甲基转移酶的活性,使去甲肾上腺素甲基化,转变为肾上腺素。由此可见,肾上腺皮质对髓质细胞的激素生成有很大的影响。

（刘建春）

第四节 | 垂 体

垂体位于蝶骨的垂体窝内,呈卵圆形,重约 0.6 g,可分泌多种激素,对其他许多内分泌腺进行调控。垂体分为腺垂体(adenohypophysis)和神经垂体(neurohypophysis)两部分(图13-5),二者来源和结构均不同。腺垂体来源于胚胎口凹的外胚层上皮,神经垂体来自间脑底部的漏斗。通常所说的垂体前叶主要指远侧部,后叶指神经部和中间部。

一、腺垂体

(一)远侧部

远侧部(pars distalis)是腺垂体的主要部分,约占腺垂体的 3/4。腺细胞排列成团、索状,少数细胞围成滤泡,其间有丰富的血窦和少量结缔组织。HE 染色,按染色特征可将腺细胞分为嗜色细胞和嫌色细胞两类,嗜色细胞又分为嗜酸性细胞和嗜碱性细胞(图

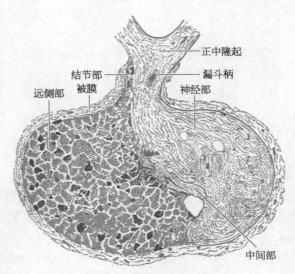

图 13-5 垂体分部模式图

13-6、图 13-7)。电镜下,绝大多数腺细胞具有含氮激素分泌细胞的结构特点。根据细胞分泌激素的不同,又可对细胞进一步分类,并按其所分泌的激素命名。

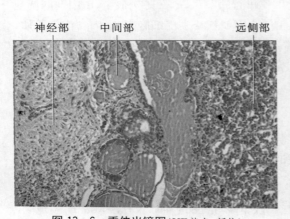

图 13-6 垂体光镜图(HE 染色,低倍)

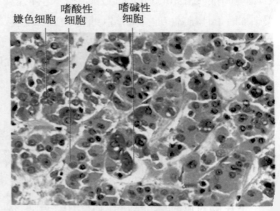

图 13-7 垂体远侧部光镜图(HE 染色,高倍)

1. 嗜酸性细胞(acidophilic cell) 数量较多,呈圆形或卵圆形;胞质内含有许多粗大的嗜酸颗粒。分为以下两种。

(1)生长激素细胞(somatotroph):数量较多,电镜下,可见电子密度高的圆形分泌颗粒。∥

细胞分泌生长激素(growth hormone,GH),主要作用是促进机体的生长发育和物质代谢,尤其是促进骨骼的生长。幼年时期,若缺乏生长激素可致垂体性侏儒症;若分泌亢进,可致巨人症。成人时期生长激素分泌过多,可致肢端肥大症。

(2)催乳激素细胞(mammotroph):男、女性均有,但女性较多,于妊娠期和哺乳期细胞增多变大,功能旺盛。催乳激素细胞较生长激素细胞略大,HE染色时不易与生长激素细胞区别。电镜下,胞质内分泌颗粒较大,但数量较少。此类细胞分泌催乳激素(prolactin,PRL),能促进乳腺发育和乳汁分泌。

2. 嗜碱性细胞(basophilic cell)　数量最少,呈多边形或卵圆形,胞质内含有嗜碱性颗粒。分为以下三种。

(1)促甲状腺激素细胞(thyrotroph):分泌促甲状腺激素(thyroid stimulating hormone,TSH),能促进甲状腺激素的合成和释放。

(2)促肾上腺皮质激素细胞(corticotroph):分泌促肾上腺皮质激素(adrenocorticotropic hormone,ACTH),主要作用于肾上腺皮质束状带和网状带细胞,促进其分泌糖皮质激素和性激素。

(3)促性腺激素细胞(gonadotroph):分泌卵泡刺激素(follicle stimulating hormone,FSH)和黄体生成素(luteinizing hormone,LH)。卵泡刺激素在女性促进卵泡发育和雌激素分泌,在男性则刺激生精小管的支持细胞合成雄激素结合蛋白,以促进精子的发生。黄体生成素在女性促进排卵和黄体形成,在男性则刺激睾丸间质细胞分泌雄激素,故又称间质细胞刺激素(interstitial cell stimulating hormone,ICSH)。

3. 嫌色细胞(chromophobe cell)　数量最多,体积较小,胞质少,着色浅淡,细胞轮廓不清楚,常聚集成团。光镜下,未见嫌色细胞胞质内有分泌颗粒;电镜下,大部分细胞的胞质内可见少量分泌颗粒。嫌色细胞可能是脱颗粒的嗜色细胞,或是未分化的储备细胞。

(二)中间部

中间部(pars intermedia)为远侧部与神经部之间的纵行狭窄带,所占比例很小,由中间的滤泡及其周围的嗜碱性细胞和嫌色细胞构成。滤泡由单层立方或柱状上皮细胞围成,内含少量胶质,功能不详(图13-6)。鱼类和两栖类中间部的嗜碱性细胞能分泌黑素细胞刺激素(melanocyte stimulating hormone,MSH),有促进皮肤黑素细胞合成黑色素的功能。人的垂体中也含有MSH,但分泌细胞仍不确定。

(三)结节部

结节部(pars tuberalis)位于垂体漏斗周围,含纵行毛细血管,腺细胞沿血管排列成条索状,细胞较小,以嫌色细胞为主,其间有少量嗜酸性细胞和嗜碱性细胞。结节部细胞的功能不明。

(四)垂体门脉系统

下丘脑对腺垂体细胞的调节作用,是通过垂体门脉系统(hypophyseal portal system)实现的。来自大脑基底动脉环的垂体上动脉,从结节部上端进入神经垂体的漏斗,在此形成第一级毛细血管网。第一级毛细血管网下行至结节部下端,汇成数条垂体门微静脉,后者下行入远侧部,再度分支并形成第二级毛细血管网。垂体门微静脉及其两端的毛细血管网共同构成垂体门脉系统。远侧部的毛细血管最后汇集成小静脉,注入垂体周围的静脉窦(图13-8)。

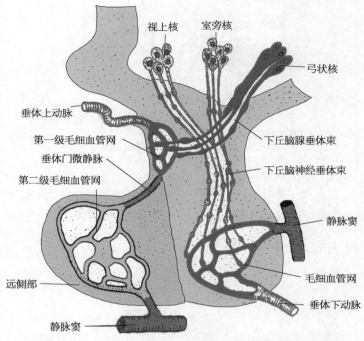

图 13-8 垂体门脉系统及其与下丘脑的关系示意图

视上核 室旁核 弓状核
垂体上动脉
第一级毛细血管网
垂体门微静脉
第二级毛细血管网
远侧部
静脉窦
下丘脑腺垂体束
下丘脑神经垂体束
静脉窦
毛细血管网
垂体下动脉

（五）下丘脑与腺垂体的联系

下丘脑内一些核团(如弓状核)的神经元具有内分泌功能,能分泌多种激素,属于神经内分泌细胞。这些细胞的轴突组成下丘脑腺垂体束,伸至神经垂体的漏斗,将细胞合成的激素运输并释放入第一级毛细血管网,再经垂体门微静脉转运至腺垂体远侧部的第二级毛细血管网,从而调节远侧部各种腺细胞的分泌活动。下丘脑神经内分泌细胞产生的激素分为两类,即释放激素(releasing hormone,RH)和释放抑制激素(release inhibiting hormone,RIH),分别促进或抑制腺垂体细胞的分泌。已知的释放激素有:生长激素释放激素(GRH)、催乳激素释放激素(PRH)、促甲状腺激素释放激素(TRH)、促肾上腺皮质激素释放激素(CRH)、促性腺激素释放激素(GnRH)及黑素细胞刺激素释放激素(MSRH)等。释放抑制激素有:生长激素释放抑制激素(SOM)、催乳素释放抑制激素(PIH)和黑素细胞刺激素释放抑制激素(MSIH)等。这些激素调节腺垂体的分泌,腺垂体所分泌的各种激素又可调节相应靶细胞的功能活动;靶细胞产生的效应反馈至下丘脑及腺垂体,又能影响二者的分泌活动。下丘脑-垂体-靶细胞的这种联系,使神经系统和内分泌系统统一起来,共同调节生理功能,维持机体内环境的相对稳定(图 13-9)。

二、神经垂体

神经垂体与下丘脑直接相连,二者在结构和功能上密切相关。神经垂体主要由神经胶质细胞和无髓神经纤维构成,含有丰富的血窦。该处的神经胶质细胞又称垂体细胞(pituicyte)(图 13-10),胞体形态不规则,胞质内有脂滴和脂褐素。垂体细胞具有支持和营养神经纤维的作用。神经垂体内的无髓神经纤维来自下丘脑的视上核和室旁核,核内大型神经内分泌细胞的轴突组成下丘脑神经垂体束,经漏斗下行到达神经部,终止于毛细血管。轴突内的分泌颗粒常聚集成团,使轴突呈串珠样膨

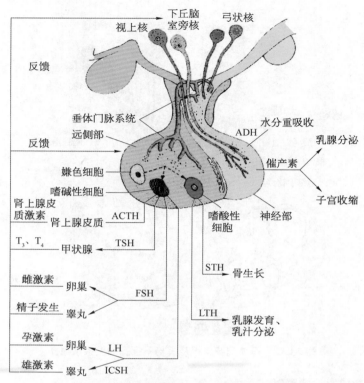

图 13-9 下丘脑与垂体激素对靶器官作用示意图

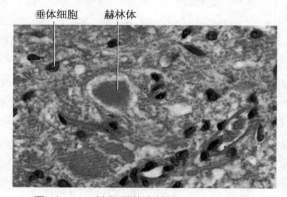

图 13-10 神经垂体光镜图(HE染色,高倍)

大,光镜下,为大小不等的嗜酸性团块,称赫林体(Herring body)(图13-10)。视上核和室旁核的神经内分泌细胞可分泌抗利尿激素(antidiuretic hormone,ADH)和催产素(oxytocin,OT)。抗利尿激素能促进肾远曲小管和集合管重吸收水,使尿量减少;还可使小动脉平滑肌收缩,血压升高,故又称加压素(vasopressin,VP)。催产素可引起妊娠子宫平滑肌收缩,有助于分娩,还可促进乳腺分泌。

由此可见,下丘脑与神经垂体在结构和功能上是一个整体。神经内分泌细胞的胞体位于下丘脑,是合成激素的部位,突起位于神经垂体,是储存和释放激素的场所。

(刘建春)

第五节　松果体

松果体位于背侧丘脑后上方,呈扁圆锥形,重 0.1～0.2 g。腺实质由松果体细胞、神经胶质细胞和无髓神经纤维等构成。

松果体细胞(pinealocyte)呈圆形或不规则形;核大而圆;胞质少,弱嗜碱性。银染法显示胞体伸出许多突起,一些突起末端膨大呈球状,终止于血管周围。电镜下,胞质内滑面内质网和高尔基复合体发达,富含高电子密度的圆形分泌颗粒,颗粒内含有褪黑素(melatonin),此激素参与调节机体昼夜生物节律,并抑制性腺分泌。在成人松果体内常见细胞分泌物钙化而成的同心圆结构,称脑砂,其功能不详。

(刘建春)

第六节　弥散神经内分泌系统

早在 20 世纪 30 年代便有学者发现体内广泛存在着一些弥散内分泌细胞。20 世纪 60 年代,英国学者 Pearse 发现上述内分泌细胞有一个共同特点,即均能摄取胺的前体物质,并使其脱羧转变为胺类产物,因而又称之为摄取胺前体脱羧细胞(amine precursor uptake and decarboxylation cell, APUD 细胞)。后续研究发现许多 APUD 细胞不仅产生胺类,而且还产生肽类物质,有的细胞则只产生肽类;某些神经细胞也具有相似的功能。目前,将 APUD 细胞和这些具有内分泌功能的神经细胞统称为弥散神经内分泌系统(diffuse neuroendocrine system, DNES)。DNES 分为中枢和周围两部分。中枢部包括下丘脑和松果体的细胞;周围部包括分布于胃肠、胰、泌尿生殖管道、呼吸道、心血管等处的具有内分泌功能的细胞。DNES 将神经系统和内分泌系统两大系统统一起来构成一个整体,共同调节机体的生理活动。

(刘建春)

第十四章 男性生殖系统

导学

1. 掌握：生精小管、睾丸间质细胞、血-睾屏障的结构和与功能。
2. 熟悉：输精管的结构特点与功能。
3. 了解：附属腺和阴茎的结构与功能。

男性生殖系统(male reproductive system)由睾丸、生殖管道、附属腺及外生殖器组成。睾丸能产生精子，分泌雄激素。生殖管道是贮存、营养和运输精子的通道。附属腺的分泌物参与精液的组成。

第一节 睾 丸

睾丸(testis)是男性的生殖腺，表面覆以浆膜(鞘膜脏层)，其深面为厚而坚韧的白膜(tunica albuginea)。在睾丸后缘，白膜局部增厚形成睾丸纵隔(mediastinum testis)。睾丸纵隔呈放射状伸入睾丸实质，将睾丸实质分成约 250 个锥体形小叶，每个小叶有 2～4 条细长弯曲的生精小管(seminiferous tubules)，它是产生精子的场所。一侧睾丸内所有的生精小管总长度约 250 m。生精小管在近睾丸纵隔处移行为短而直的直精小管(straight tubules)。直精小管进入睾丸纵隔相互吻合形成睾丸网(rete testis)(图 14-1)。生精小管之间的疏松结缔组织称睾丸间质(图 14-2)。

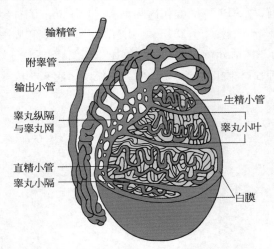

输精管
附睾管
输出小管
睾丸纵隔与睾丸网
生精小管
睾丸小叶
直精小管
睾丸小隔
白膜

图 14-1 睾丸与附睾模式图(安徽中医药大学刘向国图)

一、生精小管

人的生精小管管壁由一种特殊的复层上皮构成，称为生精上皮(spermatogenic epithelium)。

生精上皮由支持细胞和各级生精细胞组成。上皮的基膜外有胶原纤维和一些梭形的肌样细胞(myoid cell)(图 14-2)。肌样细胞可以收缩,有助于精子的排出。

(一)生精细胞

生精细胞(spermatogenic cell)包括精原细胞、初级精母细胞、次级精母细胞、精子细胞和精子。在青春期前,生精小管中只有支持细胞和精原细胞。自青春期开始,在垂体促性腺激素的作用下,生精细胞不断增殖分化,形成精子。从精原细胞到形成精子的连续增殖分化过程称精子发生(spermatogenesis)(图 14-3),经历了精原细胞的增殖、精母细胞的成

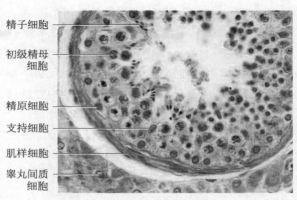

精子细胞
初级精母细胞
精原细胞
支持细胞
肌样细胞
睾丸间质细胞

图 14-2 生精小管与睾丸间质光镜图(HE 染色,高倍)

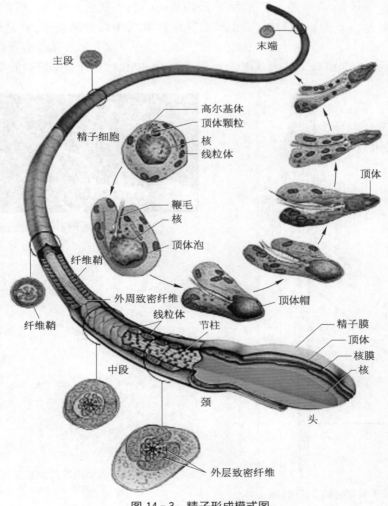

末端
主段
高尔基体
顶体颗粒
核
线粒体
精子细胞
顶体
鞭毛
核
顶体泡
纤维鞘
外周致密纤维
线粒体
纤维鞘
顶体帽
精子膜
顶体
核膜
核
中段
节柱
颈
头
外层致密纤维

图 14-3 精子形成模式图

熟分裂(又称减数分裂)和精子形成三个阶段,在人类这个过程需 64±4.5 d。

1. **精原细胞**(spermatogonium)　胞体呈球形,直径约 12 μm,紧贴生精上皮基膜,分 A、B 两型。A 型精原细胞的核呈椭圆形,染色质细小,靠近核膜有 1~2 个核仁,该细胞可不断地分裂增殖,一部分仍为干细胞,继续产生精原细胞,另一部分分化为 B 型精原细胞。B 型精原细胞核圆形,核膜上附较粗的染色质颗粒,核仁位于中央,经过数次有丝分裂后,分化为初级精母细胞。

2. **初级精母细胞**(primary spermatocyte)　位于精原细胞近腔侧,体积较大,直径约 18 μm,核大而圆,染色体核型为 46,XY。经过第一次成熟分裂,同源染色体分离,形成 2 个染色体核型为单倍体的次级精母细胞。由于初级精母细胞在第一次成熟分裂前期历时较长,在生精小管的切面中常可见到较多核呈丝球状的初级精母细胞(图 14 - 2),易于辨认。

3. **次级精母细胞**(secondary spermatocyte)　位置靠近管腔,直径约 12 μm,核圆形。由于存在时间短,切片中不易见到。其染色体核型为 23,X 或 23,Y。次级精母细胞不进行 DNA 复制,即进入第二次成熟分裂,两条姊妹染色单体分离,形成两个精子细胞。由于在初级精母细胞阶段,DNA 已经复制,故精子细胞的染色体核型仍为单倍体,即 23,X 或 23,Y。

4. **精子细胞**(spermatid)　位近管腔面,直径约 8 μm,核圆,染色质致密。精子细胞一旦形成就不再分裂,它经过一系列复杂的变化,由圆形逐渐转变为蝌蚪形的精子,此过程称精子形成(spermiogenesis)(图 14 - 3)。精子形成的主要变化是:① 首先高尔基体融合成顶体泡,逐渐增大呈双层帽状,覆盖在核的前 2/3,成为顶体(acrosome)。② 中心粒迁移到细胞核的顶体对侧,长出

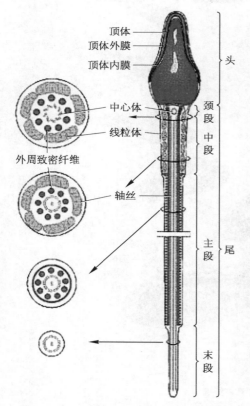

图 14 - 4　人精子超微结构模式图(侧面观)

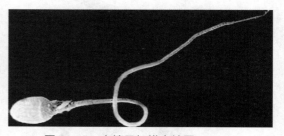

图 14 - 5　人精子扫描电镜图(正面观)

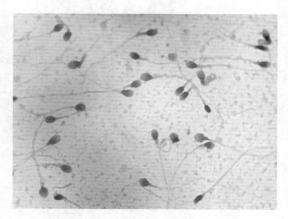

图 14 - 6　人精液涂片(巴氏染色,高倍,安徽中医药大学刘向国图)

轴丝,外包细胞膜,形成尾部。③ 核渐变为鸭头形(正面观呈卵圆形,侧面观呈梨形),与此同时,核染色质浓缩,构成精子头部的主要成分(图 14-4、图 14-5)。④ 线粒体汇聚于轴丝近段的周围,螺旋盘绕形成线粒体鞘,提供尾部运动所需能量。⑤ 多余胞质脱落,被支持细胞吞噬。于是,精子细胞变成了精子。

5. 精子(spermatozoon)　形如蝌蚪,全长约 60 μm,分头、尾两部(图 14-4～图 14-6)。头内主要有一个染色质高度浓缩的细胞核,核的前 2/3 有顶体覆盖。顶体内含多种水解酶,如顶体蛋白酶、透明质酸酶、磷酸酯酶 C 等,在受精时发挥重要作用。尾部又称鞭毛,长 55 μm,可分为颈段、中段、主段和末段四部分。颈段短,其内主要是中心粒,由中心粒发出 9+2 排列的微管,构成鞭毛中心的轴丝。在中段,轴丝外侧有 9 根纵行的外周致密纤维,外包线粒体鞘,为鞭毛摆动提供能量。主段最长,轴丝外周是纤维鞘。末段短,细胞膜内仅有轴丝。

一个精原细胞分化所产生的一群生精细胞,其细胞质并未完全分开,细胞间有细胞质桥(cytoplasmic bridge)相连,形成同步发育的细胞群。但在生精小管的不同节段,精子的发生是不同步的,故生精小管可以持续不断地产生精子。

(二) 支持细胞

支持细胞(sustentacular cell)又称 Sertoli 细胞。光镜下,支持细胞轮廓不清,核常呈不规则形或长圆形,染色浅,核仁明显。电镜下,支持细胞呈不规则长锥形,基部紧贴基膜,顶部伸达管腔,侧面和腔面内镶嵌着各级生精细胞(图 14-7)。胞质内高尔基体较发达,有丰富的粗面内质网、滑面内质网、线粒体、溶酶体和糖原颗粒,并有许多微丝和微管。相邻支持细胞侧面近基部的胞膜形成紧密连接,将生精上皮分成基底室(basal compartment)和

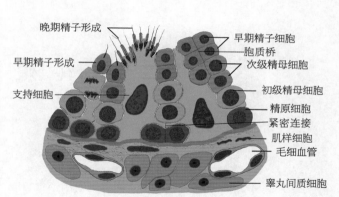

图 14-7　生精细胞与支持细胞模式图
(安徽中医药大学刘向国图)

近腔室(abluminal compartment)两部分。基底室位于生精上皮基膜和支持细胞紧密连接之间,内有精原细胞,有利于精原细胞保持其不断分裂增殖的能力;近腔室位于紧密连接上方,与生精小管管腔相通,内有精母细胞、精子细胞和精子,其内环境可诱导精子发生。

支持细胞的功能:① 支持、营养、保护各级生精细胞。② 吞噬变性生精细胞和精子形成过程中脱落下来的残余胞质。③ 其微丝和微管的收缩可使不断成熟的生精细胞向腔面移动,引导精子释放入管腔。④ 在卵泡刺激素和雄激素作用下,合成分泌雄激素结合蛋白,这种蛋白可与雄激素结合,以保持生精小管内较高水平的雄激素,促进精子发生。⑤ 分泌抑制素,可抑制垂体分泌卵泡刺激素,进而调节精子发生的过程。⑥ 分泌的睾丸液,有助于精子的运送。⑦ 支持细胞紧密连接参与构成血-睾屏障(blood-testis barrier)。血-睾屏障位于生精小管与血液之间,也称血-生精小管屏障。其组成包括生精小管间的毛细血管内皮及其基膜、结缔组织、生精上皮基膜和支持细胞间的紧密连接,其中紧密连接的屏障作用最重要。该屏障可以防止有害物质进入生精小管,有利于维持精子发生的正常微环境,还能防止精子抗原物质溢出而发生自身免疫反应。

二、睾丸间质

睾丸间质是存在于生精小管之间,富含血管的疏松结缔组织,约占睾丸体积的34%,内有睾丸间质细胞(testicular interstitial cell),又称 Leydig 细胞(图 14 - 2)。该细胞较大,圆形或多边形,常靠近血管,单个或成群分布;核圆居中;胞质嗜酸性较强,具有分泌类固醇激素细胞的超微结构特点。从青春期开始,睾丸间质细胞分泌雄激素(androgen),促进男性生殖器官的发育,维持第二性征;雄激素还可与生精小管内的雄激素结合蛋白结合,促使生精细胞的增殖和分化。

三、直精小管和睾丸网

生精小管近睾丸纵隔处变成管径较细的直精小管(tubulus rectus),管壁上皮为单层立方或矮柱状,生精细胞消失。直精小管进入睾丸纵隔内分支吻合成睾丸网(rete testis)(图 14 - 1),由单层立方上皮构成,管腔大而不规则。

(张跃明)

第二节　生殖管道

男性生殖管道包括附睾、输精管、射精管和尿道。

一、附睾

附睾分头、体、尾三部分,头部主要由睾丸输出小管组成,体部和尾部由附睾管组成(图 14 - 1)。

睾丸输出小管(efferent duct)是与睾丸网连接的 10～15 根弯曲小管,构成附睾头的大部,其远端汇合成附睾管。睾丸输出小管上皮由高柱状纤毛细胞及低柱状细胞相间排列构成,故管腔不规则(图 14 - 7),高柱状细胞有分泌功能,低柱状细胞有消化和吸收腔内物质的作用。

附睾管(epididymal duct)管腔规则,为一条高度蟠曲的管道,长约 6 m,其近端与睾丸输出小管相连,远端移行为输精管。附睾管的上皮为假复层纤毛柱状,由主细胞和基细胞组成,主细胞游离面有成簇排列的静纤毛,其起始段为高柱状,至末段移行为立方形(图 14 - 8)。附睾管的上皮基膜外侧有薄层平滑肌围绕,肌层的收缩有助于管腔内的精子向输精管方向缓慢移动。精子在附睾内停留 12 d 左右,经历一系列成熟变化,获得运动能力,达到功能上的成熟。这不仅依赖于雄激素的存在,而且与附睾上皮细胞分泌的前向运动蛋白、人附睾蛋白、甘油磷酸胆碱和唾液酸等密切相关。

血-附睾屏障(blood-epididymis barrier)位于主细胞近腔面的紧密连接处,隔离精子与免疫系统,保护成熟中的精子不受外界干扰。

二、输精管

管壁由黏膜、肌层和外膜三层组成。黏膜表面为假复层柱状纤毛上皮。固有层结缔组织中弹

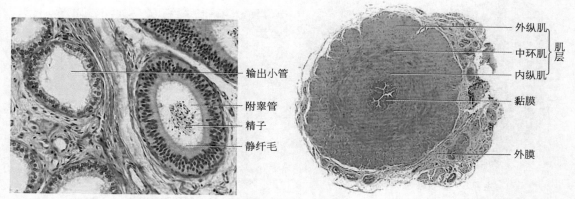

图 14 - 8　睾丸输出小管和附睾管光镜图(HE 染色,高倍)　　**图 14 - 9　输精管光镜图**(HE 染色,低倍)

性纤维丰富。肌层厚,由内纵、中环、外纵行排列的平滑肌纤维组成。肌层强力收缩,可将精子快速排出(图 14 - 9)。

(张跃明)

第三节　附　属　腺

附属腺包括前列腺、精囊和尿道球腺。

一、前列腺

前列腺呈栗形,环绕于尿道起始段,其被膜与支架组织均由富含弹性纤维和平滑肌的结缔组织构成。腺实质主要由 30～50 个复管泡状腺组成,有导管开口于尿道精阜的两侧。其实质分为尿道周带、内带和外带,构成前列腺的大部(图 14 - 10)。腺的分泌部由单层立方、单层柱状及假复层柱状上皮构成,故腺腔很不规则。腔内可见分泌物浓缩形成的嗜酸性板层状小体,称前列腺凝固体(prostatic concretion)(图 14 - 11),随年龄的增长而增多,甚至钙化形成前列腺结石。前列腺的活动受雄激素调节,其分泌物中的多种酶参与了精液的凝固与液化过程。老年人常有前列腺增生肥大,压迫尿道,造成排尿困难。

二、精囊

精囊(seminal vesicle)是一对长椭圆形囊状器官,其中管道高度盘曲,可分泌弱嗜碱性的淡黄色黏稠液体,占精液的 70%,主要成分有果糖、多种氨基酸、纤维蛋白原、前列腺素和枸橼酸,其中果糖是营养精子和增强精子活动的主要物质。精囊分泌物除营养和稀释精子的功能外,还对阴道和子宫颈部的酸性物质起中和作用,有利于精子在阴道和子宫内活动。

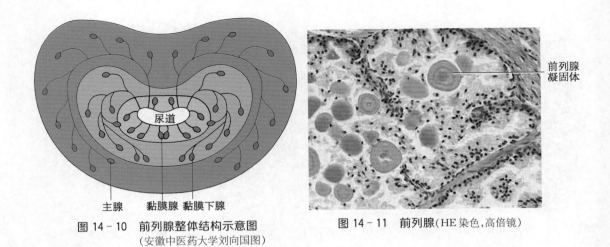

图 14 - 10　前列腺整体结构示意图
(安徽中医药大学刘向国图)

图 14 - 11　前列腺(HE 染色,高倍镜)

三、尿道球腺

尿道球腺(bulbourethral gland)是一对黄褐色豌豆状的复管泡状腺,其分泌物透明而黏稠,可润滑尿道,利于精液的排出。

第四节　阴　茎

阴茎主要由一对阴茎海绵体和一条尿道海绵体构成(图 14 - 12)。海绵体为勃起组织,主要由

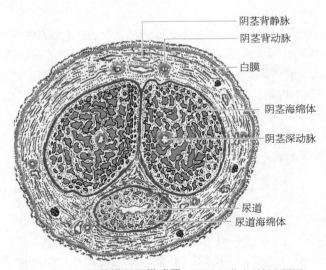

图 14 - 12　阴茎横断面模式图(安徽中医药大学刘向国图)

小梁和血窦构成,外被致密结缔组织构成的白膜。阴茎深动脉的分支螺旋动脉穿行于小梁中,与血窦通连。静脉多位于海绵体周边部白膜下方。白膜结构坚韧,具有限制海绵体及其内的血窦过分扩张的作用。一般情况下,流入血窦的血液很少,海绵体柔软。当大量血液流入血窦时,白膜下的静脉受压,血液回流一时受阻,血窦充血而胀大,海绵体变硬,阴茎则勃起。

（张跃明）

第十五章 女性生殖系统

导学

1. 掌握：卵泡分级及各阶段形态特点；排卵的概念和时间；黄体的形成、分类与功能；子宫壁的结构。

2. 熟悉：卵巢分泌的激素；子宫内膜的周期变化及与卵巢的关系；输卵管的组织结构。

3. 了解：子宫颈、阴道、乳腺的组织结构。

女性生殖系统(female reproductive system)由卵巢、输卵管、子宫、阴道和外生殖器组成。卵巢产生卵细胞、分泌性激素；输卵管是输送生殖细胞的管道和受精的部位；子宫是产生月经和孕育胎儿的器官；乳腺是产生乳汁和哺育婴儿的器官，故列入本章叙述。

女性生殖器官有明显的年龄性变化。青春期前生殖器官生长迟缓；至青春期生殖器官迅速发育，第二性征出现，月经来潮；至更年期，卵巢功能逐渐减退，月经渐停，生殖器官逐渐萎缩，最后进入绝经期。

第一节 卵 巢

卵巢(ovary)表面覆有单层扁平或立方形的表面上皮，上皮下是致密结缔组织构成的白膜。卵巢实质分为浅层的皮质和中央的髓质，二者无明显界限。皮质含不同发育阶段的卵泡及闭锁卵泡、黄体等，这些结构之间的结缔组织主要由低分化的梭形的基质细胞(stroma cell)、网状纤维和散在的平滑肌纤维构成。髓质较少，为富含血管、淋巴管、神经的疏松结缔组织(图15-1、图15-2)。近卵巢门处有结构和功能类似于睾丸间质细胞的门细胞(hilus cell)，可分泌雄激素。

卵泡从胚胎期就开始发育，新生女婴两侧卵巢中有原始卵泡70万～200万个，青春期约4万个，自青春期开始至绝经期前，每隔28 d左右在垂体促性腺激素刺激下，有15～20个原始卵泡生长发育，通常只有一个优势卵泡发育成熟并排卵，其余卵泡均在不同阶段退化成为闭锁卵泡。在女性一生两侧卵巢30～40年的性成熟期内共排卵400～500个，绝经期后卵巢不再排卵，逐渐萎缩。

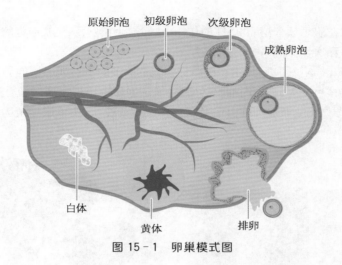

图 15-1　卵巢模式图

一、卵泡的发育和成熟

卵泡呈球形,主要由一个卵母细胞(oocyte)和包围在其周围的许多卵泡细胞(follicular cell)构成。卵泡的发育一般可分为原始卵泡、初级卵泡、次级卵泡和成熟卵泡四个阶段(图 15-1～图 15-7)。初级卵泡和次级卵泡合称生长卵泡(growing follicle)。

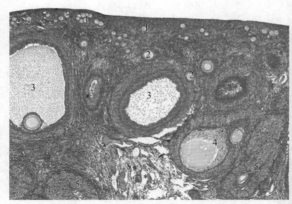

图 15-2　卵巢光镜图(HE 染色,低倍)
1. 原始卵泡；2. 初级卵泡；3. 次级卵泡；
4. 闭锁卵泡；5. 间质腺；* 髓质

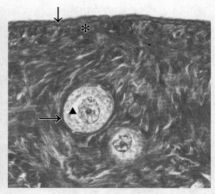

图 15-3　原始卵泡光镜图(HE 染色,高倍)
▲初级卵母细胞；→卵泡细胞；
↓表面上皮；* 白膜

(一)原始卵泡

原始卵泡(primordial follicle)位于皮质浅层,数量多,体积小。卵泡中央有一个初级卵母细胞(primary oocyte),周围是一层扁平的卵泡细胞(follicular cell)。初级卵母细胞较大,呈球形,直径约 40 μm;核大而圆,核仁明显;胞质嗜酸性(图 15-2、图 15-3)。电镜下,胞质内细胞器丰富,核周部可见成层排列的滑面内质网。初级卵母细胞在胚胎期由卵原细胞(oogonia)分裂分化而成,并一直停滞在第一次成熟分裂前期,直至排卵前才完成分裂。卵泡细胞呈扁平形,胞体小,与周围结缔组织之间有基膜。卵泡细胞具有支持和营养卵母细胞的作用。

(二) 生长卵泡

从青春期开始,在腺垂体分泌的 FSH 的作用下,卵泡生长发育,生长卵泡的结构和大小差别较大,可分为初级卵泡和次级卵泡两个阶段。

1. 初级卵泡(primary follicle) 由初级卵母细胞及周围的单层或多层的卵泡细胞组成。初级卵母细胞体积增大,核也变大,胞质内细胞器增多,浅层胞质中出现皮质颗粒,这是一种溶酶体,在受精过程中发挥重要作用。卵泡细胞由扁平变为立方形或柱状,由单层增殖为多层(5~6 层)(图15 - 2、图 15 - 4)。

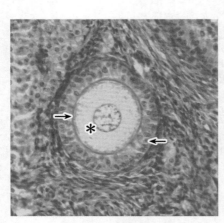

图 15 - 4　初级卵泡光镜图(HE 染色,高倍)

＊初级卵母细胞;→透明带;←卵泡细胞

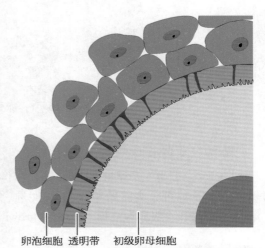

卵泡细胞　透明带　初级卵母细胞

图 15 - 5　卵母细胞、卵泡细胞、透明带关系示意图

初级卵母细胞与最内层的卵泡细胞之间出现一层富含糖蛋白的均质状、折光性强的嗜酸性膜,称透明带(zona pellucida),内含的透明带蛋白(zona protein,ZP)分为 ZP1、ZP2 和 ZP3 三种,为初级卵母细胞和卵泡细胞共同分泌形成。其中 ZP3 为精子受体,在受精过程中对卵细胞与精子的相互识别和特异性结合具有重要意义。电镜下可见初级卵母细胞的微绒毛和卵泡细胞的突起伸进透明带,两者间形成许多缝隙连接。缝隙连接有利于卵泡细胞将营养物质及与卵母细胞发育有关的信息分子传递给卵母细胞(图 15 - 5)。

随着初级卵泡体积增大,卵泡逐渐移向皮质深部。卵泡周围的基质细胞向卵泡聚集,形成卵泡膜(theca folliculi)。

2. 次级卵泡(secondary follicle) 由初级卵泡发育形成。当卵泡细胞增多到 6~12 层,在卵泡细胞之间可出现大小不等含液体的小腔隙,小腔隙逐渐融合为一个大的卵泡腔(follicular cavity),此时的卵泡称次级卵泡(图 15 - 1、图15 - 2、图 15 - 6)。卵泡腔内充满卵泡液,卵泡液含有营养成分、雌激素和多种生物活性物质,对

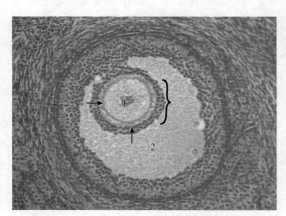

图 15 - 6　次级卵泡光镜图(HE 染色,高倍)

1. 初级卵母细胞;2. 卵泡腔;3. 颗粒层;
4. 卵泡膜;}卵丘;→透明带;↑放射冠

卵泡的生长与成熟起着重要的调节作用。随着卵泡液增多、卵泡腔扩大,初级卵母细胞、透明带与其周围的卵泡细胞突入到卵泡腔内形成卵丘(cumulus oophorus)。同时初级卵母细胞已达最大体积,直径125~150 μm,细胞器和皮质颗粒增多,其周围包裹一层较厚的透明带。紧靠透明带的一层高柱状卵泡细胞呈放射状排列,称放射冠(corona radiata)。分布在卵泡腔周围的数层卵泡细胞排列密集,称颗粒层(stratum granulosum),卵泡细胞改称颗粒细胞(granulosa cell)。卵泡膜分化成内、外两层。内层血管丰富,基质细胞分化成多边形或梭形的膜细胞(theca cell),具有类固醇激素分泌细胞的特征;外层有环行排列的平滑肌纤维和胶原纤维。膜细胞能合成雄激素,雄激素透过基膜,在颗粒细胞内芳香化酶系的作用下转化为雌激素,故雌激素是由两种细胞合成的。少量的雌激素进入卵泡液,大部分进入血液循环,作用于子宫内膜等靶器官。

(三)成熟卵泡

在两侧卵巢里同时存在的一批次级卵泡中,通常仅一个发育最佳的卵泡能够成熟,称之为优势卵泡。成熟卵泡(mature follicle)体积较大,直径可超过1 cm,占据皮质全层并向卵巢表面突出。卵泡腔变得很大,颗粒层卵泡细胞停止增殖,卵泡壁变薄,颗粒层细胞仅有2~3层(图15-7)。在排卵前36~48 h,初级卵母细胞完成第一次成熟分裂,形成一个很大的次级卵母细胞和一个很小的第一极体。第一极体位于次级卵母细胞和透明带之间的卵周间隙内,次级卵母细胞迅速进入第二次成熟分裂,停滞在分裂中期。

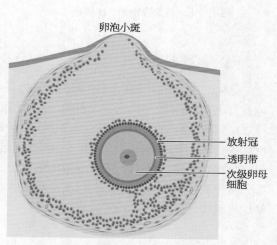

图15-7 成熟卵泡排卵模式图

(图中标注:卵泡小斑、放射冠、透明带、次级卵母细胞)

二、排卵

成熟卵泡破裂,次级卵母细胞连同外周的透明带、放射冠和一部分卵泡液从卵巢排出的过程称排卵(ovulation)(图15-1、图15-7)。排卵一般发生在月经周期的第14日左右。排卵前,成熟卵泡的卵泡液剧增,卵泡体积增大,并突出卵巢表面,致使局部卵泡壁、卵泡膜、白膜变薄缺血,形成半透明的卵泡小斑(follicular stigma)。排卵时,卵丘与卵泡壁分离,小斑处的组织被蛋白水解酶和胶原蛋白酶分解,再加上卵泡膜外层的平滑肌纤维收缩,导致卵泡破裂,次级卵母细胞、透明带、放射冠和卵泡液一起排出至腹膜腔,并进入输卵管。排卵后的卵巢表面裂口2~4 d后即可修复。若排出的卵24 h内未受精,次级卵母细胞退化消失;若受精,则继续完成第二次成熟分裂,形成一个卵细胞(ovum)和一个第二极体。

三、黄体

排卵后,残留于卵巢的卵泡颗粒层连同卵泡膜向内塌陷,在LH的作用下演变成体积较大、富含血管的内分泌细胞团,新鲜时显黄色,称黄体(corpus luteum)(图15-1、图15-8)。黄体由颗粒黄体细胞和膜黄体细胞组成,这两种细胞具有类固醇激素分泌细胞的超微结构特征。颗粒黄体细胞(granular lutein cell)由颗粒细胞分化而成,其数量多、体积大、染色浅,常位于黄体中央,主要分

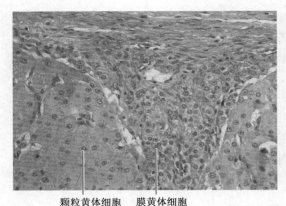

颗粒黄体细胞　　膜黄体细胞

图 15-8　黄体光镜图(HE 染色,高倍,
上海中医药大学张泽安图)

泌孕激素和松弛素;膜黄体细胞(theca lutein cell)由膜细胞分化而成,其数量少、体积小、染色较深,主要分布于黄体周边,与颗粒黄体细胞协同作用分泌雌激素。

黄体的发育和持续时间的长短取决于排出的卵是否受精。若排出的卵未受精,黄体维持 2 周左右退化,称月经黄体;卵若受精,在胎盘分泌的绒毛膜促性腺激素(HCG)的作用下,黄体继续发育增大,直径可达 4～5 cm,称妊娠黄体,可存留 4～6 个月。两种黄体最终都萎缩退化,逐渐由结缔组织代替,形成瘢痕,即白体。白体被吸收直至消失需数月或数年。

四、闭锁卵泡

退化的卵泡称闭锁卵泡(atretic follicle)。从胎儿期开始乃至整个生殖期间,绝大多数卵泡不能发育成熟,99%的卵泡均在发育的不同阶段停止生长并退化。原始卵泡和初级卵泡退化时,初级卵母细胞和卵泡细胞均自溶消失。次级卵泡和成熟卵泡退化时,透明带萎缩塌陷为不规则的嗜酸性环状物,并比其他结构消失更晚。较晚期卵泡退化时,膜细胞增大,胞质中充满脂滴,形似黄体细胞,并被结缔组织和血管分隔成分散的细胞团、索,称间质腺(interstitial gland)(图 15-2)。间质腺能分泌雌激素。人的间质腺不发达,兔和猫等动物卵巢内有较多的间质腺。间质腺最后也退化,由结缔组织代替。

五、卵巢分泌的激素

卵巢分泌雌激素、孕激素、松弛素和少量雄激素。膜细胞与颗粒细胞,膜黄体细胞与颗粒黄体细胞协同产生雌激素,间质腺也产生雌激素;孕激素和松弛素由颗粒黄体细胞产生;雄激素由门细胞产生,如门细胞增生或发生肿瘤,则患者出现男性化体征。

(李　涛)

第二节　输卵管

输卵管(oviduct)管壁由内向外依次分为黏膜、肌层和浆膜(图 15-9)。

黏膜由单层柱状上皮和固有层组成。黏膜向管腔突出形成纵行、有分支的皱襞,故管腔很不规则。皱襞于壶腹部最发达,高而多分支,此处为受精的部位。上皮由分泌细胞和纤毛细胞组成。分泌细胞的分泌物构成输卵管液。纤毛细胞的纤毛向子宫方向摆动,可将卵子或受精卵推向子宫,并阻止细菌进入腹膜腔。当精子进入输卵管后,受纤毛摆动造成的阻力,只有少数运动能力强

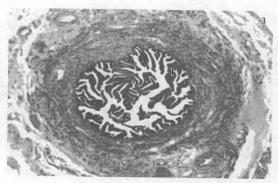

图 15-9 输卵管光镜图(HE 染色,低倍)
1. 黏膜皱襞；2. 肌层；3. 浆膜

的精子才能到达壶腹部,与卵细胞会合。输卵管上皮受卵巢激素的作用而出现周期性变化,两种细胞均在卵巢排卵前后最为活跃,表现为纤毛细胞变高,纤毛增多,分泌细胞分泌功能旺盛。固有层为薄层的结缔组织,含有丰富的毛细血管和散在的平滑肌纤维。肌层由内环行与外纵行的两层平滑肌构成。浆膜由富含血管的结缔组织和间皮构成。

(李 涛)

第三节 子 宫

一、子宫壁的组织结构

子宫为肌性器官,分为底、体和颈三部,子宫壁由外向内分为外膜、肌层和内膜(图 15-10)。

(一)外膜

除子宫颈为纤维膜外,大部分为浆膜。

(二)肌层

很厚,为平滑肌。肌层由内至外大致分三层,即黏膜下肌层、血管肌层和浆膜下肌层,三层间无明显界限。黏膜下肌层和浆膜下肌层为纵行平滑肌肌束;血管肌层又称中间肌层,较厚,为环行和斜行平滑肌,血管丰富。正常子宫平滑肌纤维长约 50 μm,妊娠期受到卵巢激素的作用可增长到 500 μm,数量显著增多,使肌层显著增厚。结缔组织中未分化的间充质细胞也增殖分化为平滑肌纤维。分娩后平滑肌纤维逐渐变小,恢复原状,部分平滑肌纤维凋亡。肌层的收缩有助于经血的排出、胎儿的娩出和精子向输卵管运行。

(三)内膜

由单层柱状上皮和固有层组成。上皮由分泌细胞和散在的纤毛细胞组成(图 15-11)。固有层

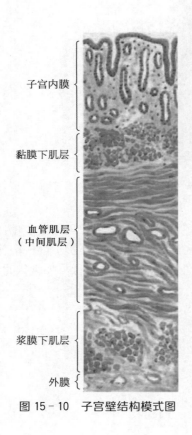

图 15-10 子宫壁结构模式图

图中标注（自上而下）：子宫内膜、黏膜下肌层、血管肌层（中间肌层）、浆膜下肌层、外膜

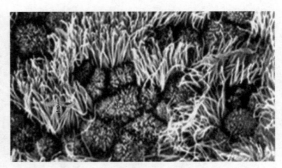

图 15-11 子宫内膜上皮细胞扫描电镜图
1. 分泌细胞；2. 纤毛细胞

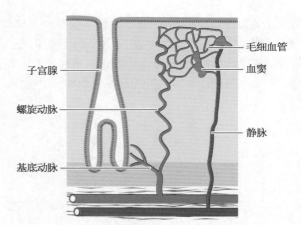

图 15-12 子宫内膜血管与子宫腺模式图

图中标注：子宫腺、螺旋动脉、基底动脉、毛细血管、血窦、静脉

的结缔组织较厚，含大量低分化的梭形或星形的基质细胞、血管、网状纤维和子宫腺（uterine gland）。子宫腺为单管状腺，由上皮下陷而成，主要由分泌细胞构成。子宫腺在近肌层处可有分支。

子宫内膜按结构和功能特点可分为表浅的功能层（functional layer）和深部的基底层（basal layer）。功能层较厚，约占内膜厚度的 4/5，每次月经来潮时发生脱落；妊娠时，胚泡植入此层。基底层较薄而致密，约占内膜厚度的 1/5，在月经和分娩时均不脱落，具有增生修复功能层的作用。

子宫动脉进入子宫壁后，有较多分支进入内膜，在基底层发出短而直的基底动脉，营养基底层。在功能层呈螺旋走行称螺旋动脉（spiral artery）（图 15-12）。基底动脉不受雌、孕激素的影响，而螺旋动脉对雌、孕激素较敏感，可随月经周期而变化。

二、子宫内膜的周期性变化

自青春期开始，子宫底、体部的内膜在卵巢分泌的激素作用下，开始出现周期性变化，即每 28 d 左右发生一次内膜剥脱、出血、增生、修复过程，称月经周期。每个月经周期是从月经第 1 日起至下次月经来潮的前 1 d 止，分为月经期、增生期、分泌期三个时期（图 15-13）。

（一）月经期

月经期（menstrual phase）为月经周期的第 1～第 4 日。由于排出的卵未受精，卵巢内月经黄体

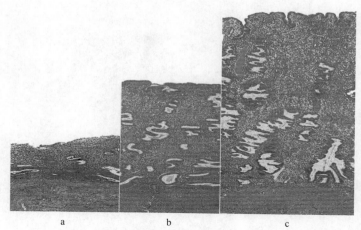

图 15 - 13 子宫内膜周期性变化光镜图(HE 染色,低倍)

a. 月经期; b. 增生期; c. 分泌期

退化,雌、孕激素水平骤然下降,引起子宫螺旋动脉痉挛,内膜功能层缺血,导致各种组织细胞坏死;随后螺旋动脉又短暂扩张,进而破裂,血液流出并积聚在内膜浅层,最后与坏死剥落的内膜一起进入子宫腔,并从阴道排出称月经(mensis)。每次月经血液排出约 35 ml。在月经期末,残存的内膜基底层的组织开始增生、修复,内膜转入增生期。

(二) 增生期

增生期(proliferative phase)为月经周期的第 5~第 14 日。此时,卵巢内有一批卵泡正在生长,故又称卵泡期。在生长卵泡分泌的雌激素作用下,子宫内膜修复增生,内膜增厚至 2~3 mm。增生早期,子宫腺短、直而细;增生晚期,子宫腺增多、增长且更弯曲,腺腔扩大,腺细胞顶部胞质出现糖原。螺旋动脉也伸长、弯曲。至第 14 日时,卵巢内的卵泡成熟并排卵,内膜转入分泌期。

(三) 分泌期

分泌期(secretory phase)为月经周期的第 15~第 28 日。此时卵巢排卵后黄体形成,故又称黄体期。在黄体分泌的雌激素和孕激素作用下,子宫内膜可增厚到 5~7 mm,子宫腺极度弯曲,腺腔增大,充满腺细胞的分泌物,腺细胞胞体内有大量糖原。固有层含大量组织液而呈现水肿。基质细胞继续分裂增殖,胞质内充满糖原、脂滴,称前蜕膜细胞。螺旋动脉增长,更加弯曲。排出去的卵若受精并着床妊娠,在妊娠黄体作用下,内膜继续增厚,发育为蜕膜;若未受精,卵巢内的月经黄体维持 2 周左右退化,内膜于第 28 日左右脱落,进入下一个月经周期的月经期。

三、子宫颈

子宫颈由黏膜、肌层和外膜组成。外膜是纤维膜,为较致密的结缔组织。肌层由平滑肌和富含弹性纤维的结缔组织构成。黏膜由上皮和固有层组成,上皮为单层柱状,由分泌细胞、纤毛细胞和储备细胞组成。分泌细胞最多,内含许多黏原颗粒。雌激素促进该细胞分泌,分泌物为清亮透明的碱性黏液,有利于精子通过;在孕激素作用下,细胞分泌量减少,分泌物黏稠呈凝胶状,成为阻止精子和微生物进入子宫的屏障。纤毛细胞较少,散在于分泌细胞之间,纤毛摆动有利于分泌物排出。储备细胞为干细胞,较小,可更新和修复上皮。在宫颈外口处,单层柱状上皮移行为复层扁平上皮

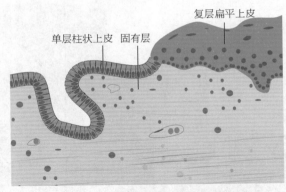

单层柱状上皮　固有层　复层扁平上皮

图 15-14　子宫颈与阴道交界处模式图

(图 15-14),分界清晰,为宫颈癌的好发部位。

(李　涛)

第四节　阴　道

　　阴道由黏膜、肌层和外膜组成。黏膜由上皮和固有层组成,黏膜突起形成许多横行皱襞。上皮较厚,为非角化的复层扁平上皮,在雌激素作用下,上皮细胞中出现许多糖原。浅层细胞脱落后糖原被阴道内的乳酸杆菌分解为乳酸,使阴道液呈酸性而有较强的抑菌作用。绝经后雌激素水平下降,阴道上皮变薄,糖原减少,阴道液变为碱性,易导致老年性阴道炎。黏膜固有层含有丰富的毛细血管和弹性纤维。肌层较薄,为左、右螺旋相互交织成格子状的平滑肌束,肌束间弹性纤维丰富,使阴道壁易于扩张。阴道外口为环行骨骼肌形成的尿道阴道括约肌。外膜是富含弹性纤维的致密结缔组织。

(李　涛)

第五节　乳　腺

　　乳腺(mammary gland)于青春期开始发育,其结构随年龄和生理状况而异。处于未分泌状态的乳腺称静止期乳腺;妊娠期与哺乳期乳腺称活动期乳腺(图 15-15)。

一、乳腺的一般结构

　　乳腺外被结缔组织被膜,被膜结缔组织伸入实质将乳腺分隔为 15~25 叶,每叶又分为若干小

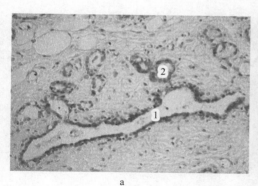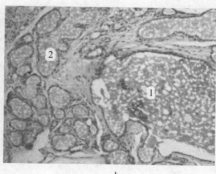

a
b

图 15 - 15　乳腺光镜图(HE 染色,低倍)
a. 静止期乳腺；b. 活动期乳腺；1. 小叶内导管；2. 腺泡

叶,每个小叶为一个复管泡状腺。腺泡上皮为单层立方或柱状,与基膜之间有肌上皮细胞。导管包括小叶内导管、小叶间导管和总导管。小叶内导管多为单层立方或柱状上皮,小叶间导管为复层柱状上皮。总导管又称输乳管,开口于乳头,管壁为复层扁平上皮,与乳头表皮相连续。

二、静止期乳腺

指未孕女性的乳腺。腺体不发达,仅有少量小的腺泡和导管。脂肪组织和结缔组织丰富。

三、活动期乳腺

妊娠期在雌激素和孕激素的作用下,乳腺腺体迅速增生,腺泡增大,结缔组织和脂肪组织相对减少。妊娠后期,在催乳激素的刺激下,腺泡开始分泌,腺腔内出现含有丰富的乳蛋白和抗体(sIgA 为主)的分泌物,称初乳。初乳内可见吞噬了脂滴的巨噬细胞,称初乳小体。哺乳期乳腺的结构基本与妊娠后期乳腺相似,只是导管和腺泡更发达。断乳后,催乳激素水平下降,腺组织萎缩,乳腺逐渐回复到静止期。绝经期后,乳腺萎缩退化,体积减小。

（李　涛）

第十六章 人体胚胎学总论

导学

1. 掌握：受精和植入的定义、部位、过程、条件与意义；卵裂的定义；胚泡和二胚层胚盘的结构；胎膜的形成、转归与功能；胎盘的结构与功能。

2. 熟悉：胚泡形成；三胚层胚盘的形成与分化；双胎、多胎、联胎形成的原因；预产期的推算方法。

3. 了解：胚体外形的建立；胚胎各期外形特征；胚胎龄推算方法。

人体胚胎学是研究人体出生前的发生、发育过程及其变化规律的科学。人体发生是从精子和卵细胞结合形成受精卵开始，至胎儿娩出前，历时 38 周(约 266 d)。

胚胎发生大体上可分为两个阶段：① 胚期(embryonic period)：从受精卵形成至第 8 周末。此期，受精卵经过卵裂和胚泡形成、植入、胚层的形成和分化，至第 8 周末已形成胚胎各个组织器官的原基，人体外形发育初具雏形。另外，维持胎儿与母体关系的两个重要附属结构胎膜和胎盘亦在此期同时形成。在此阶段，胚胎与母体的联系尚不牢固，易发生流产；胚胎发育变化最明显、复杂和迅速，且对各种外界致畸因子最敏感，因此最易发生先天畸形。② 胎期(fetal period)：自胚胎发育第 9 周至分娩前。此期，胎儿各种组织和器官继续发育和分化，多种器官出现不同程度的功能活动；胎儿的体积和重量迅速增加。

此外，临床上将妊娠满 28 周至出生后 1 周称围生期(perinatal period)，研究此期母体、胎儿和新生儿保健医学的科学称围生医学。

第一节 生殖细胞和受精

一、两性生殖细胞

1. **精子的发生** 精子发生于睾丸的生精小管，发育成熟于附睾，但尚不具备使卵细胞受精的能力。精子在经过子宫和输卵管时，其头顶体区胞膜外表面被覆的一层来自精液中的糖蛋白被降解，从而获得使卵细胞受精的能力，称获能(capacitation)，精子最后成为结构与功能均成熟的男性生殖细胞(图 16-1)。

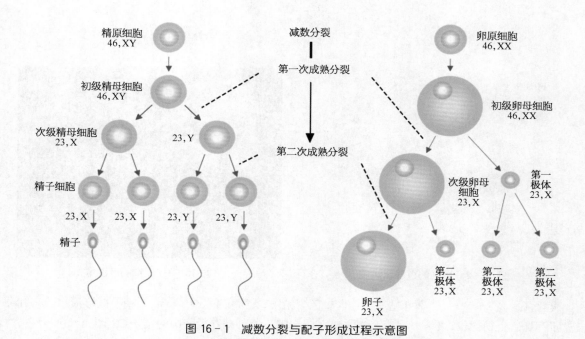

图 16-1　减数分裂与配子形成过程示意图

2. 卵细胞的发生　卵细胞在卵巢发育和成熟。成熟卵泡排卵,排出的次级卵母细胞停留在第二次成熟分裂的中期。若受精,则继续完成第二次成熟分裂,最后形成一个成熟的卵细胞(卵子)和一个第二极体(图 16-1)。

二、受精

精子与卵子结合形成受精卵的过程,称受精(fertilization)。受精通常发生在输卵管壶腹部。受精时间多发生于精子和卵细胞排出后 12~24 h 内。

(一) 受精的过程
受精涉及精卵识别、黏附、融合及卵细胞激活等一系列复杂的过程。

获能的精子接触到放射冠时,顶体膜破裂,形成许多小孔,从小孔中释放顶体酶,溶蚀放射冠,使部分精子接触到透明带。到达透明带的精子,与透明带上的精子受体(ZP3)结合,释放顶体酶,在透明带中形成一条孔道,使精子头部侧面与卵细胞膜相贴并融合。精子释放顶体酶,溶蚀放射冠和透明带的过程称顶体反应(acrosome reaction)。随即精子的胞核及胞质很快进入卵细胞内,激发卵细胞完成第二次成熟分裂,形成一个成熟的卵细胞(卵子)和一个第二极体。精卵结合后,成熟卵细胞浅层胞质中的皮质颗粒立即释放酶类,使透明带上的精子受体被水解,透明带的结构发生改变,特别是使 ZP3 变性,不能再与精子结合,称透明带反应(zona reaction),从而阻止其他精子进入卵细胞,保证了正常的单精受精(图 16-2、图 16-3)。

精子进入卵细胞后,精子的胞核膨大形成雄原核(male pronucleus),卵子的胞核称雌原核(female pronucleus)。雄原核和雌原核互相接近,核膜消失,染色体互相混合,形成二倍体的受精卵(fertilized ovum),又称合子(zygote)。

(二) 受精的条件
精子的数目、形态和活动能力以及卵细胞发育正常均为保证受精的重要条件。正常成年男子

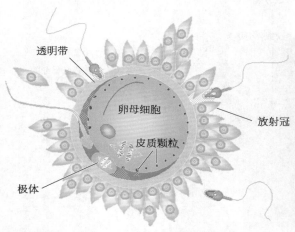

透明带

卵母细胞

皮质颗粒

放射冠

极体

图 16 - 2　受精的过程示意图

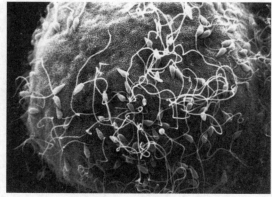

图 16 - 3　受精的电镜像

一次射精量为 3～5 ml,每毫升精液中约含 1 亿个精子,其中仅有 300～500 个精子能够通过子宫和输卵管到达受精部位,最终只有一个精子进入卵细胞。若每毫升精液中的精子数目少于 500 万个,或小头、双头、双尾等畸形精子数超过 20%,或活动能力太弱甚至无活动能力的精子数超过 30%,均可导致无法受精。卵细胞发育异常,也可影响受精。

　　已获能的正常发育的精子与卵细胞在限定时间相遇是受精的基本条件。获能的精子在女性的生殖管道内可存活 1～3 d,使卵细胞受精的能力大约维持 24 h;排卵排出的次级卵母细胞在输卵管内可存活 24 h,但其受精能力仅大约维持 12 h,在此段时间内若未受精,则自行退化。因此,受精需在排卵后 12～24 h 内完成。

　　生殖管道畅通是精子与卵细胞相遇的必要条件。若男性或女性的生殖管道因炎症等因素造成堵塞,精子和卵细胞不能相遇,受精便不能实现。应用避孕套、子宫帽,或输卵管与输精管结扎等措施,均可阻止精子与卵细胞相遇,达到避孕目的。

(三) 受精的意义

　　受精标志着新生命的开始。受精使受精卵酶活性增强,需氧量增高,合成代谢增强,不断分裂和分化,形成新个体。

　　受精恢复了二倍体核型并产生了遗传和变异。受精的结果使受精卵染色体数目恢复到正常 23 对,维持了物种的稳定性和延续性。染色体一半来自精子,一半来自卵细胞,同时具有双亲的遗传特性;另外,生殖细胞在成熟分裂过程中,染色体发生联合与交换,来自双亲的遗传物质在受精卵中得到重新组合,新个体具有不同于亲代的特异性。

　　受精决定了胚胎性别。卵细胞染色体均为 23,X;精子染色体为 23,X 或 23,Y。带有 Y 染色体的精子与卵细胞结合,发育为男性;带有 X 染色体的精子与卵细胞结合,发育为女性。

(赵英侠)

第二节 | 人胚早期发生

胚胎在受精后至第 8 周末的发育变化称人胚早期发生,包括卵裂和胚泡形成、植入、胚层的形成及其分化等过程。

一、卵裂和胚泡形成

(一)卵裂

受精卵早期进行的特殊有丝分裂称卵裂(cleavage),卵裂产生的子细胞称卵裂球(blastomere)。受精卵在输卵管管壁上皮细胞纤毛的摆动和平滑肌节律性收缩作用下,边向子宫腔移动边分裂增殖,卵裂球的数目不断增多,每个卵裂球体积逐渐缩小。受精后 30 h 为 2 细胞期;72 h 形成由 12~16 个卵裂球组成的实心细胞团,仍包于透明带内,外形似桑椹,称桑椹胚(morula)(图 16-4)。

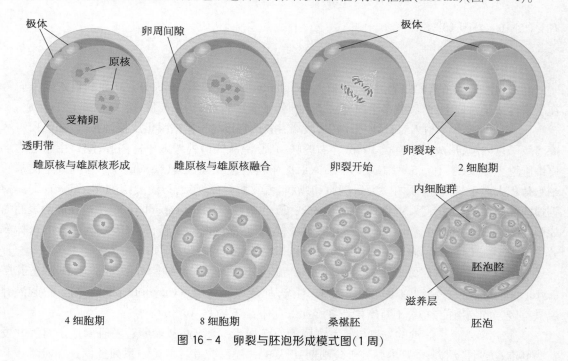

图 16-4　卵裂与胚泡形成模式图(1 周)

(二)胚泡形成

受精后第 4 日,桑椹胚进入子宫腔,细胞继续分裂;受精后第 5 日,当卵裂球达 100 个左右时,细胞间出现若干小腔隙,小腔隙逐渐融合成一个充满液体的大腔,此时胚呈囊泡状,称胚泡(blastocyst),中心的腔称胚泡腔(blastocoele)。胚泡腔内一侧有一群细胞,称内细胞群(inner cell mass),将来发育为胚体和部分胎膜;腔周围的一层扁平细胞称滋养层(trophoblast),将来发育为绒毛膜,与胚胎的营养密切相关。靠近内细胞群的滋养层称极端滋养层(polar trophoblast),与植入

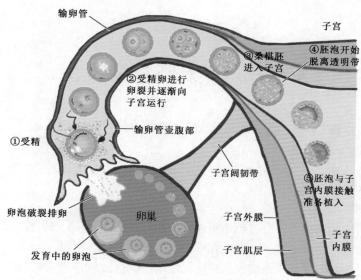

图 16-5　排卵、人胚早期发生及其与女性生殖管道关系模式图

有关(图 16-4、图 16-5)。

二、植入

胚泡包埋进入子宫内膜的过程,称植入(implantation)或着床(imbed)。胚泡的植入部位通常在子宫体或子宫底上部,后壁多于前壁。植入开始于受精后第 5～第 6 日,第 11～第 12 日完成。

1. 植入的过程　植入时,透明带消失,极端滋养层直接与子宫内膜上皮接触,并分泌蛋白水解酶溶解子宫内膜,形成一个直径 1 mm 左右的缺口,胚泡从缺口处埋入子宫内膜,缺口由附近的上皮细胞增生修复(图 16-5、图 16-6)。植入后的子宫内膜改称蜕膜(decidua),子宫内膜中的基质细胞体积大而不规则,胞质内含大量糖原和脂滴,蛋白质合成增加,称蜕膜细胞(decidua cell)。根据蜕膜和胚泡的位置关系,可将其分为三部分:① 包蜕膜(decidua capsularis):覆盖在胚泡表面的蜕膜。② 基蜕膜(decidua basalis):亦称底蜕膜,位于胚泡深面的蜕膜,将来发育为胎盘的母体部分。③ 壁蜕膜(decidua parietalis):除包蜕膜和基蜕膜以外的蜕膜(图 16-7)。

胚泡植入后,滋养层细胞迅速增生并分化为内、外两层。内层细胞界限明显,称细胞滋养层(cytotrophoblast);外层细胞相互融合,界限消失,称合体滋养层(syncytiotrophoblast)。细胞滋养层具有较强的增殖能力,可不断产生新细胞加入合体滋养层(图 16-6)。

2. 植入的条件　胚泡的发育与子宫内膜的改变同步:桑椹胚从输卵管及时到达子宫腔并发育为胚泡;透明带消失;子宫内膜处于分泌期;正常的蜕膜反应等。上述一系列过程是在雌激素和孕激素的精细调节下进行的。若母体内分泌失调、受药物干扰、子宫内膜周期性变化与胚泡发育不同步、子宫有炎症或避孕环,植入便不能完成。

3. 异位植入　在母体内分泌失调或输卵管有炎症、粘连、狭窄等因素影响下,使胚泡未能及时进入子宫腔而在子宫以外的部位植入,称异位妊娠(ectopic pregnancy)。异位妊娠 80% 发生在输卵管,偶见于卵巢表面、子宫阔韧带、肠系膜及腹膜腔等处(图 16-8)。这些部位均不适宜胚泡生长,胚胎多因营养供应不足而早期死亡,少数在输卵管内发育较大后引起输卵管破裂,导致母体严

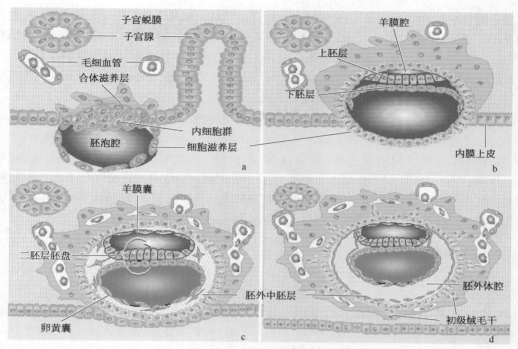

图 16-6　植入的过程示意图

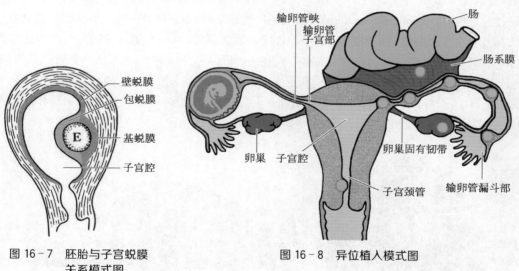

图 16-7　胚胎与子宫蜕膜
关系模式图

图 16-8　异位植入模式图

重内出血。若胚泡植入于子宫颈管内口处,则称前置胎盘(placenta previa),分娩时堵塞产道导致胎儿娩出困难甚至窒息死亡,或胎盘早期剥离导致母体大出血死亡。

三、胚层的形成

(一) 二胚层胚盘的形成

1. 内细胞群的分化　胚胎发育至第 2 周初,具有全能分化潜力的内细胞群靠近胚泡腔一侧首先分出一层立方形细胞,称下胚层(hypoblast);贴近滋养层一侧随即分出一层柱状细胞,称上胚层(epiblast)。胚胎发育至第2周末,上、下胚层紧密相贴,中间隔以基膜,形成圆盘状的胚盘(embryonic disc),亦称二胚层胚盘(bilaminar germ disc)(图16-6),它是人体发生的原基。

二胚层胚盘形成同时,在上胚层与极端滋养层之间出现一个腔隙,称羊膜腔,上胚层构成羊膜腔的底;下胚层的周缘细胞向腹侧生长延伸,围成一个囊,称卵黄囊,下胚层构成卵黄囊的顶(图16-6)。

2. 滋养层的分化　内细胞群分化的同时,胚泡腔中出现一些星状细胞和细胞间质,充填于细胞滋养层和卵黄囊、羊膜腔之间形成胚外中胚层(extraembryonic mesoderm)。至此,胚泡腔消失。之后,胚外中胚层细胞间出现腔隙,腔隙逐渐融合成一个大腔,称胚外体腔(extraembryonic coelom)(图16-6、图16-9)。胚外体腔的扩大,将胚外中胚层分成两部分,衬在滋养层内面和覆盖在羊膜腔外周的部分,称胚外中胚层壁层;覆盖在卵黄囊外面的部分,称胚外中胚层脏层。一部分胚外中胚层连于胚盘尾端与滋养层之间,称体蒂(body stalk),将来发育为脐带的主要成分。

(二)三胚层胚盘的形成

胚胎发育至第3周初,在胚盘一端中轴线上,上胚层细胞迅速分裂、增生,形成一条纵行的细胞索,称原条(primitive streak);原条的头端膨大,称原结(primitive node);原结的中央下陷称原凹(primitive pit)。原条细胞不断增生向腹侧凹陷内卷,向两侧及头尾伸展,在上、下胚层之间形成一新的细胞层,称胚内中胚层(intraembryonic mesoderm),简称中胚层(mesoderm)。随着中胚层的出现,一部分原条细胞向下迁移,下胚层全部被替换,此时下胚层改称内胚层(endoderm),上胚层改称外胚层(ectoderm)(图16-9、图16-10)。至第3周末,由共同起源于上胚层的内、中、外胚层构成三胚层胚盘(trilaminar germ disc)。原条的出现,不仅对中胚层及三胚层胚盘的形成具有重要意义,而且它决定了胚体的头尾方向,原条出现的一端为胚体的尾端,相对应的另一端为胚体的头端。原结细胞增生并经原凹内陷,向头端延伸,在内、外胚层之间的中线上形成一条管状结构,称脊索(notochord),它是暂时性中轴器官,以后退化,残存部分演化为椎间盘的髓核。中胚层在向头尾扩展时,在头尾部各留下一内、外胚层紧贴且其间无中胚层的小区域,分别称口咽膜和泄殖腔膜(图16-11)。

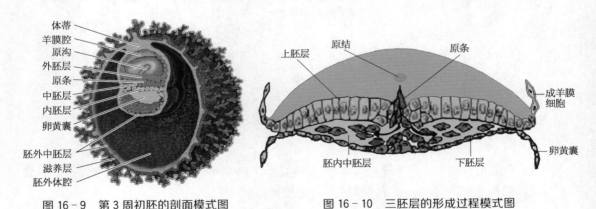

图16-9　第3周初胚的剖面模式图　　　图16-10　三胚层的形成过程模式图

四、三胚层的分化和胚体外形的建立

胚胎发育至第3~第8周,由三胚层胚盘分化为胚胎的各种细胞、组织和器官。

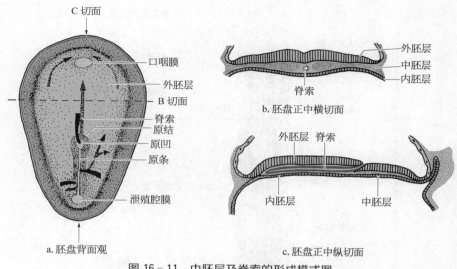

图 16 - 11　中胚层及脊索的形成模式图

（一）外胚层的分化

人胚第18～第19日,脊索诱导其背侧中线的外胚层增厚形成神经板(neural plate),构成神经板的外胚层称神经外胚层,其余部分称表面外胚层。神经板两侧隆起形成神经褶(neural fold),中央凹陷形成神经沟(neural groove)。人胚第22日,神经褶开始从中段向头、尾端闭合,最后形成神经管(neural tube)(图16-12、图16-13)。神经管是中枢神经系统的原基,其头端膨大,分化为脑、神经垂体、松果体和视网膜等;尾端较细,分化为脊髓。人胚第24日,神经管头、尾两端仍暂时开口,即前神经孔(anterior neuropore)和后神经孔(posterior neuropore)(图16-12)。胚胎发育至第25日左右,前神经孔闭合;第27日左右,后神经孔闭合。若前、后神经孔未闭合,将分别导致无脑畸形和脊髓裂。

在神经管形成的同时,神经褶的一些细胞移到神经管的背侧形成两条纵行的细胞索,称神经嵴(neural crest)(图16-12)。神经嵴向腹侧迁移并分节,为形成脑神经节、脊神经节和交感神经节以及肾上腺髓质的嗜铬细胞等的原基。

神经沟闭合后,神经管与外胚层脱离,被表面外胚层覆盖。表面外胚层将分化为表皮及皮肤附属器如毛发、指(趾)甲、汗腺、皮脂腺等。

（二）中胚层的分化

在胚胎发育早期,中胚层为一薄层排列疏松的组织。人胚约第17日,在脊索两旁的中胚层增厚称轴旁中胚层(paraxial mesoderm)。人胚第21日,轴旁中胚层开始分化为左右对称的块状结构,称体节(somite);人胚第5周,体节全部形成,共42～44对。体节为真皮、骨骼肌和中轴骨骼的原基,也是胚胎早期推测胚胎龄的重要标志之一。体节外侧的中胚层形成两条对称的细胞索,称间介中胚层(intermediate mesoderm),为泌尿生殖系统主要器官的原基。间介中胚层外侧的中胚层称侧中胚层(lateral mesoderm),其内先后出现无数小腔隙,逐渐合并为一个大腔,即胚内体腔(intraembryonic coelom),将来分化为心包腔、胸膜腔及腹膜腔。胚内体腔将侧中胚层分为两层:紧贴外胚层内面的部分称体壁中胚层(somatic mesoderm),为成体体壁的原基;与内胚层相贴的部

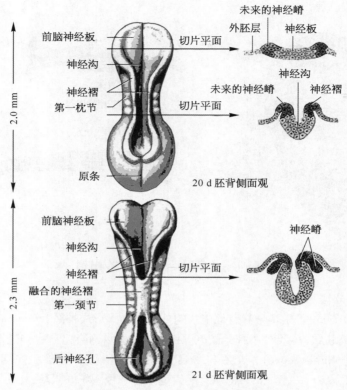

图 16 - 12　神经管与神经嵴形成模式图

分称脏壁中胚层(splanchnic mesoderm)，为消化管壁平滑肌、结缔组织和间皮的原基(图 16 - 13)。其余中胚层组织称间充质，可分化为结缔组织、软骨、骨、肌肉、心、血管和淋巴管等。

（三）内胚层分化

由于羊膜腔的扩大速度较卵黄囊快，外胚层的生长速度快于内胚层，内胚层被包入胚体形成原始消化管，简称原肠。原始消化管头端部分为前肠，尾端部分为后肠，与卵黄蒂相连的中段为中肠，借卵黄蒂与卵黄囊相通(图 16 - 13)。随着胚胎进一步发育，卵黄囊逐渐变细长并封闭。

内胚层将分化为咽及其以下的消化管、消化腺，喉及其以下的呼吸道，以及肺、中耳、甲状腺、甲状旁腺、胸腺、膀胱等器官的上皮组织。

（四）胚体外形的建立

胚体各部分生长速度不均衡，外胚层生长速度最快，内胚层生长速度最慢；头、尾部和中轴部分生长迅速，边缘部分生长较慢，胚体中部向背侧凸出，引起胚盘发生头褶、尾褶和左右侧褶，导致外胚层包于胚体外表，内胚层卷到胚体内部。此时的胚体已由扁平盘状变成圆筒状，外观呈"C"字形，并具头曲和颈曲。头褶使胚盘头端的生心区、口咽膜移到腹侧，尾褶使胚盘尾端的泄殖腔膜和体蒂移向腹侧(图 16 - 13)。胚体腹侧的各褶缘逐渐向腹部靠拢，卵黄囊附着点缩窄，外包羊膜最终演变为脐带。同时，在胚体头端两侧出现成对的鳃弓。胚胎发育至第 5～第 8 周，屈曲状的胚体逐渐变直，肢芽发生，颜面初步形成。第 8 周末，胚体外表已可见眼、耳和鼻的原基及发育中的四

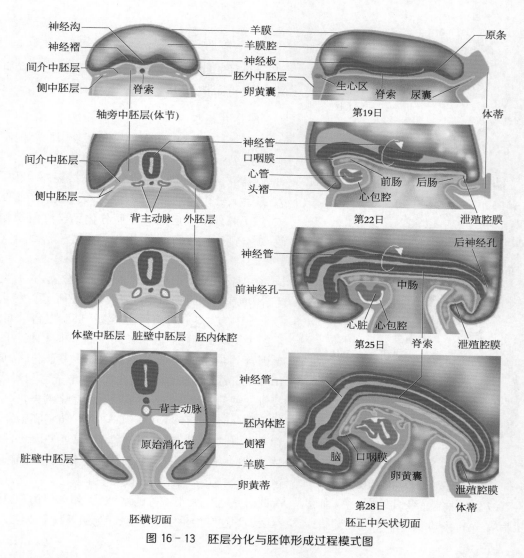

图 16-13 胚层分化与胚体形成过程模式图

肢,胚体各器官原基均已形成,初具人形。之后主要是胚体各器官组织的进一步发育和生长。

(赵英侠)

第三节 胎膜和胎盘

胎膜和胎盘是胚胎发育中的附属结构,虽不参与形成胎儿身体的各种组织和器官,但对胚胎具有保护、营养等作用,为胚胎发育所不可缺少的结构。胎儿娩出时,胎膜和胎盘与子宫蜕膜一并被排出体外,总称胞衣(afterbirth)。

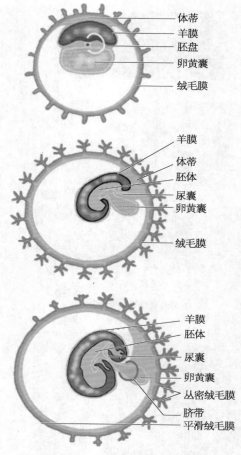

体蒂
羊膜
胚盘
卵黄囊
绒毛膜

羊膜
体蒂
胚体
尿囊
卵黄囊
绒毛膜

羊膜
胚体
尿囊
卵黄囊
丛密绒毛膜
脐带
平滑绒毛膜

图 16-14 胎膜与胚胎模式图

一、胎膜

胎膜(fetal membrane)包括绒毛膜、羊膜、卵黄囊、尿囊和脐带(图 16-14)。

(一)绒毛膜

绒毛膜(chorion)由滋养层和胚外中胚层壁层构成。胚胎发育至第2周,表面的合体滋养层和内部的细胞滋养层构成初级绒毛。第3周时,胚外中胚层伸入绒毛内,分化成结缔组织,改称次级绒毛。第3周末,绒毛胚外中胚层的间充质分化为结缔组织和血管,并与胚体内的血管相连,改称三级绒毛(图16-15)。各级绒毛主干均附着于母体基蜕膜上,称固定绒毛;绒毛主干形成许多细小的分支,称游离绒毛,浸泡在绒毛间隙的母体血液中。胚胎通过绒毛摄取母血中的营养并排出代谢产物。胚胎发育早期,绒毛膜生长均衡。随着胚胎长大,与基蜕膜相接触的绒毛因营养丰富而干枝茂盛,称丛密绒毛膜(chorion frondosum),构成胎盘的胎儿部分;与子宫包蜕膜相接触的绒毛因营养供应不足而逐渐退化消失,称平滑绒毛膜(chorion laeve)(图 16-14)。随着胚胎发育,第3个月时,羊膜与平滑绒毛膜相靠近并融合,胚外体腔消失;平滑绒毛膜、包蜕膜及壁蜕膜相互靠近并融合,子宫腔消失,子宫内仅存一羊膜腔。

若绒毛中轴结缔组织变性水肿,血管消失,此时绒毛呈大小不等的水泡状,外形似葡萄,称水泡状胎块(hydatidiform mole)或葡萄胎;若滋养层细胞过度增生发生癌变,即为绒毛膜上皮癌。

(二)羊膜

羊膜(amnion)由羊膜上皮和胚外中胚层构成。羊膜所围成的腔,称羊膜腔;羊膜包绕羊膜腔构成的囊,称羊膜囊。随着胚胎的发育,羊膜的附着点移向胚体腹侧,最后会合于脐部,包裹体蒂、卵黄囊及尿囊,形成脐带(图 16-14)。

羊膜腔内充满羊水(amniotic fluid),胚体浸浴在羊水中。羊水由羊膜上皮细胞分泌形成,其不断产生,又不断被胎儿吞饮,也被羊膜吸收,因此处于不断更新的动态平衡状态。妊娠早期,羊水清澈透明,略带黄色,微碱性,较黏稠,含有水、蛋白质及无机盐;妊娠中期以后,羊水中含有少量胎儿脱落的上皮细胞及胎儿的代谢产物如胎尿等,使羊水变得混浊。羊水为胎儿提供自由生长和活动的适宜发育环境,可缓冲外来压力,使胎儿免受振荡;可防止羊膜与胎儿发生粘连,故对胎儿具有保护作用。妊娠初期,羊水对胎儿尚具有一定的营养作用;在分娩时,羊水可扩张子宫颈,冲洗并润滑产道。

足月胎儿的羊水为 1 000~1 500 ml,若超过 2 000 ml 则称羊水过多;若少于 500 ml,则称羊水过少。羊水过多或过少常预示胎儿有畸形,如无脑畸形或消化道闭锁等,常导致羊水过多;胎儿肾

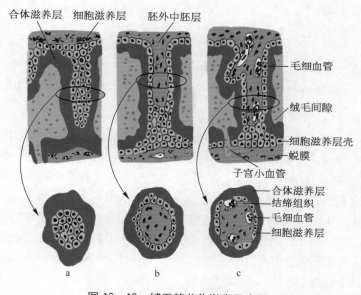

图 16 - 15　绒毛的分化发育示意图
上图为绒毛纵切面，下图为绒毛横切面
a. 初级绒毛；b. 次级绒毛；c. 三级绒毛

发育不全或尿道闭锁时，尿液不能排入羊膜腔，往往出现羊水过少。羊水过少时，胎儿活动受限，甚至使胎儿皮肤与羊膜发生粘连，可造成分娩困难。

（三）卵黄囊

卵黄囊（yolk sac）由内胚层和胚外中胚层构成。卵黄囊顶部的内胚层包入胚体内形成原始消化管，其余部分仍留在胚体外。第 5～第 6 周时，卵黄囊缩小，以卵黄蒂与中肠相连（图 16 - 14）。其后，卵黄蒂闭锁退化。如卵黄蒂未闭锁，可导致脐粪瘘或麦克尔憩室（Meckel's diverticulum）的发生。

人胚胎的卵黄囊内无卵黄，其出现是种系发生和生物进化过程的重演。但卵黄囊壁上的胚外中胚层可形成血岛，为原始造血干细胞的发源地；卵黄囊顶部内胚层迁移出的部分细胞分化发育为原始生殖细胞。

（四）尿囊

尿囊（allantois）发生于第 3 周，是从卵黄囊尾侧向体蒂内伸出的盲管（图 16 - 14），与卵黄囊同为生物进化过程的重演。尿囊大部分退化，其根部参与膀胱的形成，其余部分成为膀胱顶部到脐带内的脐尿管并最终完全闭锁，出生时脐尿管未闭，可导致脐尿瘘。尿囊壁上的一对尿囊动脉和一对尿囊静脉，将来演变为一对脐动脉和一条脐静脉（右侧尿囊静脉退化）。

（五）脐带

脐带（umbilical cord）为连于胚胎脐部与胎盘胎儿面的圆索状结构（图 16 - 14），由羊膜将体蒂、卵黄囊、尿囊、两条脐动脉、一条脐静脉及胚外中胚层包绕而成，是胚胎经胎盘与母体沟通的唯一通路。足月胎儿脐带长 40～60 cm，直径 1.5～2 cm。若脐带过长（120 cm 以上），易发生脐带缠绕胎儿的肢体或颈部,影响胎儿发育,甚至导致胎儿窒息;若脐带过短(30 cm 以下),易引起胎盘早期剥离和出血过多。

二、胎盘

胎盘是胎儿与母体进行物质交换的重要结构,同时还具有重要的屏障作用和内分泌功能。

(一) 胎盘的形态结构

胎盘(placenta)由胎儿的丛密绒毛膜和母体的基蜕膜紧密结合而成。足月胎儿的胎盘呈圆盘状,中央厚、边缘薄,平均厚 2~3 cm,直径 15~20 cm,平均重约 500 g。胎盘的胎儿面光滑,覆有羊膜,近中央处附有脐带;胎盘的母体面粗糙不平,由不规则的浅沟将其分隔为 15~30 个胎盘小叶。

胎盘的丛密绒毛膜部分有 60 个左右绒毛主干,2~4 个绒毛主干及其所属绒毛分支构成一个绒毛小叶。脐动脉的分支经绒毛干到达游离绒毛内形成毛细血管。胎盘的基蜕膜受绒毛表面滋养层的侵蚀,在绒毛周围形成绒毛间隙,其中充满来自母体子宫螺旋动脉的血液。各绒毛干之间存留的基蜕膜部分形成不完全的胎盘隔。相邻胎盘小叶之间的绒毛间隙相通,母体血液可从一个胎盘小叶流入另一个胎盘小叶(图 16 - 16)。

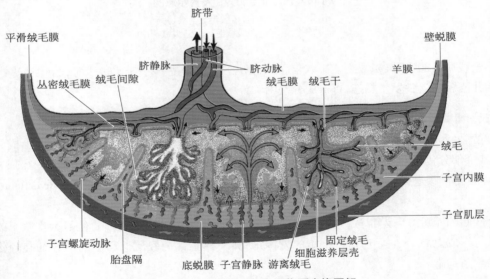

图 16 - 16　胎儿与母体之间物质交换图解

(二) 胎盘的血液循环

胎盘内有母体和胎儿两套独立的血液循环通路。胎儿方面由脐动脉分支进入绒毛内形成毛细血管,经过胎盘屏障与母体血液进行物质交换后成为营养丰富和含氧量高的血液,再经脐静脉回流入胎儿体内。母体血液由基蜕膜螺旋动脉喷入绒毛间隙,经物质交换后直接回流入子宫静脉。

胎盘屏障(placental barrier)又称胎盘膜(placental membrane),早期由合体滋养层、细胞滋养层及其基膜、薄层结缔组织、毛细血管基膜和内皮组成;妊娠后期,由于细胞滋养层在许多部位消失,以及合体滋养层在一些部位变薄,胎盘屏障仅由毛细血管内皮与合体滋养层及其二者间的基膜相贴构成,更有利于物质交换。

（三）胎盘的功能

1. 物质交换 胎盘是维持胎儿生长发育的重要器官，具有相当于成人小肠、肺和肾的功能。胎儿通过胎盘从母体血液中获取营养物质、O_2 和激素等，排出代谢产物和 CO_2（图 16-16）。

2. 屏障作用 胎盘屏障可阻挡细菌、病毒及其他有害物质进入胎儿体内，对胎儿具有保护作用。但某些病毒，如风疹病毒、麻疹病毒、流感病毒及某些药物等容易通过胎盘屏障，常引起先天畸形。故孕妇应注意预防上述病毒感染，且应谨慎用药。

3. 内分泌功能 胎盘能分泌多种激素以维持妊娠。含氮激素主要有：① 人绒毛膜促性腺激素（human chorionic gonadotropin，HCG），由合体滋养层细胞分泌，其生理功能是促进卵巢内黄体的生长发育以维持妊娠，相当于腺垂体远侧部嗜碱性细胞分泌的 LH 的作用。HCG 在受精后第 17～第 20 日左右开始在孕妇尿液中出现，在第 8～第 10 周左右达最高峰，以后下降，第 20 周降至最低点直至分娩，产后数日内消失。临床以生物学和免疫学方法可检测到早期孕妇尿液中的 HCG，作为早期妊娠的诊断指标之一。② 人胎盘催乳素（human placental lactogen，HPL），有促进乳腺生长和生乳的作用。类固醇激素主要有：人胎盘孕激素（human placental progesterone，HPP）和人胎盘雌激素（human placental estrogen，HPE），二者均由合体滋养层细胞分泌，在妊娠中期和晚期，逐渐代替卵巢黄体的功能，对维持妊娠有重要作用。

（赵英侠）

第四节 胚胎各期外形特征和胚胎龄的推算

一、胚胎各期外形特征

胚胎不同发育时期具有各自的外形特征、长度和体重（表 16-1、表 16-2），据此可推算胚胎龄。胚胎长度的测量标准有以下三种：① 最长值（greatest length，GL），又称全长，适用于 4 周前的人胚。② 顶臀长（crown-rump length，CRL），又称坐高，即从头部最高点至尾部最低点之间的长度，适用于 4～8 周的人胚。③ 顶跟长（crown-heal length，CHL），又称立高，先从头顶量至坐骨结节，再从坐骨结节量至膝盖，最后从膝盖量至脚跟，三者之和即为立高，适用于 8 周以后的胎儿。

表 16-1 胚胎各期外形主要特征与长度

胚龄（周）	外 形 特 征	长度（mm）
1	受精、卵裂、胚泡形成，开始植入	
2	植入完成，二胚层胚盘形成，绒毛膜形成	0.1～0.4(GL)
3	三胚层胚盘形成，脊索、神经板、神经褶、体节出现	0.5～1.5(GL)
4	神经管形成，鳃弓 1～2 对，体节 3～29 对，脐带与胎盘形成，眼、耳、鼻原基出现，心管和原始消化管形成，外生殖器发生	1.5～5(CRL)

续　表

胚龄(周)	外 形 特 征	长度(mm)
5	胚体弯向腹侧,鳃弓5对,体节30～40对,肢节出现,手板明显	4～8(CRL)
6	肢节分为两节,足板明显,耳郭突出现,视网膜出现色素	7～12(CRL)
7	颜面形成,乳腺嵴出现,手足板开始出现指趾,体节消失	10～21(CRL)
8	眼睑出现,指趾明显,外生殖器出现,性别不可辨	19～35(CRL)

表 16-2　胎儿各期外形主要特征、长度与体重

胎龄(周)	外 形 特 征	长度(CRL)(mm)	体重(g)
9	眼睑闭合,外阴性别不可辨	50	8
10	指甲发生,肠祥退回腹腔	61	14
12	胎头特大,占全身1/3,颈明显,性别可辨	87	45
14	头竖直,下肢发育好,趾甲发生	120	110
16	耳竖起,皮肤很薄,肌肉、骨骼、神经发育,胎动明显	140	200
18	胎脂出现	160	320
20	头占全身1/4,头和躯干出现胎毛,有吞咽功能,可听到胎心音	190	460
22	皮肤红而皱	210	630
24	胎体瘦小,无皮下脂肪,皮肤有皱纹,眉毛和睫毛生长,指甲全出现	230	820
26	眼睑部分睁开,皮下脂肪少	250	1 000
28	头发出现,眼睑睁开,有瞳孔对光反射,皮下脂肪增多,皮肤微皱	270	1 300
30	胎体平滑,趾甲全出现	280	1 700
32	皮下脂肪增厚,皮肤浅红光滑,指甲平齐指尖,睾丸下降入阴囊	300	2 100
36	胎毛开始脱落,皮肤皱纹消失,趾甲平齐趾尖	340	2 900
38	头发长,胎体丰满,四肢变圆,胸部发育好,乳腺略隆起	360	3 400

二、胚胎龄的推算

1. 胚胎龄的推算方法　胚胎龄的推算方法有两种,即月经龄和受精龄。

(1) 胚胎的月经龄:从孕妇末次月经的第1日算起,至分娩为止,以28 d为一妊娠月,则为10个月,约40周,共280 d左右。月经龄不是胚胎的真实年龄,而是临床常用的推算预产期的方法。

(2) 胚胎的受精龄:从受精之日算起,到胎儿娩出为止,约38周,共266 d左右。受精龄常用于科学研究。

2. 测定胚胎龄　可根据不同发育阶段,采用相应的方法测定胚胎龄。

(1) 胚胎第1～第3周:采用GL(表16-1)。

(2) 胚胎第4～第8周:采用CRL(表16-1、表16-2)。

（3）胎儿第 8 周后：采用 CHL。

（4）胚胎 20～30 d：可用体节（表 16 - 3）。

表 16 - 3　体节数目与胚龄关系

近似胚龄(d)	20	21	22	23	24	25	26	27	28	29	30
体节数目	1～4	4～7	7～10	10～13	13～17	17～20	20～23	23～26	26～29	29～34	34～35

三、预产期的推算

临床上计算预产期的方法是,孕妇末次月经的年份加 1,月份减 3 或加 9(不够减时),日加 7。此数字并非绝对准确,提前或超过两周均属正常。

（赵英侠）

第五节　双胎、多胎和联胎

一、双胎

一次妊娠产出两个胎儿称孪生(twins)或双胎。其发生率约 1%。孪生可分为单卵孪生和双卵孪生两类。

（一）单卵孪生

单卵孪生(monozygotic twins)又称真孪生(true twins),是单个卵子受精后发育为两个胎儿。因此,单卵孪生面貌相似,性别、血型和组织相容性抗原均相同,遗传基因型亦完全相同,组织器官可相互移植而不被排斥。单卵孪生形成的原因有以下几种：① 卵裂球一分为二,各自发育为一个独立的个体,两个胎儿有各自的羊膜腔和胎盘。② 一个胚泡内分化为两个内细胞群,分别发育为一个独立的个体,它们共用一个胎盘,各自具有一个羊膜腔。③ 一个胚盘上形成两个原条,每个原条诱导周围组织发育成为一个独立的个体,它们同位于一个羊膜腔内,也共享一个胎盘,易发生联胎(图 16 - 17)。

（二）双卵孪生

双卵孪生(dizygotic twins)又称假孪生(false twins),由两个受精卵发育而成。其特点是,相貌及生理特性的差异如同一般兄弟姐妹,性别可相同或不同,遗传基因型不同。每个胚胎有其独立的羊膜腔和胎盘。双卵孪生的孕妇常有家族性孪生史。

二、多胎

一次娩出两个以上新生儿,称多胎(multiplets)。其发生率极低,数目越多,发生率越低,三胎发

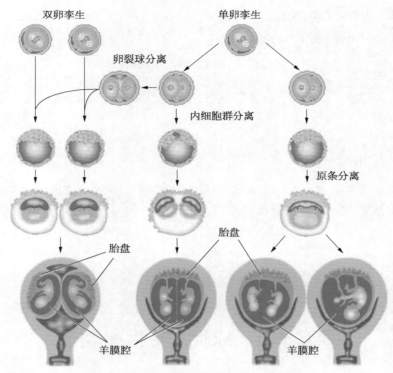

图 16-17 孪生发生机制模式图

生率约为万分之一,四胎发生率约为百万分之一,五胎发生率约为亿分之一。多胎形成的原因包括单卵、多卵和混合性三种,其中以混合性多胎较常见。排卵障碍的女性,使用促排卵药易发生多胎。

三、联胎

联胎又称联体双胎(conjoined twins),为两个胚体未完全分离的单卵双胎。多因一个胚盘出现的两个原条靠得太近,使各自发育的胚体局部相联。常见者有胸腹联胎、腹部联胎、臀联胎、背部联胎和头联胎等。若联胎中出现两个个体的大小明显不等时,小的称寄生胎(parasitic fetus);若一个胎儿在另一个胎儿体内,则称胎内胎(fetus in fetus)(图 16-18)。

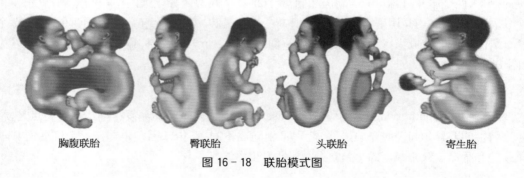

胸腹联胎　　　　臀联胎　　　　头联胎　　　　寄生胎

图 16-18 联胎模式图

(赵英侠)

第十七章 人体胚胎学各论

导学

了解：各器官系统常见先天性畸形的形成原因。

第一节 颜面、颈和四肢的发生

人胚第 4 周时，扁平状的胚盘卷折成为圆柱形。神经管头端膨大形成脑泡。脑泡腹侧局部间充质增生，胚体头部外观呈较大的圆形隆突，称额鼻突(frontonasal prominence)(图 17-1)。

一、鳃器的发生

第 4 周初，头颈部两侧的间充质增生，形成背腹方向排列的柱状突起，左右对称，共有 6 对，称鳃弓(bronchial arch)，前 4 对鳃弓明显，第 5 对鳃弓很早消失，第 6 对鳃弓发育不全。相邻鳃弓之间的凹陷称鳃沟(bronchial groove)，共有 5 对。原始咽侧壁内胚层向外膨出，形成 5 对咽囊(pharyngeal pouch)，分别与 5 对鳃沟相对应，两者之间隔以薄层的鳃膜(bronchial membrane)。鳃弓、鳃沟、咽囊与鳃膜统称鳃器(bronchial apparatus)。人胚的鳃器存在时间短暂，其中鳃弓参与颜面和颈的形成，其间充质分化为肌组织、软骨和骨；咽囊内胚层则为多种重要器官发生的原基。绝大多数头颈部畸形常因鳃器演化为成体结构过程中发生异常所致。

二、颜面的形成

第 1 对鳃弓出现后，其腹侧部分迅速分叉成为两支，分别称上颌突(maxillary prominence)与下颌突(mandibular prominence)，此时的胚体颜面由额鼻突、左右上颌突及左右下颌突这 5 个隆突及中间的口凹(stomodeum)组成(图 17-2)，口凹即原始口腔，其底部为由外胚层与内胚层直接相贴形成的口咽膜，将口凹与原始消化管相隔。口咽膜于第 4 周中破裂，原始口腔与原始咽相通。

第 4 周末，在额鼻突的下部两侧局部表面外胚层增厚，形成左、右 1 对鼻板(nasal placode)，随后其中央区凹陷形成鼻窝(nasal pit)，在鼻窝的内、外两侧的间充质增生分别形成内侧鼻突(median

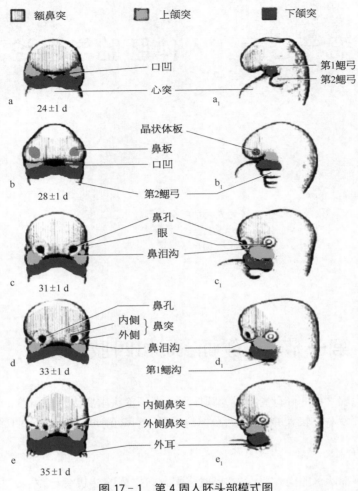

图 17-1　第 4 周人胚头部模式图

nasal prominence)和外侧鼻突(lateral nasal prominence)。

　　颜面的演化是从两侧向正中方向发展的。首先是左、右下颌突融合,发育形成下颌及下唇。与此同时,左、右上颌突也向中线生长,并先后与外侧鼻突及内侧鼻突愈合,鼻窝与口凹被分隔开。上颌突发育形成上颌及上唇的外侧部分;左、右内侧鼻突在中线合并形成包括人中在内的上唇正中部分;外侧鼻突发育形成鼻外侧壁与鼻翼;额鼻突主要发育形成额、鼻梁和鼻尖。随着鼻的形成,原来向前方开口的鼻窝转向下方,即为外鼻孔。鼻窝向深部扩大,形成原始鼻腔。至第 2 个月末,胚胎颜面已初具人貌。

三、腭的发生及口腔与鼻腔的分隔

　　腭的发生从第 5 周开始,至第 12 周完成。腭分为正中腭突(median palatine process)和外侧腭突(lateral palatine process)。正中腭突为左、右内侧鼻突融合后,向原始口腔内长出的一个短小突起,形成腭前部的小部分;外侧腭突为左、右上颌突向原始口腔内长出的一对扁平突起,它们在中线融合,形成腭的大部分,并与正中腭突融合,其连接处留一小孔,即切齿孔。以后,腭前部间充质

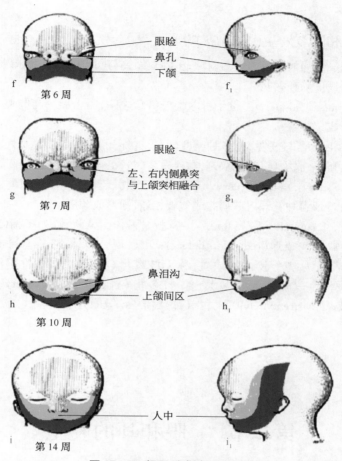

图 17-2 颜面形成过程示意图

骨化为硬腭,后部则为软腭。软腭后缘正中部组织增生并向后方突出,形成腭垂。腭的形成将原始口腔与原始鼻腔分隔开,形成永久的口腔与鼻腔。

四、颈的形成

颈部由第 2、第 3、第 4 和第 6 对鳃弓发育形成。第 5 周时,左、右第 2 对鳃弓生长迅速,向尾侧延伸并覆盖于第 3、第 4、第 6 对鳃弓表面,它们与下方的其他鳃弓之间的间隙称颈窦(cervical sinus)。颈窦不久相互融合闭锁,颈部成形。由于鳃弓的生长、食管和气管的增长及心脏位置的下降,颈部逐渐延长。

五、四肢的发生

人胚第 4 周,由于体壁中胚层的局部增殖,在胚体左、右外侧壁上先后出现两对小隆起,即上肢芽(upper limb bud)和下肢芽(lower limb bud)。肢芽逐渐增长、变粗,并先后出现两个缩窄环,将每一肢芽分为三段,在上肢将发育为上臂、前臂和手,在下肢将发育为大腿、小腿和足。手和足的原基均为扁平板状,称手板(hand plate)和足板(foot plate),后渐呈蹼状,至第 7 周蹼膜消失,手指形成;第8周,足趾形成。

六、颜面、颈和四肢发生中的常见畸形

1. **唇裂(cleft lip)**　为最常见的颜面畸形,多因上颌突与同侧内侧鼻突未融合所致。唇裂多为单侧,也可见双侧者,可伴有腭裂。

2. **面斜裂(oblique facial cleft)**　位于目内眦与口角之间,因上颌突与同侧外侧鼻突未融合所致,鼻泪管也不能形成。

3. **腭裂(cleft palate)**　较常见,有多种类型。左、右外侧腭突未融合可致正中腭裂;正中腭突与外侧腭突未融合可致前腭裂(单侧或双侧,常伴发唇裂);上述两种腭裂复合存在为完全腭裂。

4. **颈囊肿(cervical cyst)和颈瘘(cervical fistula)**　颈窦若未完全闭锁消失,便会在胸锁乳突肌前缘处留有颈囊肿;若颈囊肿有开口与咽腔或体表相通,则形成颈瘘。

5. **四肢畸形(malformation of the limbs)**　有些是遗传因素所致,如多指(趾)畸形,有些则与环境因素有关。① 缺失性畸形(reduction defect):可表现为肢体某一部分的缺失,称残肢畸形(meromelia);也可表现为整个肢体的缺失,称无肢畸形(amelia)。② 重复性畸形(duplication defect):表现为肢体某一成分的重复发生,如多指(趾)畸形(polydactyly)。③ 发育不全(dysplasia):如并肢畸形(sirenomelus)和并指(趾)畸形(syndactyly)。

(文礼湘)

第二节　眼和耳的发生

一、眼的发生

1. **眼球的发生**　胚胎第4周,前脑两侧突出左、右两个视泡(optic vesicle)。视泡近端变细,与前脑分化成的间脑相连,称视柄(optic stalk)。视泡远端逐渐凹陷形成双层杯状结构,称视杯(optic cup)。与此同时,视泡表面外胚层增厚,形成晶状体板(lens placode)。随后晶状体板凹陷入视杯内,并逐渐与表面外胚层脱离,发育成晶状体泡(lens vesicle)。眼的各部分即由视柄与视杯、晶状体泡及其周围的间充质进一步发育形成(图17-3、图17-4)。

2. **视网膜的发生**　视网膜发生于视杯。胚胎第5周,视杯和视柄的下方向内凹陷成一条纵沟,称脉络膜裂(choroid fissure)。脉络膜裂内含有间充质和玻璃体动、静脉,玻璃体动、静脉为玻璃体和晶状体的发育提供营养。玻璃体动脉还发出分支营养视网膜。脉络膜裂在胚胎第7周封闭,玻璃体动、静脉穿经玻璃体的一段退化,并遗留一残迹为玻璃体管;近段成为视网膜中央动、静脉(图17-4)。

视杯外层分化为视网膜的色素上皮层,内层分化为视网膜的神经细胞层,含有视杆细胞、视锥细胞、双极细胞和节细胞等。节细胞的轴突集合形成视神经,走行于视柄中(图17-4)。

3. **晶状体的发生**　第7周时,由于上皮细胞的增生,晶状体泡腔逐渐缩小直至消失,晶状体变

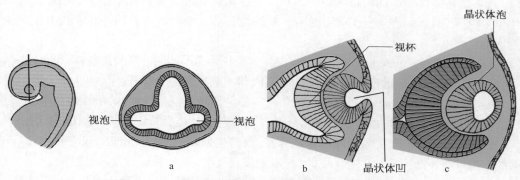

图 17-3　视泡(a)、视杯(b)与晶状体(c)的发生示意图

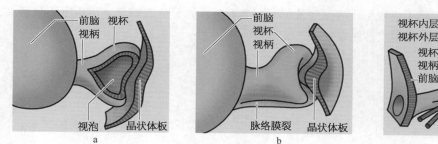

图 17-4　晶状体及视网膜的发生示意图(a. 4.5 周)、(b. 5 周)、(c. 5.5 周)

为实体结构。

4. 角膜、巩膜和脉络膜的发生　角膜上皮是在晶状体泡的诱导下由其表面外胚层分化而来的,角膜其余各层则由角膜上皮深面的间充质分化而成。视杯周围的间充质分为内、外两层,外层较致密,分化为巩膜;内层富含毛细血管和色素细胞,分化成脉络膜。

二、耳的发生

1. 内耳的发生　胚胎第 4 周时,菱脑两侧的表面外胚层增厚,形成听板(otic placode),继之内陷形成听窝(otic pit),最后其闭合形成囊状听泡(otic vesicle)。听泡初为梨形,以后形成膜迷路上皮(头侧部形成 3 个膜半规管、椭圆囊和球囊,尾侧部形成膜蜗管的上皮),其外侧的间充质形成膜迷路的结缔组织以及周围的骨迷路。

2. 中耳的发生　从胚胎第 4 周开始,第 1 咽囊向背外侧扩伸,其末端膨大形成原始鼓室,近端形成咽鼓管。鼓室的外侧与第 1 鳃沟外胚层相贴构成鼓膜,原始鼓室周围的间充质分化成了 3 块听小骨。

3. 外耳的发生　从胚胎第 4 周开始,第 1 鳃沟向内深陷形成外耳道。第 1 鳃沟周围的间充质增生,形成 6 个突起,称耳丘(auricular hillock)。耳丘围绕外耳道口生长,合并演变成耳郭。

三、眼和耳的常见畸形

1. 先天性无虹膜(congenital aniridia)　属常染色体显性遗传性异常,可能因视杯前缘生长和分化障碍,虹膜不能发育所致。由于无虹膜,瞳孔特别大。

2. 瞳孔膜存留（persistent pupillary membrane）　因瞳孔膜未能全部退化消失所致。残存的结缔组织网遮盖于晶状体前方，出生后可随着年龄的增长而逐渐吸收。若残存的瞳孔膜影响视力，可手术剔除。

3. 先天性白内障（congenital cataract）　出生前晶状体即不透明。多为遗传性，也可能由于母体在妊娠早期感染风疹病毒、母体甲状腺功能低下、维生素缺乏等因素引起。

4. 先天性青光眼（congenital glaucoma）　属常染色体隐性遗传性疾病，巩膜静脉窦发育异常或缺失，致使房水回流受阻，眼内压增高，眼球膨大，角膜突出，最后导致视网膜损伤而失明。

5. 眼的其他畸形　若两侧视泡在中线合并，则产生独眼畸形（cyclopia），仅在正中部有一只眼，眼的上侧常有一管状鼻。若视泡未发生或视泡发育受阻，则产生无眼或小眼畸形。

6. 先天性耳聋（congenital deafness）　有遗传性和非遗传性两类。遗传性耳聋属常染色体隐性遗传，主要由内耳发育不全、听小骨发育缺陷、蜗神经发育不良或外耳道闭锁等原因所致；非遗传性耳聋与药物中毒、感染或新生儿溶血性黄疸等因素有关。先天性耳聋患儿由于听不到语言，不能进行语言学习与锻炼，故也常伴有哑。

（文礼湘）

第三节　消化系统和呼吸系统的发生

消化系统和呼吸系统的发生关系密切，它们均由原肠演变而来。人胚第 3 周末，由于三个胚层发育速度不均衡，扁平的胚盘逐渐形成了圆柱状，卵黄囊顶部的内胚层被卷入胚体内，形成一条头尾方向的封闭管道，称原始消化管或原肠（primitive gut）（图 17-5），它是消化系统和呼吸系统的原

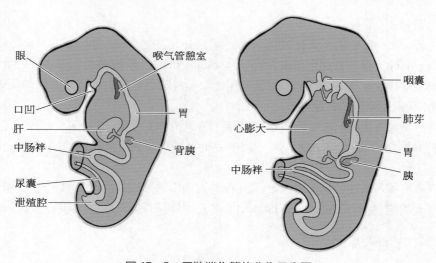

图 17-5　原始消化管的分化示意图

基。原始消化管的头段称前肠,尾段称后肠,与卵黄囊相连的中段称中肠。前肠主要分化为咽、食管、胃、十二指肠上段、肝、胆、胰、喉及其以下的呼吸道、肺、胸腺、甲状腺及甲状旁腺等器官;中肠主要分化为十二指肠中段至横结肠右 2/3 部的肠管;后肠将分化为横结肠左 1/3 部、降结肠、乙状结肠、直肠和肛管上段。

一、消化系统的发生

1. 咽的发生和咽囊的演变　咽由前肠头端的原始咽发育而成。原始咽为一左右较宽、背腹略扁、头宽尾细的漏斗状结构,其头端有口咽膜封闭,第 4 周口咽膜破裂,咽与原始口腔和原始鼻腔相通。在原始咽的侧壁有 5 对囊状突起称咽囊(pharyngeal pouch),分别与其外侧的鳃沟相对。随着胚胎的发育,咽囊演化出一些重要的器官(图 17 - 6)。

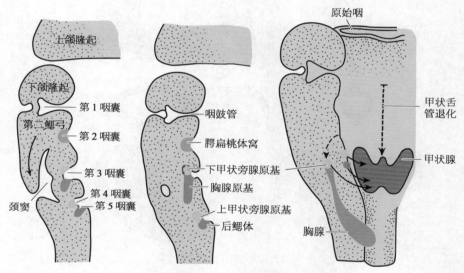

图 17 - 6　咽囊的演化及甲状腺的发生示意图

第 1 对咽囊:末端膨大,演化为中耳鼓室,鼓室与咽相连的部分伸长演化为咽鼓管,第 1 鳃沟形成外耳道,鳃膜分化为鼓膜。

第 2 对咽囊:外侧份退化,内侧份成为腭扁桃体表面上皮。

第 3 对咽囊:腹侧份上皮增生,形成左右两条细胞索,为胸腺原基,分化为胸腺上皮细胞,与造血器官迁移来的造血干细胞共同形成胸腺;背侧份上皮增生,下移至甲状腺原基背侧,形成下一对甲状旁腺。

第 4 对咽囊:腹侧份退化,背侧份上皮细胞增生迁移,分化成上一对甲状旁腺。

第 5 对咽囊:形成一小的细胞团,称后鳃体,其部分细胞迁入甲状腺内,分化为滤泡旁细胞。也有人认为,滤泡旁细胞由迁移来的神经嵴细胞分化而来。

2. 甲状腺的发生　第 4 周初,在原始咽底壁正中(相当于第 1 对咽囊平面),内胚层上皮细胞增生,向下伸展形成一盲管,称甲状舌管,即甲状腺原基。它沿颈部正中向尾侧生长、下降,形成甲状腺的侧叶。第 7 周时,甲状舌管退化消失,其起始处留有一浅凹,称舌盲孔。第 11 周时,甲状腺滤泡出现,不久即开始分泌甲状腺激素。

3. **食管和胃的发生** 食管由咽尾端至胃之间的一段前肠分化而成。第 4 周时,食管为一短管,以后随着颈部的形成和心、肺的下降而伸长。其上皮由单层增生为复层,致使管腔一度闭锁,约在第 8 周,管腔重新出现。上皮周围的间充质分化为食管壁的肌组织和结缔组织。

第 4～第 5 周时,食管尾侧的前肠膨大呈梭形,为胃的原基。第 5 周时,其背侧缘生长较快,形成胃大弯;腹侧缘生长较慢,形成胃小弯。第 4～第 5 周时,胃大弯的头端向上膨出,形成胃底。由于胃背系膜发育快并突向左侧形成网膜囊和大网膜,致使胃沿胚体纵轴顺时针旋转了 90°,胃小弯由腹侧转向右侧,胃大弯由背侧转向左侧。胃的位置也由原来的垂直位变成由左上至右下的斜行位(图 17-7)。

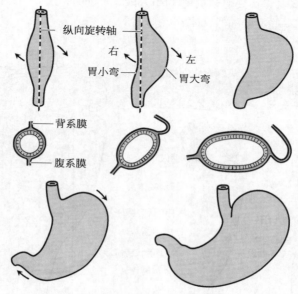

纵向旋转轴

右 左

胃小弯 胃大弯

背系膜

腹系膜

图 17-7 胃的发生模式图

4. **肠的发生** 肠由胃以下的原始消化管分化而成。肠最初为一直管,以背系膜连于腹后壁。第 5 周,由于肠管的增长速度较快,致使肠管向腹侧弯曲形成“U”字形襻,称中肠襻(midgut loop)。中肠襻的背系膜内有肠系膜上动脉。中肠襻顶端连于卵黄蒂,并以此为界分为头、尾两支;尾支近卵黄蒂处有一囊状突起,称盲肠突,是盲肠和阑尾的原基,也是大肠与小肠的分界线。

肠襻生长迅速,至第 6 周,由于肝、肾的发育,腹腔容积相对较小,致使肠襻突入脐带中的胚外体腔,即脐腔,形成生理性脐疝。肠襻在脐腔中生长的同时,以肠系膜上动脉为轴发生 90° 逆时针旋转(图 17-8),使肠襻的头支从上方转向右侧,尾支从下方转向左侧。

第 10 周,腹腔容积增大,脐腔内肠襻退回腹腔。退回时头支先退,尾支随后,逆时针方向再旋转 180°,使头支转至左侧,尾支转至右侧。头支演化为空肠和回肠的大部分,位居腹腔的中部;尾支主要演化为结肠,位居腹腔的周边。盲肠突从肝右叶下方逐渐下降到右髂窝,其近侧段形成盲肠,远侧段形成阑尾。

5. **直肠的发生与泄殖腔的分隔** 后肠的末段膨大,称泄殖腔(cloaca),其腹侧与尿囊相连,腹侧末端有泄殖腔膜封闭。第 6～第 7 周,后肠与尿囊之间的间充质增生,形成尿直肠隔。它向尾端生长,抵达泄殖腔膜并与之融合,将泄殖腔分隔成背侧的原始直肠和腹侧的尿生殖窦。原始直

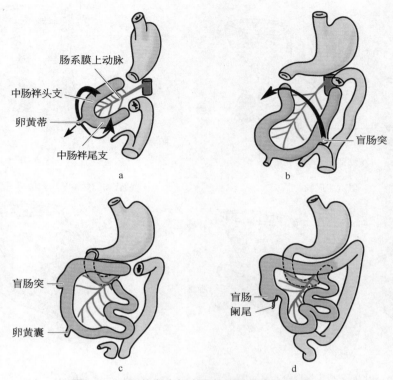

图 17-8 肠的发生与中肠的旋转示意图(腹面观)

肠将分化为直肠和肛管上段,尿生殖窦分化为膀胱和尿道。泄殖腔膜也被分为腹侧的尿生殖膜和背侧的肛膜。肛膜外下方有一浅凹,称肛凹。第 8 周时,肛膜破裂,肛凹加深,演化为肛管下段。肛管上段的上皮来源于内胚层,肛管下段的上皮来源于外胚层,两者的分界线为齿状线(图17-9)。

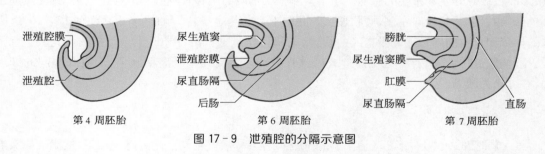

图 17-9 泄殖腔的分隔示意图

6. 肝和胆的发生 第 4 周初,前肠末端腹侧壁的内胚层上皮增生,形成一囊状突起,称肝憩室(图 17-10),为肝和胆的原基。肝憩室迅速生长并伸入到原始横膈内。憩室的末端膨大,分头、尾两支。头为形成肝的原基,该支细胞迅速增生,分支分化为肝板和肝内胆管上皮,与横膈内的卵黄静脉及脐静脉演变的肝血窦交错。约第 6 周,肝细胞间出现胆小管,第 9~第 10 周出现肝小叶。

肝憩室的尾支较小,为形成胆囊及胆道的原基。其近端伸长形成胆囊管,远端扩大形成胆囊。

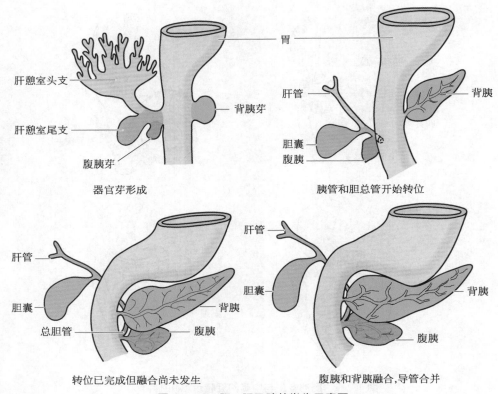

胃

肝憩室头支

背胰芽

肝憩室尾支

腹胰芽

器官芽形成

肝管

背胰

胆囊
腹胰

胰管和胆总管开始转位

肝管

肝管

胆囊

胆囊

背胰

总胆管

腹胰

背胰

腹胰

转位已完成但融合尚未发生

腹胰和背胰融合,导管合并

图 17 - 10　肝、胆及胰的发生示意图

肝憩室的基部伸长形成胆总管,并与胰腺导管合并,开口于十二指肠(图 17 - 10)。

7. 胰的发生　第 4 周末,前肠末端近肝憩室处,内胚层细胞增生,向背侧和腹侧突出,形成两个突起,一个称腹胰芽,一个称背胰芽,它们是胰的原基。背、腹胰芽的上皮细胞增生并反复分支,形成各级导管及其末端的腺泡。由于胃和十二指肠的旋转及肠壁的不等速生长,致使腹胰由腹侧转向右侧,背胰转向左侧,腹胰移至背胰的下方并与之融合,形成一个胰腺(图 17 - 10)。腹胰的导管和背胰的导管远侧段构成主胰管,主胰管和胆总管汇合开口于十二指肠大乳头。背胰导管近侧段退化消失,若不退化则形成副胰管。部分上皮细胞脱离细胞索,形成腺泡间的细胞团,并分化为胰岛。

二、呼吸系统的发生

第 4 周时,原始咽尾端底壁正中出现一纵行浅沟,称喉气管沟。此沟逐渐加深,从尾端向头端融合,形成一长形盲囊,称喉气管憩室,它是喉、气管、支气管和肺的原基。喉气管憩室与食管间的间充质增生,形成气管食管隔。喉气管憩室的上端发育为喉,中段发育为气管,末端膨大并分为左、右两支,称肺芽,为主支气管和肺的原基。肺芽呈树枝状反复分支,第 24 周时已达 17 级,分别形成了肺叶支气管、肺段支气管,直至呼吸性细支气管、肺泡管和肺泡囊(图 17 - 11)。第 28 周时,肺泡数量增多,肺泡上皮除 Ⅰ 型肺泡细胞外,还出现了 Ⅱ 型肺泡细胞,并开始分泌表面活性物质。此时肺内血液循环完善,胎儿出生可进行呼吸。

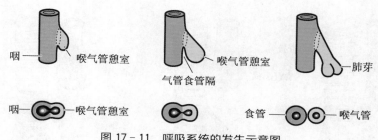

图 17-11　呼吸系统的发生示意图

三、消化系统和呼吸系统的常见畸形

1. **消化管狭窄或闭锁**　主要见于食管和十二指肠,在其发生过程中,上皮细胞曾一度出现过度增生而使管腔狭窄或闭锁。随后过度增生的细胞凋亡,上皮变薄,管腔恢复正常。如细胞凋亡过程未发生,则引起消化管狭窄或闭锁。

2. **先天性脐疝**　由于肠袢未从脐腔退回腹腔或脐腔未闭锁,当腹压增高时,肠管可从脐部膨出。

3. **麦克尔憩室**　又称回肠憩室,较为常见,由于卵黄蒂近端未退化所致。多位于距回盲部40～50 cm处的回肠壁上。其顶端可有纤维索与脐相连。

4. **脐粪瘘**　又称脐瘘,由于卵黄蒂未退化而成为一条细管,使肠管与脐相通,出生后,肠管内容物可由此溢出(图 17-12)。

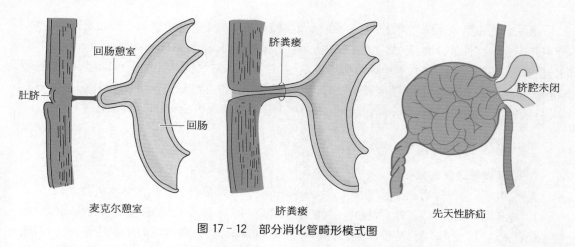

图 17-12　部分消化管畸形模式图

5. **先天性巨结肠**　由于神经嵴细胞未能迁移至结肠壁内,使该段肠壁缺少副交感神经节细胞,肠壁失去收缩力,肠腔内容物淤积而使上段肠管扩张。

6. **肛门闭锁**　多发生于男胎,由于肛膜未破或肛凹与直肠末端未相通所致,常伴有各种直肠瘘,如直肠尿道瘘、直肠阴道瘘、直肠膀胱瘘、直肠会阴瘘等。

7. **肠袢转位异常**　中肠袢从脐腔退回腹腔时,应逆时针方向旋转180°。若未发生旋转、转位不全或反向转位,便会形成各种消化管异位,并常伴有心、肝、脾、肺等器官的异位。

8. **气管食管瘘**　因气管食管隔发育不良,导致气管与食管分隔不完全,两者间有瘘管相通(图17-13)。

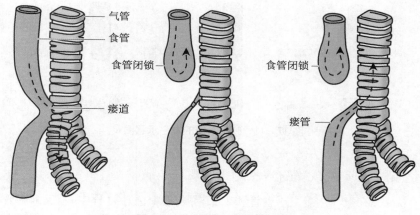

图 17 – 13   气管食管瘘模式图

（高书亮）

第四节 ｜ 泌尿系统和生殖系统的发生

泌尿系统和生殖系统的发生关系密切,肾及生殖腺均起源于间介中胚层。胚胎发育第 4 周,间介中胚层逐渐与体节分离,形成左、右两条纵行的索状结构,称生肾索(nephrogenic cord)。第 4 周末,生肾索进一步增生,在背主动脉两侧形成左、右对称的一对突向体腔的纵行隆起,称尿生殖嵴(urogenital ridge),它是肾、生殖腺及生殖管道发生的原基。尿生殖嵴进一步发育,中部出现一条纵沟,将其分为外侧的中肾嵴(mesonephric ridge)和内侧的生殖腺嵴(genital ridge)(图 17 – 14)。

一、泌尿系统的发生

(一)肾和输尿管的发生

人胚肾的发生可分为三个阶段,即前肾、中肾和后肾,最终后肾发育为人体永久肾。

1. 前肾(pronephros)   第 4 周初,在人胚颈部第 7～第 14 体节的外侧,生肾索的头端部分形成数条横行索,之后成为小管,称前肾小管(pronephric tubule),其外侧端均向尾部延伸,并相连成一条纵行的前肾管。人类前肾无泌尿功能。第 4 周末,前肾小管头端部分退化,但前肾管的大部分保留,并向尾部继续延伸,成为中肾管(图 17 – 15)。

2. 中肾(mesonephros)   第 4 周末,前肾退化时,中肾开始发生。在第 14～第 28 体节外侧的生肾索内,从头至尾相继发生许多横行"S"形小管,称中肾小管(mesonephric tubule)。两侧中肾小管共约 80 对,每个体节相应位置有 2～3 条。中肾小管内侧端膨大并凹陷成杯状肾小囊,内有从背主动脉分支而来的毛细血管球,二者共同组成中肾小体,其与中肾小管共同组成中肾单位;中肾小管外侧端接于前肾管,此时前肾管改称中肾管(mesonephric duct)。该管尾端通入泄殖腔(图 17 – 15)。在人类,在后肾发生之前,中肾可能有短暂的泌尿功能。至第 2 个月末,中肾大部分退

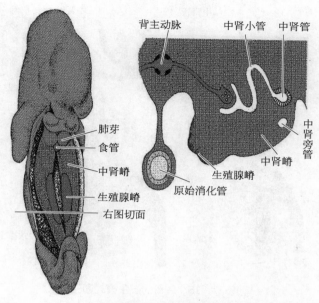

图 17 - 14　中肾嵴与生殖腺嵴发生模式图（第 6 周人胚腹面观）

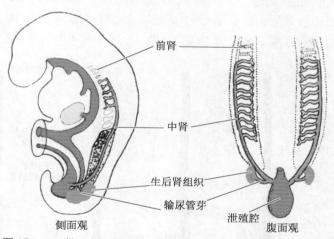

图 17 - 15　前、中、后肾发生示意图（第 5 周人胚侧面观和腹面观）

化,仅留下中肾管及尾端小部分中肾小管,中肾管将演变为部分男性生殖管道,部分未退化的中肾小管将形成睾丸输出小管。

　　3. 后肾(metanephros)　第 5 周初,中肾管末端近泄殖腔处向背侧头端发出一盲管,称输尿管芽(ureteric bud),输尿管芽伸入中肾嵴尾端,在其诱导下,中肾嵴中胚层形成许多密集的细胞团,呈帽状包在输尿管芽末端的周围,形成生后肾组织(metanephrogenic tissue),又称生后肾原基(metanephrogenic blastema)。输尿管芽伸长,分化为输尿管。其末端向胚体头端延伸并反复分支达 12 级以上,起始的两级分支扩大合并为肾盂,第 3、第 4 级分支扩大合并为肾大盏,其余分支演变为肾小盏和集合小管(图 17 - 16)。

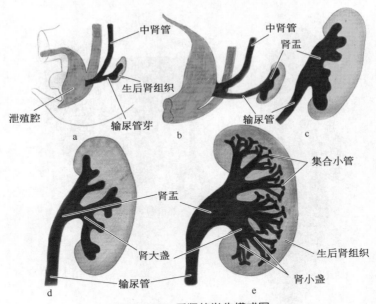

图 17-16 后肾的发生模式图

　　集合小管末端呈 T 形分支,分支(将演化成弓形集合小管)的末端由生后肾组织覆盖。后者的细胞团先形成后肾小泡,而后演化为"S"形小管,称后肾小管(metanephric tubule)。小管的一端膨大凹陷成肾小囊,包绕血管球形成肾小体;另一端与集合小管盲端相连通,其余部分弯曲延长,逐渐演化成近端小管、细段和远端小管(图 17-17)。集合小管末端不断向生后肾组织浅部生长并发

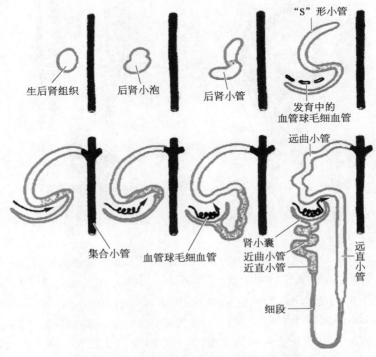

图 17-17 集合小管与肾单位的发生示意图

出"T"形分支,诱导形成大量肾单位,构成肾皮质。生后肾组织的外周部分形成肾被膜。第3个月开始,后肾开始产生尿液,成为羊水的来源之一。由于后肾发生于中肾嵴尾端,故最初位于盆腔。随着腰骶部器官的生长、输尿管伸展及胚体直立,肾移至腰部。

（二）膀胱和尿道的发生

第4～第7周时,尿直肠膈将泄殖腔分隔为尿生殖窦和直肠两部分。尿生殖窦又分为3段:上段较宽大,发育为膀胱,其顶端与尿囊相接,胎儿出生前从脐到膀胱顶的尿囊退化成纤维索,称脐中韧带;中段狭窄,呈管状,在男性形成尿道前列腺部和膜部,在女性形成尿道的大部分;下段扁平,在男性形成尿道海绵体部大部,女性则扩大成尿道下段和阴道前庭。

二、生殖系统的发生

生殖系统在发生中可分为性未分化和性分化两个阶段。

（一）生殖腺的发生

1. 未分化性腺的发生　人胚第3～第4周,靠近尿囊基部的卵黄囊内胚层内出现的原始生殖细胞,第6周时,生殖腺嵴表面的上皮向其下方的间充质增生,形成许多小的上皮,称初级性索（primary sex cord）。原始生殖细胞沿着后肠的背侧系膜向生殖腺嵴移动,迁入初级性索内,此时,尚不能区分睾丸或卵巢。

2. 睾丸的发生　第7周,在Y染色体短臂上性别决定区（sex determining region of the Y, SRY）的产物睾丸决定因子（testis determining factor, TDF）的影响下,初级性索增殖,与表面上皮分离,分化为细长弯曲的生精小管,其末端相互连接形成睾丸网。生殖腺嵴表面上皮下方的间充质形成一层白膜,生精小管之间的间充质细胞分化为睾丸间质细胞,并分泌雄激素。胚胎时期的生精小管为实心细胞索,内含两类细胞,即由初级性索分化来的支持细胞和原始生殖细胞分化的精原细胞（图17-18）。

3. 卵巢的发生　若无TDF,则未分化性腺自然向卵巢方向分化。第10周后,初级性索退化,生殖腺表面上皮又形成新的细胞索,称次级性索（secondary sex cord）或皮质索（cortical cord）,人胚第16周时,皮质索被间质分隔成许多孤立的细胞团,即原始卵泡。原始卵泡的中央是一个由原始生殖细胞分化来的卵原细胞,周围是一层由次级性索分化而来的小而扁平的卵泡细胞。卵泡之间的间充质构成卵巢基质。胚胎时期的卵原细胞可分裂增生,并分化为初级卵母细胞（图17-18）。

4. 睾丸和卵巢的下降　生殖腺最初位于腹后壁的上部,在其尾侧有一条由中胚层演变成的索状结构,称引带,末端与阴唇阴囊隆起相连。随着胚体长大,引带相对缩短,导致生殖腺的下降。第3个月时,生殖腺已位于盆腔,卵巢即停留在骨盆缘下方,睾丸则继续下降,第5个月,睾丸接近腹股沟管内口,第7～第8个月时抵达阴囊。当睾丸下降通过腹股沟管时,腹膜形成鞘突包于睾丸的周围,随同睾丸进入阴囊,鞘突成为鞘膜腔。睾丸降入阴囊后鞘膜腔与腹膜腔之间的通道逐渐闭锁。

（二）生殖管道的发生与演变

1. 未分化期　第6周时,男女两性胚胎均具有两套生殖管,即中肾管（Wolffian duct）和中肾旁管（paramesonephric duct）,又称Müllerian管。中肾旁管由体腔上皮内陷卷褶而成,上段位于中肾管的外侧,二者相互平行;中段弯向内侧,越过中肾管的腹面,到达中肾管的内侧;左、右中肾旁管的下段在中线合并。中肾旁管上端呈漏斗形开口于腹腔,下端为盲端,突入尿生殖窦的背侧壁,在窦

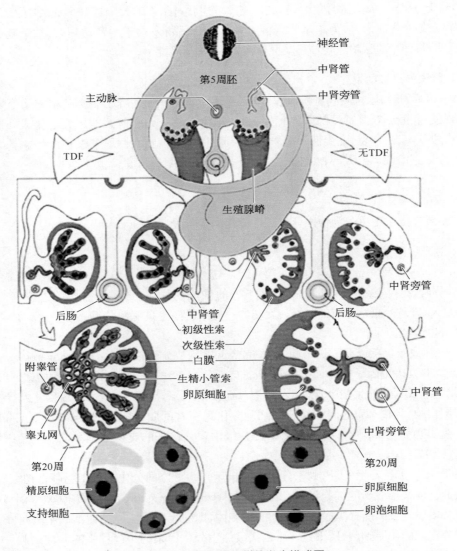

神经管
中肾管
中肾旁管
第5周胚
主动脉
TDF
无TDF
生殖腺嵴
后肠
中肾旁管
中肾管
初级性索
次级性索
后肠
白膜
附睾管
生精小管索
卵原细胞
睾丸网
中肾管
中肾旁管
第20周
第20周
精原细胞
卵原细胞
支持细胞
卵泡细胞

图 17-18 睾丸与卵巢的发生模式图

腔内形成一隆起,称窦结节(sinus tubercle),又 Müllerian 结节(图 17-19)。

2. 男性生殖管道的发生 若生殖腺分化为睾丸,间质细胞在第 8 周分泌的雄激素促进中肾管形成男性生殖管道;同时睾丸支持细胞在第 6～第 7 周分泌的抗中肾旁管激素抑制中肾旁管的发育,使其逐渐退化。雄激素促使与睾丸相邻的十几条中肾小管发育为附睾的输出小管,中肾管头端增长弯曲成附睾管,中段变直形成输精管,尾端较直成为射精管和精囊。

3. 女性生殖管道的发生 若生殖腺分化为卵巢,由于雄激素缺乏,中肾小管和中肾管退化;同时,因缺乏抗中肾旁管激素的抑制作用,中肾旁管则充分发育。中肾旁管上段和中段分化形成输卵管;两侧的下段在中央融合形成子宫及阴道穹窿部,阴道的其余部分则由尿生殖窦后壁的窦结节增生而成的阴道板形成。阴道板起初为实心结构,在第 5 个月时,演变成管道,内侧端与子宫相通,外侧端与尿生殖窦腔之间有处女膜相隔。

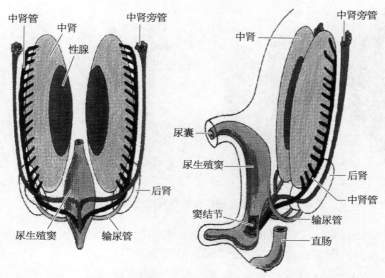

图 17 - 19　生殖管道发生(未分化阶段)模式图

(三) 外生殖器的发生

1. 未分化期　第 5 周初,尿生殖窦的头侧形成一隆起,称生殖结节。尿生殖窦膜的两侧各有两条隆起,内侧的较小,为尿生殖褶;外侧的较大,为阴唇阴囊隆起。尿生殖褶之间的凹陷为尿道沟,沟底覆有尿生殖膜。

2. 男性外生殖器的发生　在雄激素的作用下,促使外生殖器向男性发育。生殖结节伸长形成阴茎,两侧的尿生殖褶沿阴茎的腹侧面从后向前合并成管,形成尿道海绵体部。左、右阴唇阴囊隆起移向尾侧,并相互靠拢,在中线处融合成阴囊。

3. 女性外生殖器的发生　因无雄激素的作用,外生殖器自然向女性分化。生殖结节略增大,形成阴蒂。两侧的尿生殖褶不合并,形成小阴唇。左右阴唇阴囊隆起在阴蒂前方融合,形成阴阜,后方融合形成阴唇后连合,大部分不融合成为大阴唇。尿道沟扩展,并与尿生殖窦下段共同形成阴道前庭。

三、泌尿系统和生殖系统的常见畸形

1. 多囊肾(polycystic kidney)　是一种常见畸形。由于集合小管与远曲小管未接通,使肾小管内尿液积聚,致使肾内出现许多大小不等的囊肿,使正常肾组织受压而萎缩,造成肾功能障碍(图 17 - 20)。

2. 马蹄肾(horseshoe kidney)　是由于两肾的下端异常融合而形成一个马蹄形的大肾,其成因为肾上升时被肠系膜下动脉根部所阻所致(图 17 - 20)。

3. 异位肾(ectopic kidney)　凡肾在上升过程中受阻,使出生后肾未达到正常位置者,均称异位肾,常见位于骨盆内(图 17 - 20)。

4. 双输尿管(double ureter)　由于输尿管芽过早为支两条或同侧发生两个输尿管芽所致。一个肾有两个肾盂,各连一条输尿管,两条输尿管可分别开口于膀胱,或两条输尿管合为一条开口于膀胱(图 17 - 20)。

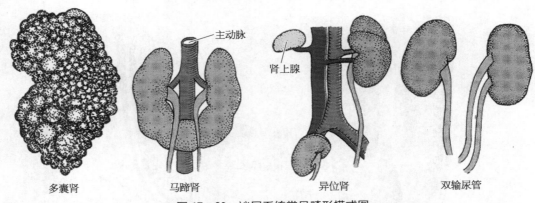

多囊肾　　　　　马蹄肾　　　　　异位肾　　　　　双输尿管

图 17－20　泌尿系统常见畸形模式图

5. 脐尿瘘(urachal fistula)　膀胱顶端与脐之间的脐尿管未闭锁,出生后尿液可从脐部漏出,称脐尿瘘。若仅部分脐尿管残留并扩张,则形成脐尿管囊肿。

6. 膀胱外翻(exstrophy of bladder)　在尿生殖窦与表面外胚层之间没有间充质长入,因此在前腹壁无肌肉覆盖膀胱,致使薄的表皮和膀胱前壁破裂,膀胱黏膜外露,称膀胱外翻。

7. 先天性腹股沟疝(congenital inguinal hernia)　多见于男性。由于腹腔与鞘膜腔间的通道未闭合,当腹压增大时,部分肠袢可突入鞘膜腔,形成先天性腹股沟疝。

8. 隐睾(cryporchidism)　指睾丸未下降至阴囊而停留在腹腔或腹股沟等处,可单侧或双侧。因腹腔温度高于阴囊,故隐睾会影响精子发生,双侧隐睾可造成不育。

9. 阴道闭锁(viginal atresia)　尿生殖窦因窦结节未形成阴道板,或因阴道板未形成管腔。有的为处女膜未穿通,外观不见阴道。

10. 双子宫(double uterus)　因左、右中肾旁管的下段未融合所致。较常见的是上半部未融合,形成双角子宫。若同时伴有阴道纵隔,则为双子宫双阴道。

11. 尿道下裂(hypospadias)　因左、右尿生殖褶未能在正中融合,造成阴茎腹侧面有尿道开口,称尿道下裂。

12. 两性畸形(hermaphroditism)　是因性分化异常导致的性别畸形。两性畸形可分为两类:真两性畸形,极为罕见,患者体内同时存在睾丸及卵巢,性染色体属嵌合型,即具有 46,XY 和 46,XX 两种染色体组型,第二性征可呈男性或女性,但外生殖器男女分辨不清;假两性畸形,患者体内只有一种生殖腺,按所含睾丸或卵巢的不同,又可区分为男性假两性畸形和女性假两性畸形。前者染色体组型为 46,XY,虽具睾丸,但外生殖器似女性,主要由于雄激素分泌不足所致;后者染色体组型为 46,XX,具有卵巢,但外生殖器似男性,由于雄激素分泌过多所致,常见为先天性男性化肾上腺增生症,肾上腺皮质分泌雄激素过多,使外生殖器男性化。

13. 睾丸女性化综合征(testicular feminization syndrome)　患者虽有睾丸,也能分泌雄激素,染色体组型为 46,XY,但因体细胞和中肾管细胞缺乏雄激素受体,使中肾管未能发育为男性生殖管道,外生殖器也未向男性方向分化,而睾丸支持细胞产生的抗中肾旁管激素仍能抑制中肾旁管的发育,故输卵管与子宫也未能发育,患者外阴呈女性,且具有女性第二性征。

（丁　宁）

第五节 | 心血管系统的发生

心血管系统是胚胎最早形成并具有功能的系统。人胚发育至第 3 周时,简单的物质弥散方式已无法满足胚胎发育的营养物质需求,胚胎需要通过血液循环从母体获取氧气及营养物质,因此,原始心血管系统首先形成。原始心血管系统由中胚层分化而来,胚胎早期心血管系统左右对称,后来由于遗传及局部血流动力学等因素的影响,通过生长、扩大、合并、萎缩等复杂的演变过程,发育形成不完全对称的心血管布局。

一、原始心血管系统的建立

人胚第 2 周末,在卵黄囊壁、体蒂的胚外中胚层中,间充质细胞聚集成团,称血岛(blood island)。血岛中央的细胞变圆,游离为造血干细胞;血岛周边的细胞分化为扁平的内皮细胞,并围成内皮管即原始血管(图 17-21)。相邻的血岛内皮细胞相互吻合连接成网,形成胚外内皮管网。人胚第 18～第 20 日,胚体内脏壁中胚层间充质细胞形成胚内内皮管网。至第 3 周末,胚内与胚外的内皮管网于体蒂处彼此相连,逐渐形成卵黄囊与胚体、绒毛膜与胚体及胚体自身的原始血管通路,即原始心血管系统(primitive cardiovascular system)(图 17-22)。

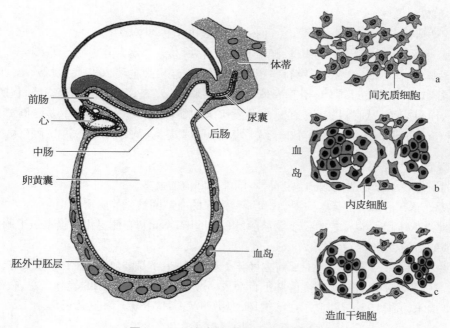

图 17-21　血岛的形成与演化示意图

早期的血管在结构上相似,以后由内皮管周围的间充质细胞分化形成血管的中膜和外膜,并基于基因控制及血流动力学等因素的影响,分化形成动脉和静脉的不同结构。原始心血管系统包

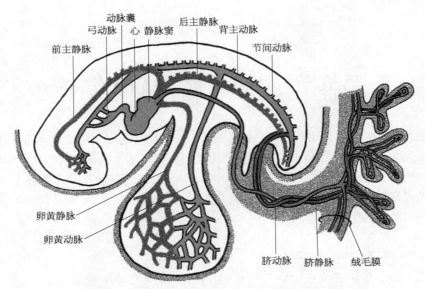

图 17－22　原始心血管系统模式图(第 4 周)

括心管、动脉和静脉,且左右对称,其组成如下。

（一）心管

1 对,于第 4 周时合并为 1 条。

（二）动脉

原始主动脉位于脊索两侧,包括腹主动脉、弓动脉和背主动脉。

1. 腹主动脉　1 对,位于前肠腹侧,随着心管的合并,其近心端合并为动脉囊。

2. 弓动脉(aortic arch)　6 对,穿行于相应的鳃弓内,连接腹主动脉和背主动脉。

3. 背主动脉　1 对,位于原始消化管背侧,从咽至尾侧合成 1 条,沿途发出许多分支,包括:卵黄动脉(vitelline artery)数对,从腹侧发出,分布于卵黄囊;尿囊动脉(allantoic artery)1 对,从尾侧发出,以后演变为脐动脉(umbilical artery),经体蒂分布于绒毛膜;节间动脉数对,从背侧发出,分布于胚体。

（三）静脉

静脉的演化较动脉复杂,收集早期胚胎不同部位回流的血液。

1. 卵黄静脉(vitelline vein)　1 对,收集卵黄囊来的血液回流入静脉窦。

2. 尿囊静脉　1 对,以后左侧演变为脐静脉(umbilical vein),右侧退化。收集绒毛膜内含氧气和营养物质的血液,输送至静脉窦。

3. 主静脉(cardinal vein)　包括:前主静脉 1 对,收集上半身的血液;后主静脉 1 对,收集下半身的血液;总主静脉 1 对,由前、后主静脉汇合而成,分别开口于心管尾端的静脉窦左、右角。

至第 3 周末,胚体内外已建立了血液循环,包括卵黄循环、脐循环和胚体循环。

二、心脏的发生

（一）原始心脏的形成

人胚第 18～第 19 日,口咽膜头端生心区出现两条细胞索,称生心板(cardiogenic plate),生心板背侧发生一个腔,称围心腔(pericardiac coelom),以后围心腔发育为心包腔。生心板内发生成对的纵行内皮管道,称原始心管(primitive cardiac tube)。随着胚胎头褶的形成,原始心管由口咽膜的头侧转至前肠的腹侧,围心腔也由原始心管的背侧转至其腹侧。由于胚胎的侧褶,使左、右心管向中线靠拢,约在第22日合并成一条心管,其头端与动脉相连,尾端连接静脉。此后,随着心管的生长,由于心管两端固定于心包上,因此心管中段连同其周围的间充质向心包腔发生凹陷游离。此时位于心管背侧与前肠腹侧之间的间充质发育为心背系膜,以后,随着心背系膜的大部分退化消失,心管除头、尾两端与动、静脉相连且固定于心包壁外,其余部分完全游离于心包腔内。心管壁分内、外两层,内层即心管内皮,分化为心内膜的内皮部分;外层为间充质,分化为心内膜的内皮下层、心肌膜和心外膜(图17-23、图17-24)。

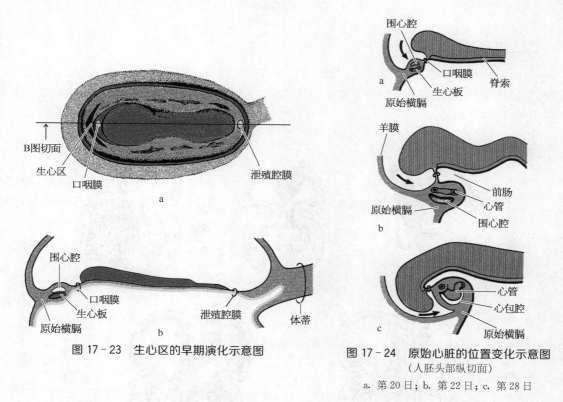

图 17-23　生心区的早期演化示意图

图 17-24　原始心脏的位置变化示意图
(人胚头部纵切面)
a. 第20日;b. 第22日;c. 第28日

（二）心脏外形的建立

由于心管各段生长速度不同,心管出现四个膨大部分,从头端到尾端依次称心球(bulbus cordis)、心室、心房和静脉窦。由于心管两端固定,而心管的发育较心包腔快,心管首先形成"U"形弯曲,进而转变成"S"形。第1个弯曲发生在心球与心室之间,二者形成"U"形弯曲,称球室袢,使心室转向腹侧、尾侧;第2个弯曲发生在心房和心室之间使心房转至心室的背侧、头侧。此后,心房受腹侧的心球和后面的食管限制,向左、右方向扩展,膨出于心球两侧,将来发育为左、右心房。心球近心室部分膨大后融入心室,并演变为原始右心室,原来的心室发育为原始左心室。心房和心室间缩窄形成房室管(atrioventricular canal),左、右心室之间出现室间沟。至此,已初具成体心脏的外形,但内部仍未完全分隔(图17-25)。

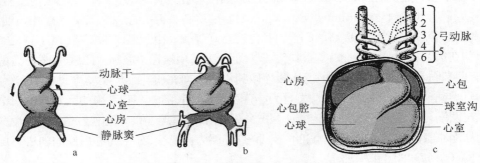

图 17-25　心脏外形的建立示意图

a. 第 23 日；b. 第 24 日；c. 第 35 日

(三) 心脏内部的分隔

1. **房室管的分隔**　房室管的背、腹两侧心内膜组织增厚,形成两个心内膜垫。第 5 周末,背、腹心内膜垫相互融合,将房室管分隔成左、右房室孔。房室孔处的心内膜局部增厚,形成二尖瓣和三尖瓣(图 17-26)。

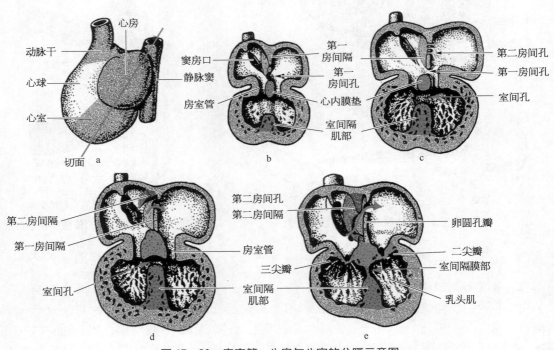

图 17-26　房室管、心房与心室的分隔示意图

2. **原始心房的分隔**　大约在心内膜垫发生的同时,心房的头端背侧正中线上发生一镰状隔膜,称第一房间隔(septum primum),向心内膜垫方向生长,将原始心房分隔为左、右心房。但第一房间隔下缘与心内膜垫之间留有一孔,称第一房间孔(foramen primum),在第一房间孔封闭前,在第一房间隔的上部发生了第二房间孔(foramen secundum)。此后,第一房间隔的下缘与心内膜垫融合,第一房间孔封闭。第 5 周末,在第一房间隔右侧,从心房顶部又生长出一个较厚的新月形隔膜,称第二房间隔(septum secundum),向心内膜垫方向生长,并遮盖第一房间隔上的第二房间孔,第二房间隔与心内膜垫之间留有一卵圆形的孔,称卵圆孔(foramen ovale),覆盖于卵圆孔左侧的第一房间隔部分,称卵圆孔瓣(图17-26)。出生前,由于肺循环尚未建立,左心房内压较低,由下腔静脉进入右心房的血液大部分经卵圆孔冲开卵圆孔瓣,经第二房间孔进入左心房。出生后,随着肺循环血流增加,左心房内压增大,使两个房间隔彼此紧贴并相互融合,卵圆孔关闭,左、右心房分隔完成。

3. 静脉窦的演变与永久性心房的形成 静脉窦位于原始心房的尾侧,以左、右角分别与同侧的总主静脉、脐静脉及卵黄静脉相连。在胚胎发育第7~第8周时,右心房由于血流增大而快速扩张,静脉窦右角亦随之扩大并融入右心房,原始右心房则演变为右心耳。静脉窦左角逐渐萎缩变小,演变为冠状窦及左房斜静脉根部。原始左心房最初只有两条肺静脉汇入,在左心房扩大过程中,逐渐将两条肺静脉及其各自的两条属支(4条肺静脉)吸收融入左心房,形成左心房平滑部,而原始左心房演变为左心耳。

4. 原始心室的分隔 第4周末,从心室底壁心尖处发生一半月形的肌性隔膜,向心内膜垫方向生长,称室间隔肌部,室间隔肌部游离缘的凹陷与心内膜垫之间留有一孔,称室间孔(interventricular foramen)。至第7周末,心球内部形成对向生长并向下延伸的球嵴,与室间隔肌部的前后缘相连,同时,心内膜垫向下生长,与室间隔肌部上缘融合,形成室间隔膜部。至此,室间孔封闭,左、右心室完全分隔(图17-26、图17-27)。

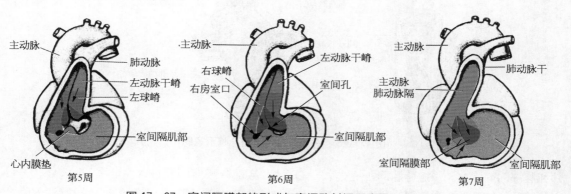

图17-27 室间隔膜部的形成与室间孔封闭示意图(右心室侧)

5. 动脉干与心球的分隔 第5周,在动脉干和心球内面,局部内膜组织增生,形成对向生长、螺旋状走行的纵嵴,其上段位于动脉干内,称动脉干嵴;下段位于心球内,称球嵴。它们在中线融合成一条螺旋状走行的主动脉肺动脉隔,将动脉干和心球分隔成为两条互相缠绕的管道,即肺动脉干和升主动脉(图17-28)。在主动脉和肺动脉起始处,内膜组织增厚,形成薄片状突起突入管腔,演变为半月瓣。

三、胎儿的血液循环及出生后变化

(一)胎儿的血液循环

1. 胎儿的血液循环路径 包括胎盘循环、体循环和非功能性肺循环。从胎盘来的含氧量高和营养物质丰富的血液,由脐静脉进入胎体,流经肝脏时大部分血流经静脉导管直接进入下腔静脉,小部分进入肝血窦与肝门静脉来的血液相混合,经肝静脉至下腔静脉。下腔静脉还收集下肢、盆

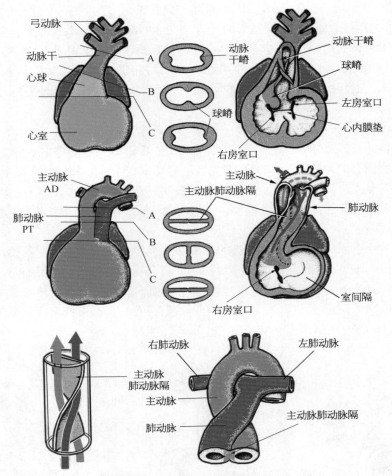

图 17 - 28 动脉干与心球的分隔示意图

部和腹部的静脉血。下腔静脉的血液进入右心房后,大部分经卵圆孔进入左心房,小部分和来自上腔静脉含氧量低的血液混合进入右心室。右心室血液进入肺动脉,大部分经动脉导管注入降主动脉,少部分进入尚无呼吸功能的肺。左心房的血液流入左心室后,大部分经主动脉弓上的三大分支分布于头、颈和上肢,以保证胎儿头部发育所需要的氧气和营养物质;小部分流入降主动脉。降主动脉的血液除了抵达腹部、盆部和双下肢之外,还有部分血液经由脐动脉运送至胎盘,进行气体和物质交换,再由脐静脉返回胎儿体内(图 17 - 29)。

　　2. 胎儿的血液循环特点　包括:① 肺尚未开始呼吸,功能性肺循环未建立。② 通过胎盘循环获得丰富的氧气和营养物质。③ 从脐静脉注入胎儿体内的动脉血,分别在肝、右心房和左心房部位和静脉血发生不同程度的混合。④ 含氧量高的血液和含氧量低的血液分流路径不同。⑤ 心脏和脑等重要器官能得到富有营养物质和含氧量高的血液供给。

(二) 胎儿出生后血液循环的变化

　　胎儿出生后,由于胎盘循环停止,肺开始呼吸后,功能性肺循环开始,血液循环发生了一系列重要改变,包括:① 脐动脉、脐静脉和静脉导管相继关闭,分别形成脐外侧韧带、肝圆韧带和静脉

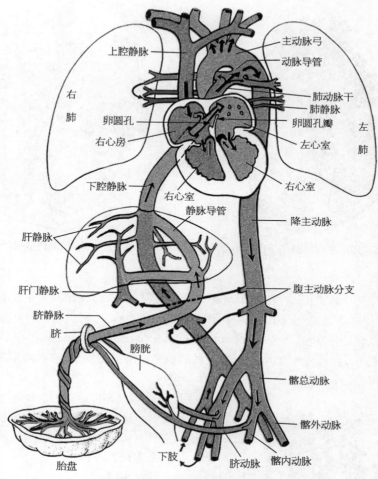

右肺

上腔静脉

主动脉弓

动脉导管

肺动脉干

肺静脉

卵圆孔

卵圆孔瓣

右心房

左心室

左肺

下腔静脉

右心室

右心室

静脉导管

降主动脉

肝静脉

肝门静脉

腹主动脉分支

脐静脉

脐

膀胱

髂总动脉

髂外动脉

下肢

脐动脉　髂内动脉

胎盘

图 17-29　胎儿血循环路径示意图

韧带。② 由于肺开始呼吸,肺动脉的血液大量进入肺,动脉导管平滑肌收缩,内膜增厚,动脉导管完全闭锁,成为动脉韧带。③ 胎儿出生后,由于脐静脉闭锁,下腔静脉血流减少,右心房压力降低;同时,随着功能性肺循环开始,肺静脉血流增大,左心房压力增高,卵圆孔瓣紧贴第二房间隔,卵圆孔功能性关闭。出生后约 1 年,卵圆孔瓣与第二房间隔融合,卵圆孔完成结构上的关闭,成为卵圆窝。约有 25% 的人,卵圆孔未达到这种完全的关闭状态。

四、心血管系统的常见畸形

1. **房间隔缺损**(atrial septal defect)　为最多见的先天性心脏畸形,主要为卵圆孔未闭(图17-30)。常见原因如下:① 卵圆孔瓣多处穿孔。② 第一房间隔过度吸收,导致卵圆孔瓣太小,不能完全遮盖卵圆孔。③ 第二房间隔发育异常,形成过大的卵圆孔,不能被卵圆孔瓣完全遮盖。④ 第一房间隔过度吸收,同时第二房间隔又形成过大的卵圆孔,导致更大的房间隔缺损。此外,心内膜垫发育不全,未能与第一房间隔相互融合,也可造成房间隔缺损。

2. **室间隔缺损**(ventricular septal defect)　多为室间隔膜部缺损,常由于心内膜垫组织发育不良,未能与球嵴和室间隔肌部融合所致(图 17-30)。

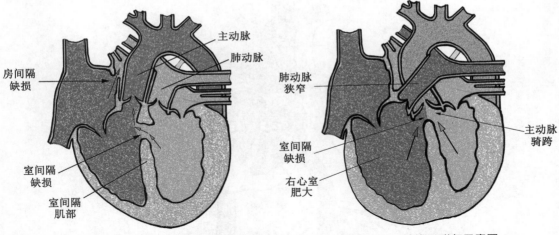

图 17 - 30　房间隔缺损及主动脉肺动脉错位示意图　　　　图 17 - 31　法洛四联征示意图

3. 动脉干和心球分隔异常

(1) 主动脉和肺动脉错位：在动脉干与心球分隔过程中，未形成螺旋状生长的主动脉肺动脉隔，而是形成一片平直的隔板，从而导致主动脉连于右心室，肺动脉则由左心室发出(图 17 - 30)。

(2) 主动脉或肺动脉狭窄(stenosis of aorta or pulmonary artery)：动脉干和心球不对称分隔，结果形成一条动脉粗大，另一条动脉狭小，即主动脉狭窄或肺动脉狭窄，这种畸形常伴有室间隔膜部缺损(图 17 - 30、图 17 - 31)。

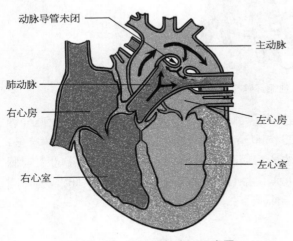

图 17 - 32　动脉导管未闭示意图

(3) 法洛四联征(tetralogy of Fallot)：主要原因是主动脉肺动脉隔偏位。包括肺动脉狭窄、室间隔膜部缺损、主动脉骑跨和右心室肥大(图 17 - 31)。

4. 动脉导管未闭(patent ductus arteriosus) 为最常见的血管畸形，女性多于男性，主要是由于出生后动脉导管管壁的平滑肌未能收缩，导致肺动脉和主动脉相通。通过动脉导管的血流量及血流方向取决于动脉导管口径、肺血管床的阻力和导管两端的压力差(图 17 - 32)。出生后，如动脉导管未闭，由于主动脉压力高于肺血管阻力，血液由主动脉经动脉导管流入肺动脉，造成左向右分流，体循环血量减少，使左心负荷加重；同时，由于肺血流增加，使肺循

环压力升高，使右心负荷加重。此后，肺小血管由于长期负荷过重而引起痉挛性收缩，导致肺小血管壁增厚，肺动脉压力逐渐增高，至接近于主动脉舒张压时，导管中的分流可造成单相的收缩期左向右分流。如肺动脉血压继续增高，则可等于或超过主动脉血压，分流即停止，甚至出现肺动脉血反向注入主动脉内，称右向左分流，临床上出现发绀，形成艾森曼格综合征。

(陈彦文)

第六节　神经系统的发生

神经系统起源于神经外胚层,其先分化为神经管和神经嵴。神经管(neural tube)主要分化为脑、脊髓、神经垂体、松果体和视网膜等;神经嵴(neural crest)主要分化为周围神经系统和肾上腺髓质等。

一、中枢神经系统的发生

(一) 神经管的早期分化

胚胎第 3 周末,在脊索的诱导下,位于胚体背部中轴的外胚层形成神经管。神经管形成后,其壁层由最初的单层柱状上皮转为假复层柱状上皮,称神经上皮(neuroepithelium)。神经上皮的基膜较厚,称外界膜;管壁内面的一层膜,称内界膜(图 17-33a)。神经上皮细胞不断分裂、分化,部分细胞迁至神经上皮的外周,形成成神经细胞(neuroblast)和成神经胶质细胞(glioblast)。随着神经上皮细胞不断增殖分化,神经上皮逐渐形成三层,由内界膜面向外依次为室管膜层、套层和边缘层。室管膜层(ependymal layer)位于上皮的游离面侧,由原位的神经上皮分化为单层立方或矮柱状细胞构成;套层(mantle layer)位于室管膜层外侧,为成神经细胞和成神经胶质细胞构成的新层,其最终将分化为中枢神经系统的灰质;边缘层(marginal layer)位于套层外侧,细胞稀少,为套层的成神经细胞长出突起并伸至套层外周形成,其最终将分化为中枢神经系统的白质。套层的成神经细胞起初为圆球形,称无极成神经细胞;以后发出两个突起,成为双极成神经细胞;双极成神经细胞朝向神经管腔一侧的突起退化消失,成为单极成神经细胞,伸向边缘层的一个突起迅速增长,形成原始轴突;单极成神经细胞的胞体又发出若干短突起,成为多级成神经细胞;之后多级成神经细

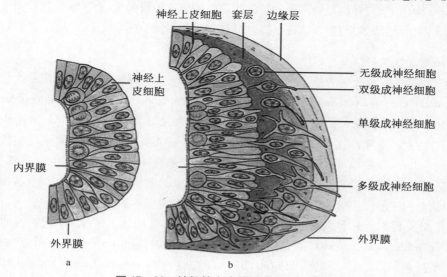

图 17-33　神经管上皮的早期分化模式图

胞则分化为各种神经元。套层的成神经胶质细胞分化为星形胶质细胞和少突胶质细胞,部分神经胶质细胞也进入边缘层(图17-33b)。

(二)脊髓的发生

神经管的尾段分化为脊髓,中央的管腔演化为中央管,内层的室管膜层分化为中央管的室管膜上皮,中间的套层分化为脊髓的灰质,外周的边缘层分化为白质。神经管的两侧壁由于套层成神经细胞和成神经胶质细胞的增生而迅速增厚,背侧形成左、右翼板(alar plate),腹侧形成左、右基板(basal plate)。神经管的顶壁和底壁很薄,分别形成顶板(roof plate)和底板(floor plate)。由于基板和翼板的增厚,两者在神经管的内表面出现了左、右相对的两条纵沟,称界沟(sulcus limitans)(图17-34a)。左、右基板向腹侧突出,在两者之间形成一条纵行深沟,称前正中裂。同样,左、右翼板增大向内侧推移并在中线融合,形成后正中沟。翼板形成灰质后角(柱),其中的成神经细胞分化为中间神经元;基板形成灰质前角(柱),其中的成神经细胞主要分化为躯体运动神经元;若干成神经细胞聚集于基板和翼板之间,形成灰质侧角(柱),其中的成神经细胞分化为内脏运动神经元。边缘层由于灰质内神经细胞突起的生长和神经胶质细胞增生而增厚。神经管周围的间充质分化为脊膜(图17-34b)。

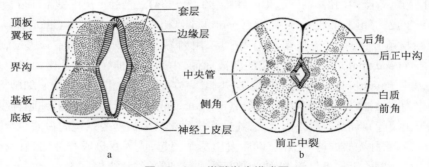

图17-34 脊髓发生模式图

人胚第3个月之前,脊髓与脊柱等长。此后脊柱的生长较脊髓快,脊髓的位置相对上移。至出生前,脊髓下端(脊髓圆锥)与第3腰椎平齐,仅以终丝与尾骨相连。

(三)脑的发生

1. **脑泡的形成和演变** 神经管的头段分化为脑。人胚第4周末,神经管头端膨大形成三个原始脑泡(primary cerebral vesicle),分别称前脑泡(prosencephalon)、中脑泡(mesencephalon)和菱脑泡(rhombencephalon)。至人胚第5周,前脑泡头端向两侧膨大形成左、右端脑(telencephalon),以后演变为左、右大脑半球;尾端形成间脑(diencephalon)。中脑泡变化不大。菱脑泡头段发育成后脑(metencephalon),以后演变为脑桥和小脑;尾段发育成末脑(myelencephalon),以后演变为延髓。在脑泡演变的同时,其中央的管腔也演变为各部位的脑室。前脑泡的腔演变为左、右侧脑室和第三脑室;中脑泡的腔形成狭窄的中脑水管;菱脑泡的腔演变为第四脑室。

在脑各部发育时,由于人胚头部向腹面屈曲,脑区首先出现凸向背侧的头曲(cephalic flexure)和颈曲(cervical flexure),前者位于中脑部,故又称中脑曲(mesencephalic flexure);后者位于脑与脊髓之间。之后又出现凸向腹侧的端脑曲(telencephalic flexure)和脑桥曲(pontine flexure)(图17-35)。

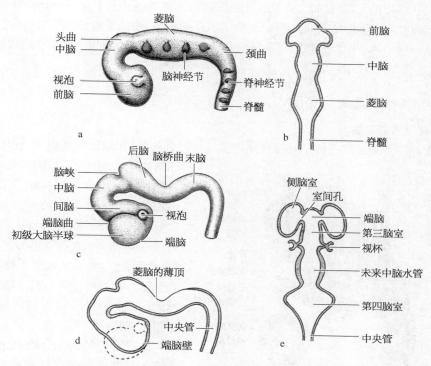

a. 第 4 周人胚 3 个脑泡及部分脊髓的侧面观； b. 第 4 周脑泡及部分脊髓的冠状切面观；
c. 第 6 周人胚脑泡侧面观； d. 第 6 周人胚脑泡及部分脊髓的侧面观；
e. 第 6 周脑泡及部分脊髓腔的冠状切面观

图 17－35 脑泡及脊髓的发生和演变模式图

脑开始发育时,其基本结构与脊髓相似。脑两侧壁套层增厚也形成背部的翼板和腹部的基板。端脑和间脑的套层大部分形成翼板,基板甚小。端脑套层中的大部分细胞均迁至外表面,形成大脑皮质;少部分聚集成团,形成神经核。中脑、后脑和末脑的套层细胞多聚集成细胞团或柱,形成各种神经核。翼板中的神经核多为感觉中继核,基板中的神经核多为运动核。

2. 大脑皮质的组织发生　大脑皮质由端脑套层的成神经细胞和成神经胶质细胞迁移和分化而成。大脑皮质的种系发生分三个阶段:古皮质、旧皮质和新皮质。海马和齿状回是最早出现的皮质结构,相当于古皮质(archicortex);人胚第 7 周时,在纹状体的外侧形成梨状皮质,相当于旧皮质(paleocortex);旧皮质出现不久后,神经上皮细胞迁至表层并分化为神经细胞,形成新皮质(neocortex),为大脑皮质中出现最晚、面积最大的部分。由于成神经细胞分批分期地产生和迁移,因此皮质中的神经细胞呈层状排列。

3. 小脑皮质的组织发生　小脑起源于后脑翼板背侧部的菱唇。左、右两菱唇在中线融合,形成小脑板(cerebellar plate),为小脑发生的原基。人胚第 12 周时,小脑板两侧膨大形成小脑半球;板的中部变细,形成小脑蚓。之后,一条横裂从小脑蚓分出了小结,从小脑半球分出了绒球。由绒球和小结组成的绒球小结叶为小脑发生中最早出现的部分,称古小脑(archicerebellum)。起初,小脑板由神经上皮、套层和边缘层组成。之后神经上皮细胞增殖并通过套层迁至小脑板的外表面,形成外颗粒层(external granular layer)。该层细胞可形成小脑叶片。至人胚第 6 个月,外颗粒层部分细胞向内迁移分化为颗粒细胞,位于浦肯野细胞层深面,构成内颗粒层(internal granular layer)。套层的外层成神经细胞分化为浦肯野细胞和高尔基细胞,构成浦肯野细胞层;内层的成神经细胞分化为小脑白质中的核团。外颗粒层细胞分化为篮状细胞和星形细胞,形成小脑皮质的分子层,原来的内颗粒层则改称颗粒层。

二、周围神经系统的发生

(一) 神经节的发生

神经节起源于神经嵴。神经嵴细胞分列于神经管背外侧,并聚集成细胞团,分化为脑神经节和脊神经节,均为感觉神经节。神经嵴细胞首先分化为成神经细胞和卫星细胞。成神经细胞再分化为感觉神经元,最初长出两个突起,成为双极神经元,由于胞体各面生长速度不均等,使两个突起的起始部逐渐靠拢,最后合二为一,变成假单极神经元;卫星细胞是一种神经胶质细胞,包绕在神经元胞体的周围。神经节周围的间充质分化为结缔组织被膜(图17-36)。

胸段神经嵴的部分细胞迁至主动脉外侧,形成两列节段性排列的椎旁神经节,借纵行的交感神经纤维彼此相连,形成交感链。节内的部分细胞迁至主动脉腹侧,形成椎前神经节。节中的神经嵴细胞分化为交感神经节细胞和卫星细胞。部分神经嵴细胞迁入由中胚层细胞增生形成的肾上腺皮质内,分化为肾上腺髓质的嗜铬细胞及少量交感神经节细胞。脑部和骶部的神经嵴细胞形成副交感神经节。

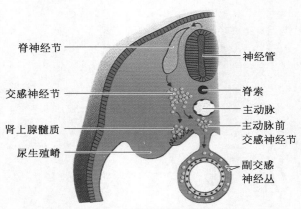

图 17-36 交感神经节的发生模式图

（图中标注）脊神经节、交感神经节、肾上腺髓质、尿生殖嵴、神经管、脊索、主动脉、主动脉前交感神经节、副交感神经丛

(二) 周围神经的发生

周围神经包括感觉(传入)和运动(传出)神经纤维。感觉神经节细胞的周围突形成感觉神经纤维;脑干及脊髓灰质前角运动神经元的轴突形成躯体运动神经纤维;脑干内脏运动神经核和脊髓灰质侧角中神经元的轴突形成节前纤维,终止于内脏神经节,节内神经元轴突形成节后纤维,其末梢分布于内脏和血管等。在周围神经发生时,由神经嵴细胞分化的施万细胞反复包绕在神经元突起上,形成有髓神经纤维。若一个施万细胞与多条突起相贴,形成多条深沟包裹突起,但不形成髓鞘,则形成无髓神经纤维。

三、神经系统的常见畸形

(一) 神经管缺陷

神经管缺陷(neural tube defects)是由于神经管闭合不全所引起的一类先天畸形,主要表现为脑和脊髓的发育异常,并伴有颅骨和脊柱的发育异常(图17-37)。

1. **无脑畸形**(anencephaly)　正常情况下,人胚发育第4周末,前、后神经孔应完全闭合。若前神经孔未闭合,便会形成无脑畸形,常伴有顶骨发育不全,称露脑,表现为退化的神经组织暴露在头部表面,两眼前突,颈缺如。也可出现脑膜膨出(meningocele)和脑膜脑膨出(meningoencephalocele),多发生于枕部,缺口常与枕骨大孔相连;若脑室也随之膨出,称积水性脑膜脑膨出(meningohydroencephalocele)。

　　2. 脊髓裂(myeloschisis)　若后神经孔未闭合,便会形成脊髓裂,使神经组织直接暴露于体表,常伴有相应节段的椎骨缺损,背部出现裂沟,称脊柱裂(spina bifida)。脊柱裂可发生于脊柱各段,但常见于腰骶部。若脊膜自缺损处突出,在体表形成皮肤覆盖的囊袋,若囊袋中只有脊膜和脑脊液,称脊膜膨出(meningocele);若囊袋中既有脊膜和脑脊液,又有脊髓和神经根,则称脊髓脊膜膨出(meningomyelocele)。

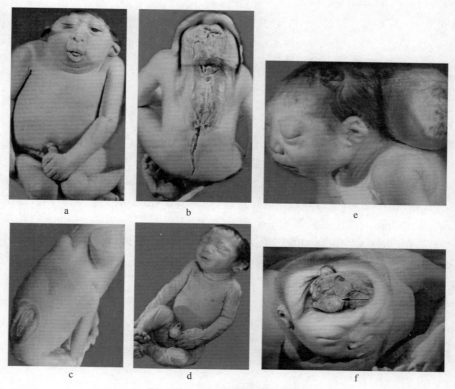

图 17 - 37　神经系统常见畸形

a. 无脑儿(腹面);b. 无脑儿(背面);c. 脑膨出、脊柱裂;d. 小头畸形;e. 脑膜脑膨出;f. 脑疝

(二)脑积水

　　脑积水(hydrocephalus)由于脑室发育障碍,脑脊液分泌过多或吸收障碍,致脑室扩张,脑组织变薄,颅缝变宽,脑颅明显扩大,以中脑水管和室间孔狭窄或闭锁最为常见。

（张　玮）

第十八章　先天畸形

导学

1. 熟悉：先天畸形的发生原因，致畸敏感期。
2. 了解：先天畸形的预防。

先天畸形(congenital malformation)是由于胚胎发育紊乱而出现的以形态结构异常为主要特征的先天疾病，属于出生缺陷的一种，是引起死胎、流产、早产和新生儿死亡的主要原因。出生缺陷又称发育缺陷(developmental defect)或先天异常(congenital anomaly)，其不仅包括形态结构异常，还存在功能、代谢、精神行为、遗传等方面的异常。研究先天畸形的发生原因、机制及预防措施的科学，称畸形学(teratology)，属于胚胎学的一个重要分支。

世界卫生组织(WHO)在疾病的国际统计学分类中，根据先天畸形的发生部位进行分类，并对各种畸形编排分类代码。国际常规检测的先天畸形有 12 种，即无脑儿、脊柱裂、脑积水、腭裂、唇裂、食管闭锁与狭窄、直肠及肛门闭锁、尿道下裂、短肢畸形(上肢)、短肢畸形(下肢)、先天性髋关节脱位、唐氏综合征；而中国在此基础上增加了多见或比较多见的 9 种畸形，即先天性心脏病、幽门肥大、畸形足、多指(趾)与并指(趾)、色素痣、膈疝、内脏外翻、血管瘤，其中短肢畸形(上肢)与短肢畸形(下肢)合并为一类，尿道上裂与尿道下裂合并为一类，共 19 种。

第一节　先天畸形的发生原因

先天畸形的发生原因主要包括遗传因素、环境因素以及遗传因素与环境因素的相互作用三个方面，三者导致的先天畸形分别占畸形总数的 25%、10% 和 65%。

一、遗传因素

遗传因素包括基因突变和染色体畸变。

（一）基因突变

基因突变(gene mutation)是指 DNA 分子碱基组成或排列顺序发生改变,染色体组型不变,染色体外形未见异常。

由基因突变所致的遗传性疾病常见以下几种：小头畸形、苯丙酮酸尿症、镰刀状细胞贫血、软骨发育不全、多发性结肠息肉、肾上腺肥大、多囊肾、雄激素不敏感综合征等,主要表现为微观结构或功能方面的异常。若基因突变累及生殖细胞,可引起血友病、色盲、线粒体病等,将遗传给后代。

（二）染色体畸变

染色体畸变(chromosome aberration)包括染色体结构和数目异常。

1. 染色体结构异常　表现为染色体断裂后重新连接时发生缺失、易位、倒位和重复等,多因射线、某些化学物质、药物等所致。如慢性粒细胞白血病为第 22 号染色体长臂断裂后断片易位至第 9 号染色体；猫叫综合征(cat's cry syndrome)为第 5 号染色体短臂末端断裂缺失,患儿因喉软骨发育不全而声音微弱,发出似猫叫的哭声,同时伴有头小、智力低下、先天性心脏病等。

2. 染色体数目异常　表现为染色体数目减少或增加,前者常见于单体型,后者常见于三体型；可发生于常染色体,也可发生于性染色体。多因减数分裂时同源染色体不分离所致。

(1) 单体型：分为常染色体单体型和性染色体单体型。前者胚胎几乎不能存活；后者如先天性卵巢发育不全综合征,即 Turner 综合征(45,XO),胚胎成活率极低,约为 3%,并伴有严重畸形。

(2) 三体型：包括常染色体三体型和性染色体三体型。前者如唐氏综合征(Down syndrome),为第 21 号染色体三体[(47,XY(XX),+21)],故又称 21-三体综合征,或称先天愚型；后者如先天性睾丸发育不全综合征,又称 Klinefelter 综合征(47,XXY)。

二、环境因素

影响胚胎发育的环境包括母体的外环境、内环境和胚胎所处的微环境。虽然胚胎在整个分化和发育的过程中均受到胎膜和胎盘屏障的保护,但是环境中的某些因素仍会直接或间接地干扰胚胎的正常发育,引起胚胎的死亡、发育迟缓或先天畸形。这些环境因素统称致畸因子(teratogen),常见的致畸因子有生物性致畸因子、物理性致畸因子、化学性致畸因子及其他致畸因子。

1. 生物性致畸因子　已确认的生物性致畸因子有病毒、细菌、寄生虫等微生物感染,其中以病毒感染最为常见,包括风疹病毒、巨细胞病毒、单纯疱疹病毒；寄生虫包括弓形体和梅毒螺旋体等。这些微生物有的可穿过胎盘屏障直接作用于胚胎,影响胚胎发育；有些则通过作用于母体,引起母体发热、缺氧、脱水和酸中毒等,或引起胎盘结构与功能的改变,引起各种畸形。如风疹病毒可引起先天性心脏病、先天性白内障、先天性耳聋；弓形体可引起小头、小眼、脑积水；梅毒螺旋体可引起脑积水、牙齿畸形等。

2. 物理性致畸因子　已确认的物理性致畸因子有机械性压迫、损伤和各种射线等。另外,如严寒、高温、噪音、微波等,在动物实验中确有致畸作用,但对人胚有无致畸作用,尚不明确。

3. 化学性致畸因子　主要包括致畸性化学物质和致畸性药物。

(1) 致畸性化学物质：随着社会经济的高速发展,人类生存环境的污染日趋加重,对人胚发育的危害日益严重,如工业"三废"、农药、食品防腐剂、添加剂中均含有致畸因子。某些多环芳香碳氢化合物、亚硝基化合物、烷基和苯类化合物、含磷农药以及重金属(如铅、汞、镉、砷等)均有致畸作用。

（2）致畸性药物：某些治疗精神病的药物（如吩噻嗪、溴化锂、安非他明等）、抗惊厥药物（三甲双酮、噁唑烷、乙内酰脲等）、抗凝血药物（如香豆素等）均有致畸作用；多数抗肿瘤药物（如环磷酰胺、氨基蝶呤），会导致无脑畸形及四肢畸形；大剂量激素（如黄体酮）可引起男胎尿道下裂；大剂量抗生素（如新生霉素、链霉素等）可导致先天性耳聋、先天性白内障、短肢畸形等；某些抗惊厥剂（如乙内酰脲、三甲双酮、噁唑烷等）可致胎儿面裂、心脏畸形等。

4. 其他致畸因子　孕妇严重营养不良、缺氧、大量酗酒、吸烟等均可致胎儿畸形。如酗酒，可致胎儿发育迟缓，出现小头、小眼、眼裂短等多种畸形，称胎儿酒精综合征（fetal alcohol syndrome）。

三、遗传因素与环境因素共同作用

遗传因素与环境因素相互作用引起先天畸形过程中，两种因素所起作用的大小不同。用来衡量遗传因素在某种畸形发生中作用大小的指标称该畸形的遗传度。某一畸形的遗传度越高，说明遗传因素在该畸形发生中的作用越大。如先天性巨结肠的遗传度约为 80%，腭裂的遗传度约为 76%，先天性幽门狭窄的遗传度约为 75%，先天性髋关节脱位的遗传度约为 70%，无脑儿和脊柱裂的遗传度约为 60%，先天性心脏畸形的遗传度约为 35%。环境致畸因子可引起基因突变或染色体畸变，导致胚胎发育异常；遗传因素可决定并影响胚胎对环境致畸因子的易感程度，它在种间及个体间均有差异。如人类和其他灵长类动物对沙利度胺易感程度高，可出现残肢畸形；但灵长类动物以外的其他哺乳动物应用沙利度胺，几乎不发生畸形；可的松对猪、猴等几乎无影响，但对小白鼠有较明显的致畸作用，可引起腭裂。流行病学调查发现，每个胚胎的遗传基因对风疹病毒的敏感性不同，表现为在相同环境条件下，同期怀孕的妇女，同时感染了同型风疹病毒，结果有的新生儿畸形严重，有的畸形轻微，有的完全正常。

（仲丽丽）

第二节　致畸敏感期

胚胎受致畸因子作用后，最易发生畸形的发育时期称致畸敏感期（susceptible period）。胚胎发育是连续的过程，处于不同发育阶段的胚胎对致畸因子作用的敏感程度不同。这除与致畸因子的作用强度及胚胎的遗传特性有关外，还与该发育阶段胚胎细胞的分裂速度及分化程度关系密切，故各器官的致畸敏感期与其发生期（organogenetic period）大致相同；由于各器官原基的发生和分化时间不同步，致畸敏感期也有一定差别（图 18-1）。

1. 胚前期　胚胎受致畸因子作用后，通常死亡。

2. 胚期　胚胎细胞增殖、分化活跃，最易受致畸因子的影响，导致胚胎发育异常，从而出现器官水平的畸形，故此期即胚胎第 3～第 8 周为致畸敏感期。

3. 胎期　此期对致畸因子的敏感性降低，一般不出现器官水平的畸形，多表现为微观结构与功能的异常；但由于中枢神经系统、耳、眼、牙、腭和外生殖器等器官发育持续时间较长或发育较晚，若受致畸因子作用，仍可能发生畸形。

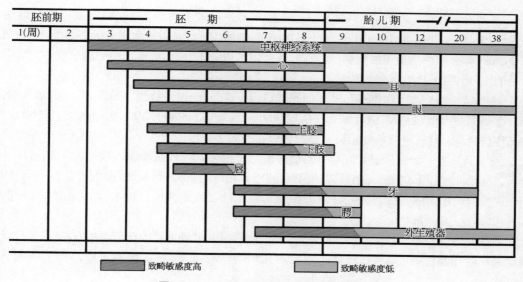

图 18-1　人胚胎主要器官的致畸敏感期

此外,不同致畸因子对胚胎作用的致畸敏感期亦不同。例如,风疹病毒的致畸敏感期为受精后第 1 个月,畸形发生率为 50%,第 2 个月降至 22%,第 3 个月只有 6%～8%;沙利度胺的致畸敏感期为胚胎发育的第 21～第 40 日。

（仲丽丽）

第三节　先天畸形的预防

先天畸形的预防措施主要包括遗传咨询、孕期保健、产前检查和宫内治疗,前二者属于一级预防,可防止先天畸形的发生;后二者属于二级预防,可防止畸形儿的出生。

一、遗传咨询

对于发生过遗传性先天畸形的家族,应进行遗传咨询,明确是否适宜结婚或生育,以防止由遗传因素所致先天畸形的再次发生。

二、孕期保健

孕期尤其是致畸敏感期内,要特别注意避免各种致畸因子的影响,以防引起胚胎发育异常,导致畸形的发生。

三、产前检查

产前检查是优生优育、预防缺陷儿出生的重要手段。目前常用的产前检查方法有以下几种。

1. 羊水检查　在妊娠第 15～第 17 周，通过 B 型超声波进行引导，经腹部进行羊膜囊穿刺（amniocentesis），抽取羊水 10～15 ml，分析羊水细胞染色体核型及羊水化学成分，可用于孕中期诊断如 Turner 综合征伴性遗传性疾病（血友病、肌萎缩）、唐氏综合征等；羊水中甲胎蛋白浓度高于正常胎儿的 10 倍，为开放性神经管畸形。

2. 绒毛膜活检　绒毛膜细胞与胚体细胞同源，具有相同的遗传特性。因此，在妊娠第 8 周，经腹部或宫颈穿刺吸取绒毛膜，进行绒毛膜活检（chorionic villi biopsy，CVB），通过细胞遗传学检查、DNA 研究和代谢分析，可诊断胚胎染色体异常引起的先天畸形。

3. 胎儿镜检查　胎儿镜是用光导纤维制成的一种内镜。在妊娠第 15～第 20 周，通过胎儿镜检查可发现胎儿组织形态畸形，如面裂、唇裂、残肢、并指（趾）、神经管缺陷、前腹壁裂等头面、四肢和躯干的发育畸形，并确定胎儿性别；还可在胎儿特定部位取活体组织标本，如采取血液、皮肤标本等，对特殊疾病进行诊断。

4. B 型超声波检查　B 型超声波检查是一项简便实用、准确可靠的产前诊断方法，它不仅是羊膜囊穿刺和胎儿镜检查的先导，而且能确定胎儿和胎盘的位置，并发现胎儿外部和某些内脏的畸形。

四、宫内治疗

目前宫内治疗畸形的手段还非常有限，主要包括非手术治疗和手术治疗。

1. 非手术治疗　非手术治疗方法开展较早，也收到了一定效果。例如，小剂量甲状腺素治疗胎儿甲状腺功能低下引起的发育紊乱；小剂量可的松治疗胎儿肾上腺性综合征（adrenogenital syndrome）等。

2. 手术治疗　动物实验研究显示，膈疝、脐疝、腹壁裂和轻度脊柱裂等畸形均可进行宫内手术治疗。1963 年 Liley 实施首例宫内胎儿输血治疗胎儿水肿获得成功；20 世纪 80 年代开展了胎儿颅脑穿刺手术治疗脑积水，其后据此技术推出脑室-羊膜腔沟通术用以治疗阻塞性脑积水和肾积水；近年来，开展了宫内胎儿胸腔穿刺治疗乳糜胸。目前，宫内诊断和宫内手术治疗已经形成专门的学科领域，称胎儿外科学（fetal surgery）。

（仲丽丽）

参 考 文 献

［1］WILLIAM J LARSEN. Human embryology［M］. 3rd ed. New York：McGraw－Hill Book Company，2001.

［2］成令忠.现代组织学［M］.上海：上海科学技术文献出版社,2003.

［3］李和,李继承.组织学与胚胎学［M］.第3版.北京：人民卫生出版社,2015.

［4］LUIZ，CARLOS，JUNQUEIRA，et al. Basic histology［M］. 11th ed. New York：McGraw－Hill Book Company，2005.

［5］邹仲之,李继承.组织学与胚胎学［M］.第8版.北京：人民卫生出版社,2013.

［6］MICHAEL H. ROSS，WOJCIECH，PAWLINA.. Histology：a text and atlas［M］. 5th ed. Baltimore：Lippincott Williams & Wilkins，2006.